Karin Michael (Hg.)

Lebenskräfte stärken
in Schwangerschaft, Geburt und früher Kindheit

Karin Michael (Hg.)

Lebenskräfte stärken in Schwangerschaft, Geburt und früher Kindheit

Verlag am Goetheanum

Der Verlag am Goetheanum im Internet
www.goetheanum-verlag.ch

Bevollmächtigter in der EU im Sinne des Artikels 16 Absatz 1
der Verordnung zur allgemeinen Produktsicherheit GPSR:
ATHENA Verlag e. K., Mellinghofer Straße 126,
D-46047 Oberhausen, info@athena.verlag.de

Lektorat: Dagmar Brauer, Dornach
Umschlag: Wolfram Schildt, Berlin
Satz: ATHENA Verlagsdienstleistungen, Oberhausen
Druck und Bindung: Jelgavas Tipogrāfija, Jelgava, Latvia

ISBN (Print) 978-3-7235-1807-6
ISBN (E-Book) 978-3-7235-1808-3

Inhaltsverzeichnis

Vorwort

Es kann Verwirrung darüber herrschen, wie wir als Kinder und Erwachsene am besten wachsen und uns verändern können. Was können wir tun und wie können wir es tun? Die heutige Welt vermittelt uns viele verschiedene Botschaften. Eine häufige ist, dass wir uns mehr anstrengen müssen, wenn wir etwas erreichen wollen. Man sagt uns, wir sollen mehr Aufmerksamkeit aufbringen, mehr Aufgaben erledigen und das wird zum Erfolg führen. Oder wir verbringen viel Zeit damit – vor allem, weil uns heutzutage eine Fülle an Informationen zur Verfügung steht – wie ein Kolibri von Blume zu Blume (oder von Website zu Website) zu fliegen, um die richtige Lösung zu finden. Nur selten bleiben wir einfach stehen, warten und verdauen. Wer hat schon die Zeit dazu? Genau wegen dieser Art von Erfahrungen ist das Verständnis der Lebenskräfte so wichtig geworden. Denn wir laufen Gefahr, die Kräfte, die uns am meisten helfen zu wachsen, zu heilen und zu genesen, aus den Augen und vor allem den Anschluss an diese Quelle zu verlieren.

Als Gesellschaft müssen wir Wege finden, um weniger gehetzt und offener zu sein. Wir können dies aus anthroposophischer Sicht verstehen, denn die erstaunlichsten Aspekte der Vitalität – der ätherischen oder «Lebens»-Kräfte – entfalten sich tatsächlich mit der Zeit. Sie brauchen Zeit. Sie nehmen sich Zeit. Sie sprießen oft am besten in den Momenten des Innehaltens, in denen es für die Außenwelt so aussieht, als ob wir nicht viel täten. Dennoch gibt es eine gewisse Gesetzmäßigkeit, die wir beobachten können.

Ein Beispiel aus meiner medizinischen Praxis: Es besteht der ernsthafte Wunsch eines Paares schwanger zu werden. Inzwischen gibt es eine Vielzahl medizinischer Maßnahmen, die dabei helfen können, falls sich die Schwangerschaft nicht einstellt – von Fruchtbarkeitstests und genetischen Analysen bis hin zur assistierten und In-vitro-Fertilisation. Dabei handelt es sich um komplexe Behandlungen, die häufig mit einem hohen Maß an Stress und Kosten verbunden sind. Diese Behandlungen sind auch nicht unbegrenzt durchführbar, sodass an einem bestimmten Punkt die Entscheidung getroffen werden muss, sie zu beenden. Eine Familie kann beschließen, den Prozess loszulassen oder stattdessen eine Adoption vorzunehmen. Und in diesem Prozess des Loslassens vollzieht sich manchmal etwas Wundersames und die lang ersehnte Empfängnis tritt plötzlich ein. Das ist ein bisschen ein Geheimnis. Es ist nicht etwas, das sich leicht arrangieren oder orchestrieren lässt, aber auch nicht völlig unvorhersehbar ist. Denn wenn wir uns öffnen und loslassen, kann sich die richtige Menge an Lebenskräften sammeln, die dann den Weg für ein neues Wesen ebnen, das auf die Welt kommen möchte.

Der Ort, an dem die Lebenskräfte am dringendsten Aufmerksamkeit benötigen, ist die Gesundheit und das Wohlbefinden von Kindern. Kinder müssen ständig in solchen ruhigeren Räumen «baden» dürfen. Sie brauchen einen ungestörten Raum zum Wachsen. Sie gedeihen am besten, wenn sie Zeit haben, ihre innere Stärke und Kapazität zu entwickeln und dann die Welt um sie herum zu erkunden. Stattdessen wollen und erwarten wir als Gesellschaft des 21. Jahrhunderts, dass Kinder in ihrem Haus (Leib) leben, bevor es gebaut ist. Eine schnellere Entwicklung wird gelobt und bevorzugt. Das führt zu einem wackeligen physisch-physiologischen Fundament und damit zu einer geringeren langfristigen Widerstandsfähigkeit und weniger Selbstvertrauen. Hinzu kommen eine Reihe von Krankheiten, die Rudolf Steiner mit zu frühem Druck auf das Gedächtnis und das abstrakte Denken in Verbindung brachte – wie Angstzustände, Migräne und Diabetes.

Auch als Erwachsene können wir in bester Absicht in die Falle tappen, die Kindheit durch so viele Dinge schützen zu wollen! Als fürsorgliche Eltern, als engagierte Lehrer laufen wir alle Gefahr, die Zeit eines Kindes übermäßig auszufüllen, indem wir so/zu viele bereichernde Aktivitäten anbieten.

Eine bemerkenswerte Erfahrung in meiner eigenen Biografie war, dass ich nach acht Jahren intensiver Ausbildung während des Medizinstudiums, des Praktikums, der Facharztausbildung und der Lehrtätigkeit in einem Krankenhaus einen dramatischen Wechsel vollzog und meine Zeit mit der Betreuung meiner beiden Kinder verbrachte. Um ihren Bedürfnissen gerecht zu werden, musste ich mich daran erinnern – nein, ich musste sogar neu lernen –, was es heißt, langsam zu sein. Ich musste ihnen Zeit zum Wachsen geben und versuchen, sie nicht zu drängen. Das ermöglichte einen wertvollen Raum. Langsam zu sein, auf dem Boden zu sitzen und sanft mit kleinen Kindern zu sprechen, ist immer noch eine meiner Lieblingsbeschäftigungen. Wer hilft hier wem?

Unter dem Titel «Lebenskräfte erschließen in einer Welt der Erschöpfung» fand im Frühsommer 2024 im Goetheanum in Dornach (Schweiz) ein internationaler, interprofessioneller Kongress statt, dessen wesentliche Ergebnisse, Empfehlungen und Übungen in diesem Tagungsband zusammengefasst sind. Unsere Expert:innen aus der Anthroposophischen Medizin, Therapie und Pädagogik stellen anschaulich dar, wie durch Resonanzerleben und ganzheitliches Wahrnehmen, wie durch ein spirituelles Menschenbild der Geburtsvorgang und seine Risiken, wie kindliche Störungen oder ein Lebenskräfte- und Sinnespflegemangel begleitet und geheilt werden können.

Dieses Buch wird Ihnen sicherlich hilfreiche Unterstützung bieten. Ich würde empfehlen, es langsam zu lesen, damit Sie die Gedanken wirklich aufnehmen können …

Dr. med. Adam Blanning

Das neue Ätherherz – Zur Veränderung der Herzphysiologie und Kräfteverhältnisse der Menschen heute

Karin Michael

Kinder und Jugendliche leiden zunehmend unter Erschöpfung, seelischen Nöten und psychischen Erkrankungen; die Hilfesysteme sind überlastet. Die Krisensituationen der Welt sind Ursache für Erscheinungen wie «Klimaangst» und Sorge vor Krieg, die Lebenssituation in der Coronazeit hat Mediensucht, Isolation, Ängste und Depressionen in besonderem Maß weiter ansteigen lassen.[1] Aber lässt sich diese seelische Not alleine durch äußere Umstände erklären? Wie passen die immer häufiger beschriebenen Kinder mit Hochsensibilität und Autismusspektrumstörungen in diese Überlegungen? Warum waren bei der Corona-Impfung Jugendliche und junge Erwachsene mehr als andere Altersgruppen von Perikardergüssen und Myokarditis als Nebenwirkung betroffen?[2]

Gibt es eine Veränderung des menschlichen Gefühlslebens und der Physiologie des rhythmischen Systems (Herz-, Kreislauf- und Atmungssystem), die das Jugendalter in besonderem Maße betreffen und belasten könnte?

In der aktuellen Weltlage erleben wir immer extremere, teilweise wieder radikale Positionen und einen Mangel an diplomatischen Fähigkeiten. Man vermisst zunehmend gesunden Menschenverstand, Toleranz und Verständigungswillen sowohl im kleinen sozialen Kontext als auch in größeren politischen Zusammenhängen. Dabei mangelt es uns nicht an Intelligenz und historischer Erfahrung mit Extremismus. Doch seit dem 18. Jahrhundert leben wir in zunehmend von Naturwissenschaft geprägten Vorstellungen und zugleich wie abgeschlossen von Moral und Idealismus, in einer geistigen «Wirrnis», die Rudolf Steiner der Wirksamkeit «ahrimanischer Mächte», der Folge eines naturwissenschaftlichen Materialismus und einer zunehmenden Technisierung unserer Lebenswelt zuschreibt. Den Vortrag, in dem Rudolf Steiner von dieser Wirrnis spricht, beginnt er mit einer Beschreibung, wie es zum Ersten Weltkrieg kommen konnte. Man fühlt sich durchaus erinnert an heutige «Wirrnisse» wie die globalen Maßnahmen und Restriktionen in der Coronakrise, in der manche von uns sich wunderten, wie es um den gesunden Menschenverstand bestellt ist oder gar an die Eskalation kriegerischer Auseinandersetzungen, die als «Krieg um Frieden» gerechtfertigt werden.

«Die Wirrnis ist da, sie will uns abhalten von der richtigen Erkenntnis der geistigen Welt. Wenn wir immer, ich möchte sagen, eine Art Argwohn haben, wo irgend etwas aus der geistigen Welt uns gesagt wird, dass es auch ein Irrtum sein könnte, wenn wir uns angewöhnen, vorsichtig genug zu sein, dann verfallen wir schon ganz gewiss der in der Gegenwart herrschenden Welle der Wirrnis nicht. Wir müssen den Mut aufbringen, durch diese Wirrnis durchzugehen und uns über sie zu erheben, indem wir uns recht, recht viel befassen mit wirklichem, gesundem Menschenverstand. Dieser gesunde Menschenverstand, der wird uns dann allein zu eigen werden, wenn wir uns vor allen Dingen nicht verwirren lassen durch etwas, was in der Gegenwart eben so gar häufig ist. In der Gegenwart wollen die Menschen eigentlich nur das gelten lassen, wenn sie ein bestimmtes Alter erreicht haben, was ihnen schon geläufig ist.»[3]

Was sind gegenwärtige Signaturen von Gesundheit und Krankheit?

Wie bereits eingangs geschildert, gibt es nicht nur bei Kindern und Jugendlichen, sondern auch in der Gesamtbevölkerung eine Tendenz zur Erkrankung der menschlichen Mitte. Wenn man sich die aktuellen Daten zur allgemeinen Krankheitslast in Deutschland ansieht, fällt einem bei Herz-Kreislauf-Erkrankungen, Schmerzen und seelischer Not eine Häufung auf. In der Erhebung des Robert-Koch-Instituts (RKI) heißt es: «Im Rahmen der Studie *Burden 2020* haben Forschende des Robert Koch-Instituts gemeinsam mit weiteren Einrichtungen dies für Deutschland berechnet: am meisten zur Krankheitslast tragen koronare Herzkrankheiten bei, gefolgt von Schmerzen im unteren Rücken und Lungenkrebs. […] Auch psychische Erkrankungen wie Angststörungen und Depressionen sind unter den zehn häufigsten Krankheitslastursachen vertreten.»[4]

Im schon zitierten Vortrag vom 7. April 1919 spricht Rudolf Steiner von einer solchen Erkrankungstendenz der Herzen: «Nun finden Sie etwas höchst Merkwürdiges in unserer Zeit. Wenn von anthroposophischer Geisteswissenschaft bei den – mit Respekt zu vermelden – Zeitungsleuten die Rede ist, dann wird oftmals gesagt: Ja, aber das, das hat einen systematischen Zusammenhang, das ist kompliziert, da muss man viele Gedanken haben; das Christentum macht das alles einfach, es hat den Glauben! – Aber dieser Glaube, der sich nicht aufschwingen will zum spirituellen Leben, der sich nicht einlassen will auf die wirklichen Gedanken über die geistige Welt, dieser Glaube ist gerade seit jener Lostrennung des Ätherherzens vom physischen Herzen außerordentlich gefährlich, denn dieser Glaube, der nicht begreifen will die geistige Welt, der eben nur ein naives Gefühlsverhältnis zur geistigen Welt entwickeln will, dieser Glaube materialisiert das Herz der Menschheit, der ist ein Mittel zur materialistischen Kultur auf einem Gebiete, woran man gewöhnlich nicht denkt. Deshalb werden gerade die religiösen Leute, wenn man die Sache ernst nimmt, so furchtbar materialistisch in unserer Zeit, weil sie sich auf den bloßen Glauben stützen.»[5]

100 Jahre später ist es vor allem der Glaube an eine virtuell erweiterte Welt und an Transhumanismus, der grassiert und eine geistige Welt noch viel weniger begreifen lernen und noch viel mehr ein naives materialistisches Gefühlsverhältnis zu einer «augmented reality» – einer computergestützten Erweiterung der Realitätswahrnehmung – pflegen möchte.

Zur Charakterisierung der heutigen Krankheitsneigungen und Konstitutionen in den vier Wesensgliedern

Was sind wesentliche Erscheinungen und Krankheitsneigungen?

Physischer Leib: Zunehmend häufig zeigen sich die Folgen des Bewegungsmangels in Muskelschwäche, Übergewicht, bis hin zu metabolischem Syndrom und koronarer Herzkrankheit.

Ätherleib, Lebensorganisation: Rhythmus ist die Grundlage all unserer Organfunktionen und schenkt Lebenskräfte. Rhythmen werden aber immer weniger geachtet und gepflegt und sind entsprechend immer häufiger gestört. Schlafstörungen, Ernährungs- und Verdauungsstörungen, Herzrhythmusstörungen u. a. stellen sich ein. Die Folge sind Schwächezustände, Erschöpfung, Burnout und erhöhte Krankheitsanfälligkeit.

Astralleib, Seelenorganisation: Hochsensibilität und Autismusspektrumstörungen sind heute in jeder Schulklasse ein Thema. Hellfühligkeit und erweiterte Wahrnehmungsfähigkeiten einerseits sowie fehlende oder mangelnde Empfindungsfähigkeiten andererseits weisen uns auf eine neue Vulnerabilität und Zerrissenheit der menschlichen Mitte hin. Die Seelen sind immer häufiger schon im Kindes- und Jugendalter von Einsamkeit, Ängsten und Depressionen gezeichnet. Immer mehr Menschen ziehen sich lieber in virtuelle Welten zurück, als sich im echten Leben, realen Arbeitsverhältnissen und freundschaftlichen Beziehungen zu bewegen. Die Seelensicherheit leidet entsprechend. Der Realitätsverlust ist groß, gesunder Menschenverstand und Urteilsfähigkeit zugleich immer geringer vorhanden.

Ich-Organisation und Identität: Sinnlosigkeit, Identitätskrisen und verzweifelte biografische Spurensuchen kennzeichnen zunehmend den Weg zum Erwachsenwerden.

> «Im Großen und Ganzen ist der Mensch ein physischer Leib, der in einen Ätherleib eingebettet ist; das andere brauchen wir heute nicht zu berücksichtigen. Aber die Innigkeit der Verbindung – ich meine jetzt nicht das räumliche Sich-Decken, aber das Dynamische in der Verbindung –, das ändert sich im Laufe der Erdenentwickelung, und die innigen Beziehungen zwischen dem Ätherkopfe und dem menschlichen physischen Kopf, die bestanden haben zum Beispiel in den Jahrhunderten, von denen man hauptsächlich spricht, wenn man von griechischer Kultur spricht, diese Beziehungen bestehen schon seit dem 3. vorchristlichen Jahrhundert nicht mehr. Seit dem 3. vorchristlichen Jahrhundert ist schon der alte Innigkeitszusammenhang zwischen dem Ätherkopf des Menschen und dem physischen Kopf verloren gegangen. Aber es ist doch immer aufrechterhalten geblieben ein recht inniger Zusammenhang zwischen dem menschlichen physischen Herzen und dem menschlichen Ätherherzen. Aber seit dem Jahre 1721 lockert sich merkwürdigerweise immer mehr und mehr der Zusammenhang zwischen dem menschlichen physischen Herzen und dem Ätherherzen. Wenn ich so sagen darf: Wenn das physische Herz da ist und das Ätherherz da (siehe Zeichnung) so war das früher mehr ein Ganzes, jetzt kann das Ätherherz geschüttelt werden ätherisch, es ist nicht mehr innerlich so dynamisch verbunden wie früher. Später werden noch andere Organe des Menschen sich vom Ätherischen lösen. Das aber, dass das Herz nach und nach sich löst von seinem Ätherteil, und bis in das 3. Jahrtausend hinein, bis man **2100** [Hervorhebung durch Autorin] ungefähr schreiben wird, sich ganz gelöst haben wird, das macht auch in Bezug auf die menschliche Entwickelung etwas sehr Bedeutsames aus. Was es ausmacht, das kann man in der folgenden Weise charakterisieren. Man muss sagen: Das macht das aus, dass die Menschen nötig haben, etwas, was ihnen früher von selbst kam durch den natürlichen Zusammenhang zwischen physischem Herzen und Ätherherzen, auf einem anderen Wege zu suchen, auf dem Wege des spirituellen Lebens.

Dieses vom physischen Herzen losgetrennte Ätherherz, das wird seine richtige Beziehung zur geistigen Welt nur gewinnen, wenn der Mensch sucht spirituelles Wissen, wenn der Mensch sucht anthroposophisch orientierte geistige Gedanken. Das muss immer mehr und mehr gesucht werden.»[6]

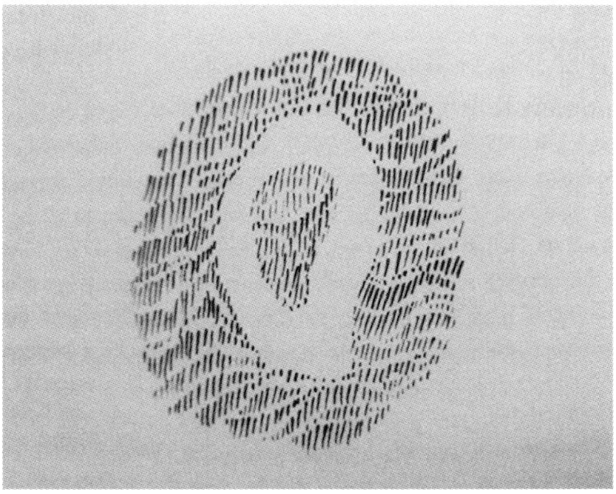

Abb. 1: Physisches Herz und Ätherherz (Zeichnung von Rudolf Steiner)

Warum muss dieser Prozess der Ablösung des Ätherischen vom physischen Körper geschehen? Und warum geschah es zuerst mit dem Kopf und jetzt mit dem Herzen und künftig mit anderen Organen? Soweit ich es aus der Anthroposophie verstehe, ist diese Ablösung des Ätherleibes eine Notwendigkeit in der Entwicklung der Menschheit hin zur Freiheit. Der Weltenäther ist mit der göttlichen Weisheit verbunden. Und der menschliche Äther hat sich zuerst vom Kopf lösen müssen, damit wir unser eigenes freies und bewusstes Denken entwickeln konnten. Ab 1721 begann die Lösung des Ätherischen in der Herzsphäre, was bedeutet, dass eine neue Entwicklung des Gefühlsbereiches begann. Um uns die Möglichkeit zu geben, Freiheit im Denken, Fühlen und Wollen zu entwickeln, scheinen wir diesen Prozess der Loslösung des Ätherischen von unserem physischen Leib durchlaufen zu müssen. Rudolf Steiner beschreibt uns, wie in der geistigen Welt Denken, Fühlen und Wollen getrennt werden. Und auf der Erde müssen wir vielleicht lernen, wie wir mit ihnen unabhängig voneinander umgehen können. Und nur durch die freie Wahl und den freien Willen können wir uns wieder mit der höheren geistigen Welt verbinden.

Wenn wir also bereits in dem Jahrhundert leben, in dem diese Verwandlung der menschlichen Physiologie im rhythmischen System, namentlich im Herzen ansteht, was brauchen Kinder heute auf dem Weg in diese Entwicklung?

Wie menschenkundlich beschrieben, beobachten wir eine wachsende Zahl sehr wacher, hochsensibler Kinder. Auch Erkrankungen, die zu einer (Über-) Empfindlichkeit gehören – wie Asthma bronchiale, Allergien und Autoimmunerkrankungen – sind im Kindes- und Jugendalter im Zunehmen begriffen. Kann diese Sensibilität Teil des menschheitlich anstehenden Entwicklungsprozesses im Bereich des Fühlens sein und gilt es daher, gerade hierauf ein besonderes Augenmerk in Kindheit und Jugend zu haben? Wie kann sich eine leibfreiere Lebensorganisation in der Nähe des physischen Herzens entwickeln, die statt einer krankmachenden nervösen Überempfindlichkeit eine neue Wahrnehmungs- und Empfindungsfähigkeit ermöglicht und stärkt, sodass diese «richtige Beziehung zur geistigen Welt» tatsächlich gewonnen werden kann und einen tragfähigen Boden erhält?

Auch wenn diese Gedanken dem einen oder anderen zu weit gehen mögen oder zu entfernt von unseren Urteilsmöglichkeiten liegen: Wir müssen uns m. E. verstärkt damit befassen, was das neue sensible Lebendige der Kinder stärkt, es pflegt, angemessen einhüllt und schützt, um sie für eine herausfordernde Zukunft vorbereiten zu helfen. Denn eine Erde an der Grenze ihrer Belastbarkeit, Stürme, Dürren, extreme soziale Herausforderungen bis hin zu Kriegen und ein großer kultureller Wandel müssen von den jetzt kommenden Generationen ausgehalten, bewältigt und hoffentlich zum Guten gewendet werden.

Unsere Gesunderhaltung für die Gesundheitsentwicklung unserer Kinder

Auch bei uns Erwachsenen hinterlassen die zunehmend lebensfeindlichen, gehetzten, anstrengenden und toxischen Bedingungen des Alltags und die großen Krisen und Kriege der Gegenwart Spuren. Erschöpfung, Zweifel und Depression greifen um sich. So wird ein wichtiger erster Schritt für unsere Kinder sein, besser auf uns selbst, unsere Lebens- und Umweltbedingungen zu achten. Leben wir in einem Rhythmus? Haben wir Zeit zum Ausatmen? Machen wir Pausen? Machen wir eigentlich gerne, was wir tun? Neben den Fragen, wie man Rhythmus heute pflegt, muss man zunehmend beachten, wie physiologische Organrhythmen auch von den elektromagnetischen Störquellen geschützt und ferngehalten werden. Elektrosensible Menschen gibt es immer häufiger und manche kommen nur noch fernab der Zivilisation zur Ruhe und zu Kräften.

Ein weiterer Gesundheitsfaktor ist unsere Umgebung: Gestalten wir sie achtsam und schön, sodass wir gerne und wohlig in ihr sind? Und zur Umgebung – nicht nur der Kinder – gehören auch menschliche Beziehungen. Wie pflegen wir diese, dass sie nicht nur für unsere Schützlinge und Mitmenschen, sondern auch für uns selbst warm und tragfähig sind?

Verbringen wir in der Familie und mit Freunden genug schöne Zeit miteinander oder teilen wir zumindest wirklich bewusste gemeinsame Augenblicke? Die Abgezogenheit und andauernde Erreichbarkeit, mit der wir heute in der Regel leben, lässt einen leicht mehr nebeneinander als miteinander leben. Und so fehlt dem seelischen Umraum des Kindes schon der Zusammenhalt. Die vorbildliche Beziehung und Stimmigkeit der Eltern sind ebenso eine Wohltat für das Kind wie die mit ihm selbst gepflegte liebevolle Beziehung. Wenn bei unseren Freunden gerade «dicke Luft» herrscht, fühlen wir uns weder wohl noch willkommen.

Nicht zuletzt bergen die Digitalität und Virtualität unseres modernen Lebens zahlreiche Gefahren der Dissoziation. Schon im Wortsinne ist man aufgeteilt (digitalisiert) und von der Wirklichkeit abgezogen, oft genug auch von den Mitmenschen. Viele Kinder – insbesondere die von Natur aus eigentlich leisen – müssen sich heute enorm anstrengen, ja regelrecht zum Rumpelstilzchen werden, um Aufmerksamkeit zu erhaschen – und die ist dann oft wenig wohlwollend.

Nicht selten bricht schon in die erste Begegnung zwischen Neugeborenem und Eltern nach der Geburt die Handykamera ein und entzaubert dieses nur auf den anderen gerichtete, ja fast schon heilige Gefühl dieser einzigartigen und wichtigen Zeit des Ankommens und sich Berührens. Das sogenannte Bonding ist für Gesundheit und Bindungsentwicklung zwischen Eltern und Kind von großer Bedeutung. Diesen Augenblick in ungeteilter Aufmerksamkeit zu genießen, sollte allen jungen Familien gegönnt sein. Das Bonding ist so wichtig und medizinisch wertvoll, dass Neonatolog:innen bemüht sind, selbst kranken und früh geborenen Kindern diese erste Zeit des Haut-zu-Haut-Kontakts und der Wärme zu ermöglichen. Und auch im weiteren Verlauf wird selbst auf Neugeborenen-Intensivstationen dieser enge Körperkontakt regelrecht therapeutisch eingesetzt. Es ist immer wieder schön und berührend zu erleben, wie das Kind durch dieses «Kangarooing» zur Ruhe kommt, Beatmungsparameter besser werden und der Herzschlag sich beruhigt.

Lebenskräfte und Sinne pflegen

«Das Leben wohnt in allen Sinnen, es geht durch alle Sinnesbezirke durch.»[7]

Heute weiß man, dass der Stress des Organismus durch zu viele Reize, insbesondere Lichtreize («Lightpolution») eine Teilursache der immer früher einsetzenden Pubertät darstellt. Schnellere und frühere Entwicklung sind insbesondere hier keine positiven Zeichen. Immer weiter klaffen seelische Unreife und körperliche Frühreife auseinander und führen zu emotionaler Überforderung und Identitätskrisen. Daran wird einmal mehr deutlich, dass das gute Behüten und Pflegen der Sinne nicht nur für die kognitive, sondern auch für die physisch-physiologische Entwicklung die wichtigsten und wertvollsten Entwicklungsförderungen darstellen! Insbesondere die immer frühere und unmäßige Konfrontation mit Bildschirmen richtet bei immer mehr Kindern immer größeren Schaden an.[8] Auch wenn das unglaublich anstrengend und herausfordernd ist, wünscht man Eltern hier die größte Kraft und Klarheit im Umgang von Bildschirmmedien ihrer Kinder (und für sich selbst), denn die Schäden sind inzwischen vielfältig und massiv. Sprach- und Bewegungsentwicklung, Regulation, Schlaf, Verhalten, Beziehungsfähigkeit, Wahrnehmungsverarbeitung, Fantasie, Kreativität u. v. m. leiden bei Kindern und Jugendlichen unter der nicht bewältigten kulturellen Revolution und unbeherrschtem digitalem Medienkonsum. Nicht genug kann man betonen, dass dieser Schaden am menschlichen Organismus durch den unsichtbaren Teil der Medienwelt, durch die allgegenwärtige – wenn auch tückischer Weise unsichtbare – Strahlung vermutlich zusätzlich weit größer ist, als heute öffentlich diskutiert. Hier hilft nur konsequentes Abschalten![9]

Aus der anthroposophischen Pflege und Heilkunst gibt es wunderbare Anwendungen, die vorbeugend, schützend oder bei entstandenen Schädigungen therapeutisch wertvollste Dienste leisten![10] Ein bekanntes Beispiel sind Wickel und Einreibungen mit wärmendem und entspannendem Lavendelöl (5–10 %). Wenn alle von einer anhaltenden Erkältungs- und Hustenzeit im Winter schon ganz übernächtigt und erschöpft sind, ist es schön zu hören, wie sich nach dem Anlegen des Wickels die Mutter direkt mit ins wohlduftende Bett des Kindes gelegt hat und alle endlich einmal zwölf Stunden durchgeschlafen haben!

Von allergischen Kindern wird Olivenöl in der Regel gut vertragen und bringt selbst ohne ätherische Zusätze eine wunderbare mediterrane Wärmehülle und oftmals schönste Urlaubserinnerungen mit sich. Es eignet sich ebenso für wärmende Wickel wie für Einreibungen und Massagen bei Verspannungen oder kalten Füßen.

Neben der durch alle Sinne zu vermittelnden einladenden Wohligkeit hilft, belebt und stärkt insbesondere im Kleinkindalter maßgeblich alles, was rhythmisch geschieht: Regelmäßige Essens- und Schlafenszeiten sind die wichtigste Grundlage jeder Gesundheit. Aber auch wiederkehrende Tätigkeiten – zur Wiedererkennung besonders gestaltete Wochentage oder ein Abendritual – werden zu Anker und Orientierung in manchmal nicht vermeidbarem Trubel, Stress und Chaos heutiger Lebensrealitäten.

Physisches und ätherisches Herz als Organe des Mutes

Wir leben im Zeitalter des Erzengels Michael. Seinem Schutz können wir uns anvertrauen, seiner Bewegungskraft anschließen und seinen Mut zum gewaltlosen Widerstand zum Vorbild nehmen.

Dazu zitiere ich folgende Worte von Rudolf Steiner: «Die mutartige Tugend kommt, wie man sagen könnte, aus dem Herzen. Von einem solchen, der diese Tugend im gewöhnlichen Leben hat, kann man sagen: Er hat das Herz auf dem rechten Fleck. Und das ist auch ein guter Ausdruck dafür, wenn wir imstande sind, nicht feige uns zurückzuziehen von den Dingen, die das Leben von uns verlangt, sondern wenn wir fähig sind, uns in die Hand zu nehmen, einzugreifen verstehen, wo es notwendig ist. Wenn wir in solcher Weise unsere Aktivität in Bewegung zu setzen geneigt sind, kurz, wenn wir wacker sind – der Ausdruck «wacker» ist auch ein guter für diese Tugend –, dann haben wir diese Tugend des wackeren Lebens. Man könnte auch sagen, diese Tugend, die mit einem gesunden Gemütsleben zusammenhängt, das im richtigen Momente die Tapferkeit erzeugt, deren Fehlen die Feigheit im Leben mit sich bringt, diese Tugend kann natürlich im physischen Verlaufe des Lebens nur durch gewisse Organe geübt werden. Diese Organe, zu denen das physische und das Ätherherz gehört, sind solche, welche nicht so vollendet sind wie diejenigen, die der Weisheit dienen. Diese Organe sind noch auf dem Wege, anders zu werden, und werden auch in Zukunft anders werden.»[11]

Und nicht zuletzt kann Religiosität Wärme, Zuversicht und Schutz bieten. Sie wird buchstäblich helfen, unser neues Ätherherz zu bilden. Auch wenn man im Jugendalter seine Gebete der Kindheit oft verlässt – in schweren Lebenssituationen kommen sie wieder und sind eine starke, aufrichtende und ermutigende Kraft. Von Rudolf Steiner bekamen wir einen enormen Schatz an meditativem Halt geschenkt, u. a. in seinen Herzmeditationen:

Ich denke an mein Herz
Es belebet mich
Es erwärmet mich
Ich vertraue fest
Auf das ewige Selbst
Das in mir wirket
Das mich trägt. –[12]

Ich denke an mein Herz
Darin ist Weltenliebe
Und Menschenstärke
Es birgt mein Ich
Das kraftvoll mich tragen soll
Durch den Weg des Lebens
In Gottes gnädigem Willen.[13]

Abbildungsnachweis

Abb. 1: Steiner R: Vergangenheits- und Zukunftsimpulse im sozialen Geschehen. GA 190. Dornach: Rudolf Steiner Verlag; 1980, S. 122.

Anmerkungen

1 Schwenke NF: Psychische Gesundheit von Kindern und Jugendlichen: Die Hilfesysteme sind überlastet. Deutsches Ärzteblatt 2023; 120 (40): A-1612 / B-1376. Verfügbar unter https://www.aerzteblatt.de/archiv/234556/Psychische-Gesundheit-von-Kindern-und-Jugendlichen-Die-Hilfesysteme-sind-ueberlastet (10.10.2024).

2 Yasuhara J, Masuda K, Aikawa T, Shirasu T, Takagi H, Lee S, Kuno T. Myoperikarditis bei Jugendlichen nach COVID-19-mRNA-Impfung – eine aktuelle Metaanalyse. Monatsschrift Kinderheilkunde 2023; 171 (3): 195–196. DOI: https://doi.org/10.1007/s00112-023-01708-8.

3 Steiner R: Vergangenheits- und Zukunftsimpulse im sozialen Geschehen. GA 190. Dornach: Rudolf Steiner Verlag; 1980, S. 120–121.

4 Porst M, von der Lippe E, Leddin J et al.: The Burden of Disease in Germany at the National and Regional Level. Results in Terms of Disability-adjusted Life Years (DALY) from the BURDEN 2020 Study. Deutsches Ärzteblatt International 2022; 119: 785–792. DOI: https://doi.org/10.3238/arztebl.m2022.0314.

5 Steiner R: Vergangenheits- und Zukunftsimpulse im sozialen Geschehen. GA 190. Dornach: Rudolf Steiner Verlag; 1980, S. 123.

6 Steiner R: Vergangenheits- und Zukunftsimpulse im sozialen Geschehen. GA 190. Dornach: Rudolf Steiner Verlag; 1980, S. 121–122.

7 Steiner R: Das Rätsel des Menschen. GA 170. Vortrag vom 12.8.1916. Dornach: Rudolf Steiner Verlag; 1992, S. 113.

8 Siehe auch unter https://bildschirmfrei-bis-3.de/.

9 Siehe auch unter https://medienfasten.org/.

10 Verfügbar unter https://www.pflege-vademecum.de/grundlagen-aeussere-anwendungen.php.

11 Steiner R: Das Geheimnis des Todes. GA 159. Rudolf Steiner Verlag; 1980, S. 18.

12 Steiner R: Mantrische Sprüche. Seelenübungen II. GA 268. Dornach: Rudolf Steiner Verlag; 1999, S. 181.

13 Selg P: «Ich denke an mein Herz – es birgt mein Ich». Eine Krankenmeditation Rudolf Steiners. Arlesheim: Ita Wegman Institut; 2017.

Gedanken zu den Lebenskräften

Silke Schwarz

Ein Stein, unbelebt wie er ist, folgt der Schwerkraft. Er wird von der Erde angezogen und er fällt zu Boden. Die belebte Pflanze kann sich dagegen erheben, kann sich dem Himmel und der Sonne entgegenstrecken. Es lebt eine Kraft in ihr, die sich dieser Schwere entgegensetzt. Wir könnten sagen, das sind Lebenskräfte, Leichtekräfte oder ätherische Kräfte. Diese Kräfte, die eng mit der Sonne assoziiert sind, kommen aus der Peripherie, aus dem Kosmos.

Auf der anderen Seite haben wir es mit Kräften zu tun, die in die Schwere, in die Schwerkraft, in die schwere Macht ziehen und strömen. Alles Leben ist eingespannt in diese Polarität. Das können wir an jeder Pflanze, an jedem Tier, auch an jedem Menschen beobachten sowie an uns selbst. Im sogenannten «Jungmedizinerkurs» gibt Rudolf Steiner ein Mantram zu Schweremacht und Leuchtekraft an.[1] Wenn wir morgens erwachen, empfinden wir in der Regel so etwas wie einen eigenen inneren Kompass, den wir anwenden können und uns fragen, wie leicht oder schwer wir in den Tag starten. Wie frisch, erquickt und erholt fühle ich mich am Morgen?

Wie bin ich heute Morgen wach geworden? Nehmen wir uns für morgen früh vor, darauf aufmerksam zu werden. Hinzuspüren darauf, wie ich mich fühle. Und zwar, bevor man aus dem Bett springt. Jede:r kennt das. Es gibt Morgen, da springt man aus dem Bett und steht so schnell im Tag darin, dass man gar nicht weiß, wie man es auf die Beine geschafft hat. Und es gibt Tage, da ist man regelrecht schwer, und der Leib fühlt sich an, wie mit Steinen beschwert und man kann sich kaum aus dem Bett hieven. Das sind ganz und gar unterschiedliche Tagesbeginne und kein Morgen gleicht dem anderen. Vielerlei Gründe beeinflussen, warum ein Tagesbeginn so oder so konstituiert ist. Einen großen Einfluss hat der Schlaf. Steiner gibt uns die Anregung, den Schlaf zu pflegen[2] und wir sollten bei unserer eigenen Schlafpflege anfangen und gleichzeitig den Schlaf der Kinder und Jugendlichen im Sinn haben, die uns anvertraut sind: Was brauchen sie, um in einen Schlaf zu finden, der sie am nächsten Morgen erquickt und erfrischt wachwerden lässt? Je jünger die Kinder sind, so Steiner, desto mehr kommt es auf unsere Art der Lebensführung und auf die Art und Weise an, wie wir unsere innere Haltung, unsere Gedanken gestalten, mit denen wir sie den Tag über begleiten und die es ihnen ermöglichen, sich in der Nacht wieder gut mit der geistigen Welt zu verbinden.

Das dreistufige Morgenritual

Es gibt eine Frau, von der ich gelernt habe, am frühen Morgen eine Art Bewusstseinsmoment einzubinden: Sister Chân Không, eine buddhistische Nonne, die eng mit Thích Nhất Hạnh (1926–2022) zusammengearbeitet hat. Sie pflegt ein dreistufiges Morgenritual, das ich hier schildere: Wenn sie am Morgen wach wird, nimmt sie sich eine Minute Zeit, um eine besondere innere Haltung einzunehmen – das Lächeln. Es ist ein mildes, gutmütiges Lächeln. Das muss von außen gar nicht sichtbar sein. Eine gefühlte Minute lang verbindet sie sich mit diesem Lächeln mit einer gewissen Heiterkeit. Eine andere Möglichkeit besteht darin, sich mit dem Himmelsblau zu verbinden, mit dem Ort, der immer blau und mild und auch ein wenig heiter ist, gleich, wie sich das Wetter des Lebens gerade zeigt. Wenn man dieses kleine Ritual jeden Morgen zelebriert, entsteht eine Kette von so gestimmten Morgen und eine Kette von solchem mildem Lächeln. Es stellt sich eine Verbindung mit etwas Höherem ein, das einen über die Seelenwetter des normalen Lebens hinauszutragen beginnt. Man wird auch bemerken, dass es Morgenzeiten gibt, an denen einem nicht nach Heiterkeit und Lächeln zumute ist. Doch fasst man diesen Entschluss, sich eine Minute dem Ritual zu widmen, wird man bemerken, dass von der «anderen» – himmlischen oder geistigen – Seite irgendwann eine Kraft dieses Lächeln oder besser die Kraft, die hinter dem Lächeln liegt, erwidert.

Diese Schilderung ist im Kontext der Lebenskräfte-Mobilisierung zu sehen. Der zweite Schritt ist, sich anschließend gefühlte fünf Minuten Zeit zu nehmen, sich im eigenen Leib zu beheimaten. Dies ist im Sinne eines Selbst-Embodiment zu verstehen. Sister Chân Không drückt es so aus, dass man sich selbst eine Massage gebe, liebevoll und fürsorglich.

Menschenkundlich könnten wir das auch so beschreiben, dass es über den Tastsinn und die Bewegung ein Wieder-Beheimaten und -Inkarnieren nach der Nacht im eigenen Leib ist, und zwar an jeder Stelle, die wir mit unserer kurzen, liebevollen und wärmenden Aufmerksamkeit erreichen. So werden auch diese Stellen achtsam berührt, die wir im Laufe des Tages aus dem Bewusstsein verlieren, wie den Po, den Rücken oder die Beine. Auch unsere Füße sind zu berühren, die tagsüber immer für uns da sind und uns tragen. Alle diese Körperstellen bekommen am Morgen eine Aufmerksamkeit. Man kann dabei denken: Das ist mein Leib, den ich mir geschaffen habe. Körperstellen, die wehtun oder steif sind, nimmt man kurz wahr und man würdigt sie, bleibt aber an ihnen nicht innerlich hängen.

Als dritten Schritt vor dem Aufstehen visualisieren wir im Geiste den Tag, der vor uns liegt. Zum Beispiel: Um 12:00 Uhr wird es einen Termin mit Kolleg:innen geben, um 17:00 Uhr nochmals und am Abend möchte ich dieses und jenes erledigt haben. Und wir denken dabei hinzu, dass wir den Tag bewusst so visualisieren, wie wir uns diesen aus der Vergangenheit heraus vorgenommen hatten. Dann nehmen wir uns vor, die Geistesgegenwärtigkeit zu nutzen, in jedem Moment neu zu entscheiden, ob das, was ich mir vorgenommen habe, immer noch trägt bzw. gültig ist oder ob ein neues Motiv dazu gekommen ist, was mich vielleicht dazu bewegt, umzuentscheiden. Eine Um-Entscheidung sollte möglichst bewusst getroffen werden. Nach diesem kleinen Dreischritt steht man auf. Und so kann bereits der Beginn des Tages eine Hilfe sein, sich mit selbst gewählten Lebenskräften zu verbinden.

Weitere Übungen für die Lebenskräfte

Es gibt individuelle Motive, Seelenstimmungen und Ideale, die uns in den Tag hineintragen. Dabei gibt es ein gut beobachtbares Phänomen, wenn der Tag unerwartete Hemmnisse und Hürden zeigt, sich eine Riesenblockade auftut und man nicht weiterweiß. Dann helfen die genannten Übungen des Morgens auch im Verlauf des Tages, weil die aufgerufenen Kräfte im Ätherischen Leib wie noch vorhanden sind und wir an sie anknüpfen können.

Es ist hier eine seelische Gestimmtheit gemeint, und die Kraft unseres Ichs, mit dem wir unsere seelische Gestimmtheit leiten – nicht ganz frei von dem, was unser Umfeld macht, doch sehr frei aus dem heraus, was wir uns vornehmen. Menschenkundlich betrachtet sind Gedanken Realitäten – sind ätherische Kräfte. Es gibt diese bekannte Aussage Rudolf Steiners in dem Buch «Wie erlangt man Erkenntnisse höherer Welten?», die sinngemäß lautet: Wenn ich mir falsche Gedanken mache, dann hat das in der ätherischen Welt so fatale Folgen, als wenn ich auf dem physischen Erdenplan blindlings irgendwohin eine Pistolenkugel abschieße.[3] Das ist höchstdramatisch. Und gleichzeitig können wir uns fragen, was gute Gedanken bewirken: Gedanken, die gut, schön und wahrhaftig sind. Was können sie an Gutem in der ätherischen Welt bewirken? Es ist wissenschaftlich erwiesen, dass wir pro Tag 50.000 bis 60.000 Gedanken haben.[4] Das ist ein unglaubliches Potenzial, um ätherisch richtig gute Ideen und Kräfte zu kreieren – ein unglaubliches Schöpfungspotenzial. Es ist aus meiner Sicht ein Teil des inneren Schulungsweges, sich solche Gedanken bewusst zu bilden, für die uns anvertrauten Kinder, für uns selbst, für die Naturreiche und für die uns anvertrauten Patient:innen. Wir können für andere Menschen in Gedanken so tätig sein, dass diejenigen, die momentan nicht selbst diese ätherische Kraft aufbringen, unsere Gedanken finden, um daran anzuknüpfen.

Schwerekraft in der Erkrankung

Manches Mal hat man zu wenig geschlafen und ist deshalb kraftlos. Manchmal hat man noch die Folgen z. B. einer Erkältung zu bewältigen, die einen begleiten. Man ist in der sogenannten Rekonvaleszenz und noch nicht wieder vital genug. Manchmal ist es die Fülle der Aufgaben, die wir nicht mehr erledigt bekommen, obwohl sie so wichtig sind. Und manchmal ist es eine Enttäuschung, eine Traurigkeit, eine Frustration oder Liebeskummer, die uns zu schwer werden lassen kann. Freude und Verliebtheit schenken Leichtigkeit und Fröhlichkeit. Doch wo wir selbst nicht weiterkommen und keine Erklärung finden dafür, dass wir müde und kraftlos sind, benötigen wir gelegentlich einen Arzt oder eine Ärztin, einen Coach oder jemanden, mit dem wir uns austauschen und beraten. Plötzlich schafft es ein Mensch nicht einmal mehr, eine Treppe hochzulaufen, dem das früher spielend und leicht gelang. Dann sind diagnostische Abklärungen notwendig. Klinisch kann eine Blutuntersuchung indiziert sein und in diesem Zusammenhang ist allgemein die sogenannte Blutsenkungsuntersuchung (BSG) bekannt. Blut wird abgenommen, chemisch ungerinnbar gemacht und dann beobachtet, wie die roten Blutzellen sich verhalten. Es wird analysiert, wie schnell die roten Blutkörperchen im Reagenzröhrchen zu Boden sinken. Hat ein Mensch beispielsweise eine Infektion oder eine Tumorerkrankung, zeigt sich das regelmäßig in der Blutsenkungsgeschwindigkeit in der Form, dass die roten Blutzellen schneller zu Boden sinken, also mehr dieser Schwerkraft folgen, als sie normalerweise von der Leichtekraft gehoben werden. Die Feststellung der BSG ist also ein ärztliches Instrument, mit Schwere- und Leichtekraft umzugehen. Eine in der heutigen Zeit häufige Erkrankung, die klassischerweise mit einem Schweregefühl und einem Gefühl der mangelnden Lebenskräfte einhergeht, ist die sogenannte Depression. Sie hat in vielen Fällen mit Schwereempfindungen zu tun und ist leider ein Phänomen, das sich immer weiter in die Jugend- und in die Kindheitszeit hineinschiebt – so weit, dass Suizide und Depressionen heute zu ihren Haupttodesursachen in den USA zählen.[5] Es zeigen sich die Schwerekräfte in der Erkrankung z. B. darin, nicht mehr das Bett verlassen zu können oder am Leben und an den Gedanken zu verzagen.

Ärztlicherseits stellen wir uns dann nach der Patient:innenbegegnung die leise Frage: Was kann ich für das Gegengewicht, das Ausbilden der Leichtekräfte, der ätherischen Kräfte, der Lebenskräfte tun?

Leichtekraft in seelischen Übungen

Tatsächlich sind wir innerlich frei, unsere eigenen Gedanken von Kummer oder Dankbarkeit zu bilden. Ein jeder Mensch trägt den Schatz in sich, sich aus der eigenen inneren Tätigkeit heraus den Himmelskräften durch seelische Übungen, Meditationen oder das Üben von inneren Haltungen zuwenden zu können. Dieser Schulungsweg, dieser innere Weg hat vielfach mit einem beharrlichen Dabeibleiben zu tun. Oft ist er spielerisch und leicht. Rudolf Steiner regt diese z. B. in dem Vortrag «Nervosität und Ichheit»[6] an, wo man aus meiner Sicht Freude an den empfohlenen Übungen bekommt.

Folgende Meditation scheint mir besonders gut für unsere Arbeit mit Kindern. Ich habe sie ausgewählt, weil sie auch das Ätherische selbst benennt.

Strahlender als die Sonne.
Reiner als der Schnee.
Feiner als der Äther.
Ist das Selbst.
Der Geist in meinem Herzen.
Dies selbst bin ich.
Ich bin dies selbst.[7]

Abschließend erinnere ich an den Arzt Gerhard Kienle (1923–1983), den Begründer des Gemeinschaftskrankenhauses in Herdecke (Deutschland), der gerne zu den Krankenpfleger:innen gesagt hat: «Wenn ihr morgens ins Patientenzimmer tretet, dann macht es so, dass der Patient oder die Patientin das Gefühl hat, die Sonne geht auf.»

In dem Sinne wünsche ich, dass wir uns gegenseitig Sonnenaufgänge sein können.

Anmerkungen

1 Steiner R: Meditative Betrachtungen und Anleitungen zur Vertiefung der Heilkunst. GA 316. Vortrag vom 9.1.1924. Basel: Rudolf Steiner Verlag; 2022.

2 Steiner R: Allgemeine Menschenkunde als Grundlage der Pädagogik. GA 293. Vortrag vom 21.8.1919. Basel: Rudolf Steiner Verlag; 2019.

3 Steiner R: Wie erlangt man Erkenntnisse höherer Welten? Dornach: Rudolf Steiner Verlag; 1993, S. 47.

4 Maehrlein K: Achtsamkeit ganz praktisch. Offenbach: Gabal; 2017.

5 Cordeiro V: Eine Pandemie in einer anderen Pandemie: die zunehmende psychische Krise von Jugendlichen in den Vereinigten Staaten. Verfügbar unter https://www.humanium.org/de/ (14.01.2025).

6 Steiner R: Nervosität und Ichheit. Stressbewältigung von innen. Basel: Rudolf Steiner Verlag; 2020.

7 Steiner R: Aus den Inhalten der esoterischen Stunden I 1904–1909. GA 266/1. Dornach: Rudolf Steiner Verlag; 1995, S. 103.

Assistenz am Beginn des Lebens: Assistierte Zeugung – Mögliche Auswirkungen auf das Kind und seine Eltern. Eine somatische, seelische und spirituelle Betrachtung

Natalie Hurst

Und jedem Anfang wohnt ein Zauber inne,
der uns beschützt und der uns hilft, zu leben.
Herrmann Hesse[1]

Einleitung

Das erste Mal in der Geschichte der Menschheit ist es medizinisch möglich, in den Beginn des Lebens einzugreifen und eine Befruchtung außerhalb des Körpers zu realisieren, die auf physiologischem Weg zumindest bis zu diesem Zeitpunkt nicht stattfinden konnte. Viele Paare suchen mittlerweile Hilfe in Kinderwunschzentren, da sich auf natürlichem Weg das Kind nicht einstellen möchte. Durchschnittlich 15 % der Paare europaweit sind von Kinderlosigkeit betroffen.[2, 3] Das Jahrbuch des deutschen Registers für In-vitro-Fertilisation (IVF) dokumentiert für 2022 ca. 72.000 Behandlungszyklen. Insgesamt sind seit Einführung des Registers 390.000 Kinder durch die Hilfe der modernen Reproduktionsmedizin auf die Welt gekommen.[4]

Verschiedenste Ursachen verändern die Fruchtbarkeit von Mann und Frau und das spätere Lebensalter der Frau bei Kinderwunsch ist einer der wichtigsten Faktoren der Kinderlosigkeit.[5, 6] «Beachtenswert ist die Altersabhängigkeit von Schwangerschafts- und Geburtenraten. Haben Frauen in der Altersgruppe von 30–34 Jahren pro Embryotransfer eine Schwangerschaftschance von 39,7 % und eine Geburtenrate von 31,6 % zu erwarten, sinken in der Altersgruppe von 41–44 Jahren die Schwangerschaftsraten pro Embryotransfer auf 16,7 % und die Geburtenrate auf 8,2 %.»[7] Viele Aspekte der assistierten Befruchtung (Assisted Reproductive Technology/ART) werfen Fragen auf. Wie weit kann die Menschlichkeit in diesem Prozedere gewahrt werden?

Mögliche Auswirkungen auf das Paar mit Kinderwunsch durch ART

Das Leiden des Paares hat viele Facetten, die bisher nur selten vom Kinderwunschzentrum aufgefangen wird. In einem Modellprojekt zur Beratung von Paaren mit Kinderwunsch wurden von diesen folgende zentrale Belastungen genannt: sich wiederholende Krisensituationen, Umgang mit dem Kinderwunsch in der Paarbeziehung, Treffen von schwierigen Entscheidungen, Umgang mit anderen Schwangeren und Familien mit Kindern und Umgang mit dem Kinderwunschthema in der Familie, bei Freunden und am Arbeitsplatz.[8] Das Paar kommt meist mit hohem Leidensdruck, aber auch mit großer Hoffnung in die Kinderwunschpraxis, und die Behandlung befasst sich dann fast ausschließlich mit den körperlichen Vorgängen, um eine Befruchtung zu ermöglichen. In dieser Situation kommt es zu vielen Enttäuschungen. Denn die Schwangerschaftsrate pro Embryotransfer liegt laut Deutschen IVF-Register bei 32,1 %, die Geburtenrate bei 23,4 %.[9] Das heißt, wir haben es auch mit einer erheblichen Anzahl von Fehlgeburten zu tun. Mehrlingsschwangerschaften lagen bei 15,2 %.

Auch traumatisierende Erfahrungen durch die Eingriffe während der Kinderwunschtherapie können die Paare belasten und sich körperliche Nebenwirkungen einstellen. Nur sehr selten werden diese Erlebnisse in der Kinderwunschzeit und in der Schwangerschaft durch Fachpersonal wahrgenommen und Angebote zur Verarbeitung gemacht. Die häufig ängstliche und sorgenvolle Haltung der Eltern zum Zeitpunkt der Befruchtung und der ersten Lebenstage und -wochen können die Bindung zum Kind belasten.[10, 11] Es ist eine «Habachtstellung» – wird das Kind bleiben oder nicht. Sich ganz auf das Kind einzulassen, kann durch Angst und medizinisch-technische Überwachung erschwert sein. Für Fachpersonal in der Betreuung von Paaren in der frühen Schwangerschaft kann die Implementierung des Tender-Loving-Care-Konzepts (TLC) eine sinnvolle Maßnahme darstellen. Dieses ursprünglich aus den USA stammende Betreuungskonzept, das speziell für Schwangere nach Fehlgeburten entwickelt wurde, zielt darauf ab, die potenziell stressreichen Einflüsse der assistierten Reproduktionstechnologie (ART) durch eine verstärkte Fürsorge und einen reduzierten Einsatz technischer Interventionen in der Schwangerenvorsorge zu mindern.[12]

Ein wichtiges Thema für die Eltern kann auch der Verlust von einem Zwillingsgeschwister sein, da Befruchtungen außerhalb des Mutterleibes oft mit einer Zwillingsschwangerschaft beginnen. Die werdenden Eltern sind gleichzeitig mit Gefühlen der Freude über das Leben des einen Zwillings und

Trauer um den Verlust des gestorbenen Zwillings konfrontiert. Das Dasein von eingefrorenen befruchteten Eizellen kann die Eltern in ethische Konflikte bringen. Was machen wir mit den befruchteten Eizellen, wenn wir kein weiteres Kind möchten? Diese Eizellen auftauen und verwerfen zu lassen, konfrontiert die Eltern unter Umständen mit der Frage einer aktiven Tötung eines Kindes. Auch spirituelle Fragen können die Eltern bewegen: Ist es richtig, ein Kind zu erzwingen? Greife ich in die Schöpfung ein? Komme ich in Konflikt mit meinen religiösen Ansichten?

Mögliche Auswirkungen auf das Kind durch eine ART

Bisher ist noch wenig in der Öffentlichkeit über etwaige Folgen einer Befruchtung außerhalb des Mutterleibs für das Kind präsent. Körperliche und etwaige psychische Folgen werden im Folgenden dargestellt.

Körperliche Auswirkungen

In mehreren Reviews wurden die bisher erforschten Auswirkungen zusammengefasst.[13, 14, 15] Demnach steigt das Risiko für Fehlbildungen, Früh- oder Mangelgeburten. Die Rate der Frühgeburten konnte jedoch über die Jahre – insbesondere durch die Verringerung der Mehrlingsschwangerschaften – reduziert werden.[16] Mehrlingsschwangerschaften bedeuten immer ein höheres Risiko, deshalb ist die aktuelle Empfehlung der Reproduktionsmedizin, nur ein Embryo zu transferieren. Risiken für Fehlbildungen, insbesondere des Urogenitaltraktes, waren bei der Intrazytoplasmatischen Spermieninjektion (ICSI) höher, weshalb in der Reproduktionsmedizin wieder vermehrt die In-Vitro-Fertilisation (IVF), wenn möglich, empfohlen wird.

Überdies konnten Anzeichen für einen gestörten Zuckerstoffwechsel, Bluthochdruck und Veränderungen an den Gefäßen aufgezeigt werden.[17, 18] Dies könnte sich aufgrund epigenetischer Zusammenhänge erklären.[19] Die Aktivität von Genen werden durch kleine chemische (epigenetische) Veränderungen am Erbgut gesteuert, einzelne Abschnitte der menschlichen Desoxyribonukleinsäure (DNA) werden dadurch an- oder abgeschaltet. Diese Prozesse werden durch die Umgebung, in der die Zelle sich befindet, beeinflusst. Bei der IVF wird z. B. die befruchtete Eizelle in eine Nährstofflösung gelegt, bis sie der Mutter transferiert wird. Hier könnten sich die Zellen an ein Überangebot an Nahrung anpassen, wie es bei der embryonalen Entwicklung auch bei übergewichtigen Frauen beschrieben ist.

Werden bei einer IVF oder ICSI mehrere Eizellen befruchtet und bleiben nach dem Transfer Eizellen übrig, werden diese eingefroren (Kryokonservierung). Als Auswirkungen der Kryokonservierung wurde im Vergleich zu einem Frischzelltransfer beschrieben, dass die Kinder weniger Komplikationen wie Frühgeburt, Geburt mit niedrigem Geburtsgewicht oder Todgeburt hatten. Die Kryokonservierung war aber mit einem erhöhten Risiko für Großwuchs verbunden.[20, 21]

Psychische Auswirkungen

Eine große dänische Kohortenstudie mit 33.139 Kindern nach ART und 555.828 Kindern nach spontaner Zeugung dokumentierte wenig Unterschiede. Das Risiko für psychische Störungen bei Kindern, die nach einer In-vitro-Fertilisation oder intrazytoplasmatischen Spermieninjektion geboren wurden, war gering und nicht höher als bei spontan gezeugten Kindern, mit Ausnahme eines grenzwertig signifikant erhöhten Risikos für Tic-Störungen.[22] Insgesamt konnte – wie in einem Übersichtsartikel dargestellt – in den meisten Studien, die das psychische Wohlbefinden bei Kindern nach ART untersuchten, keine Auffälligkeiten gefunden werden. Nur wenige Studien beschreiben höhere Prävalenzen für eine Aufmerksamkeitsdefizit-/Hyperaktivitätsstörung (ADHS), Autismus oder Depressionen.[23]

Der international anerkannte Prä- und Perinatalpsychologe Karlton Terry beschreibt hingegen aus seiner langjährigen Therapieerfahrungen mit Kindern nach IVF, folgende Beobachtungen von Kindern nach ART:

- Das Wahrnehmen des eigenen Körpers war schwierig; die Kinder konnten keinen oder nur schwer Zugang zu ihrem eigenen Körper finden.
- Es war schwierig für diese Kinder, sich entspannt und wohl in ihrem Körper zu fühlen.
- Es gab Beziehungen der Kinder zu verstorbenen Zwillingen, aber auch eingefrorenen Embryonen, die nicht ausgelebt oder kommuniziert werden konnten.
- Sie hatten häufiger Probleme, ihre Gefühle wahrzunehmen und mit diesen umzugehen.

Alle Kinder kamen per Sectio auf die Welt und hatten teilweise auch

Zwillingsverluste erlebt, was das Verhalten der Kinder belasten kann. Terry regt an, hierzu größere Gruppen zu untersuchen, da seine Beobachtungen nicht grundsätzlich verallgemeinert werden können.[24]

Um Verhaltensauffälligkeiten wie Tics oder die beschriebenen Wahrnehmungen von Karlton Terry bei den Kindern nachvollziehen zu können, ist es meiner Ansicht nach sinnvoll, den Prozess der natürlichen Befruchtung im Detail anzuschauen, um die Abweichungen bei einer assistierten Zeugung zu verstehen. Es geht nicht darum, die ART gegenüber einer natürlichen Befruchtung abzuwerten, sondern die Möglichkeit zu ergreifen, diese Kinder in der Ganzheit ihrer Erfahrungen wahrzunehmen, um ihre Entwicklung professionell, liebevoll und ganzheitlich unterstützen zu können.

Physiologische und phänomenologische Betrachtung der natürlichen und assistierten Befruchtung

Der Befruchtung geht die Reifung der Spermien sowie deren Reise zur Eizelle und das Wachstum der Eizelle und deren Eisprung voraus. Spermien und Eizelle bringen also bereits eine kleine Geschichte mit und haben viele Stadien durchlaufen. Dass die Geburt einen prägenden Einfluss auf uns hat, ist mittlerweile gut beobachtet und erforscht. Dass aber auch die Vorgänge der Befruchtung, wie Eizell- und Spermienreise, Verschmelzung und Einnistung, uns mitprägt, ist oftmals schwer nachzuvollziehen. So gibt es noch kein Gehirn oder Nervensystem, welches Erinnerungen an diese Vorgänge speichern könnte. Neue Ansätze in der Forschung weisen jedoch darauf hin, dass auch eine Zelle Erfahrungen speichert und hierzu kein entwickeltes Nervensystem nötig ist. Im *Lehrbuch der Pränatalen Psychologie* beschreibt der Körperpsycho- und Traumatherapeut Max Peschek in dem Kapitel *Psychologische Aspekte des ersten Schwangerschaftsdrittels* Folgendes zum Thema Zellgedächtnis: «Eine einzelne Zelle ist bereits ein hochkomplexes Gebilde, in dem auf molekularer Ebene Erfahrungen gespeichert werden. Neuere Ansätze in der Biologie gehen davon aus, dass auch Zellen durch Rezeptoren und dazu passenden Liganden (Transmitter, Hormone, Peptide) aufgrund der Erfahrungen in einer Umgebung ein eigenes Gedächtnis entwickeln, welches sie an ihre Nachkommen weitergeben. Erinnerung ist damit im ganzen Körper verteilt; Ungeborene brauchen kein entwickeltes Nervensystem oder Gehirn, um Eindrücke zu speichern.»[25] Pränatalpsychologen können mit Regressionen,

Tiefenentspannung beim Erwachsenen, aber auch beim Kind mit Spiel- und Körpertherapie die Erlebnisse rund um die Zeugung erfahrbar machen und zeigen, dass es ein Gedächtnis zu diesem Erleben gibt.[26] In vielen Therapieberichten sind Regressionserfahrungen von Befruchtungen dokumentiert.[27, 28]

Bei der Betrachtung von Spermium, Ei und ihrer Verschmelzung ist es neben dem biologischen Geschehen von Bedeutung, die Formen, die Dynamik und die Gesten zu betrachten, um ein tiefes Verständnis dieses einzigartigen Geschehens zu erlangen. Die folgende Betrachtung bezieht sich neben der schulmedizinischen Erkenntnis u.a. auf die Beschreibung des niederländischen Arztes Jaap van der Wal in seinen *Grundzügen einer phänomenologischen Embryologie.*[29]

Die Reise des Spermiums

Das Spermium ist eine winzige Zelle, die in zwei Monaten im Nebenhoden heranreift. Hier wird sie von sogenannten Ammenzellen beschützt und ernährt, bis sie bei der Ejakulation den Körper verlassen. Zum Ende der Spermatogenese hin wird das Zytoplasma auf ein Minimum reduziert, konzentriert, fast kristallisiert. Der Kopf des Spermiums kommt in seinem Inneren zur Ruhe, zeigt aber nach außen die aktive Bewegung der Geisel. Es ist, als ob ein zu viel an Zytoplasma die Bewegung hemmen würde. Im gewöhnlichen Sprachgebrauch verwendet man selten den Singular, sondern spricht im Plural vom Sperma, denn wir haben es hier mit einer Masse zu tun: Meh-

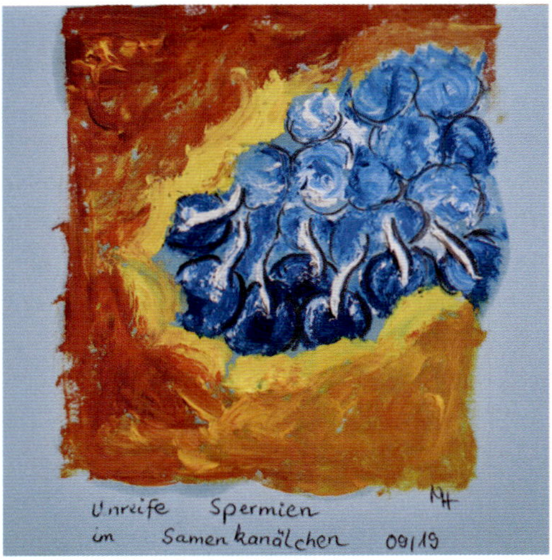

Abb. 1: Spermien in der Entwicklungsphase

rere Millionen Spermien werden pro Ejakulation ausgeschüttet. Eine große Masse erhöht die Wahrscheinlichkeit, den Weg zur Eizelle zu schaffen. Bis dahin wartet das Spermium mit seinen «Mitstreitern» in Ruhe und wird voll versorgt; es liegt sozusagen gelassen in der Hängematte und muss sich um nichts kümmern.

Durch die sexuelle Erregung werden die Spermien dann aktiviert, ihre Schwänze beginnen sich zu bewegen und mit einer Geschwindigkeit von bis zu 15 km/h bei der Ejakulation ausgeschüttet. Dies ist ein sehr kraftvoller Vorgang – in Regressionen wird dieser auch oft so erlebt: «Jetzt geht es ab!» Die Prostata und die Samenbläschen geben zum Schutz vor dem sauren Milieu der Vagina eine leicht alkalische und nährende Flüssigkeit mit auf den Weg und die Spermien bekommen dadurch vom Vater eine lebenskräftigende Hülle, um ihre vegetative Stärke zu erhalten. Die Spermienflüssigkeit enthält außerdem Hormone, z. B. das Bindungshormon Oxytocin. Nach der Ejakulation beginnt die erste große Bewährungsprobe: In der Vagina ist das Milieu sauer und es ist vier bis fünf Grad wärmer als im Hoden; das Spermium muss sich anpassen und aus einem Zustand der Lähmung wieder in die Bewegung kommen. Dreiviertel der Spermien schaffen diese Anpassung, der Rest stirbt ab. Es gibt also eine aktive Überwindung des Lähmungszustandes durch das veränderte Milieu, hin zu gezielten kraftvollen Bewegungen in die richtige Richtung. Die überlebenden Samenzellen machen sich auf die Reise durch den Gebärmutterhals, die Gebärmutter und die Eileiter. Die Eizelle schüttet gleichzeitig chemische Botenstoffe aus, die das Spermium wahrnehmen kann und kommuniziert somit den Spermien den richtigen Weg. Die Spermien bewegen sich aktiv vorwärts, sie schwimmen gegen die Bewegung der Flimmerhärchen des Eileiters und den Flüssigkeitsstrom Richtung Uterus an – es ist nicht nur ein Gegen, denn der Flüssigkeitsstrom gibt auch die Richtung vor. Das Spermium braucht jetzt Durchhaltevermögen und den absoluten Willen, das Ziel zu erreichen. Von den vielen Millionen kommen 50–200 bei der Eizelle an. Die Reise dauert zwei bis sieben Stunden und das Spermium hat die Möglichkeit, mehrere Tage zu überleben.

Bei der assistierten Befruchtung machen die Spermien andere Erfahrungen. Schon bevor eine assistierte Zeugung beginnt, werden die Spermien gezählt und beurteilt. Für viele Männer ist es ein nachhaltiger Schock, wenn ihre Zeugungsfähigkeit eingeschränkt ist. Die Spermienqualität schwankt während einer Kinderwunschbehandlung dann oft erheblich. Am Tag der assistierten Befruchtung ist der Zeitpunkt genau vorgegeben, wann das Ejakulat gewonnen werden sollte – meist in einem Praxis- oder Klinikraum, ohne Anwesenheit der Frau. Die Aktivierung der Spermien erfolgt allein durch die Kraft des Mannes, das weibliche Element fehlt. Die Ankunft der Spermien findet in einem Plastikbecher statt, worin sie sofort ins Labor kommen und auf ihre Qualität geprüft werden. Das Sperma wird gewaschen und über mehrere Minuten zentrifugiert, um die qualitativ hochwertigen Spermien zu gewinnen. Die Zentrifugen beschleunigen bis auf 500 g, ein Raumfahrer bzw. Kampfflieger hält Gravitationen bis 10 g stand. Damit wirkt also eine enorme Kraft auf die Spermien ein. Nach der Aufbereitung werden sie bei einer IVF in eine Petrischale zur Eizelle gegeben und die Befruchtung kann im Brutkasten stattfinden. Dieser Prozess bleibt ein selbstbestimmter. Bei einer ICSI hingegen wird das Spermium durch eine Lösung immobilisiert, damit es mit einer Haltepipette gefasst werden kann, um dann in die Eizelle injiziert zu werden. Das Spermium wird seiner Aktivität beraubt, es ist immobil und bleibt passiv. Das ist ein deutlicher Unterschied zur natürlichen Fortbewegungskraft und dem selbstständigen Erreichen der Eizelle. Die Fortbewegung der Spermien ist ein Ausdruck eigenständiger Bewegung.

Auf der Spermienreise können wir diese eigenständige Bewegung wahrnehmen: Überwindung der Lähmung im Scheidenmilieu, das gezielte Vorwärtsbewegen, das Folgen der Geruchsstoffe der Eizelle, um schließlich beim ersten Erreichen derselben mit ihr zu verschmelzen.

Die Reise der Eizelle

Das Leben der Eizelle ist schon erheblich länger als das des Spermiums, denn sie wird bereits im zweiten bis fünften Embryonalmonat gebildet. Die Eizelle, aus der wir entstanden sind, weilte also schon im Körper unserer Großmutter. Bis zur Geburt haben sich ein bis zwei Millionen Eizellen pro Ovar gebildet, die dann bis zur Pubertät auf ca. 250.000 pro Eierstock abnehmen. Zur Ausreifung kommen jeweils ca. 200. Die Eizelle wartet also sehr lange auf Ihren Einsatz, was ein besonderer Aspekt ist. Sie hat Umgebungsbedingungen unserer Großmutter und unserer Mutter erlebt, die weibliche Prägung erfolgt also rein körperlich über zwei Generationen.

Die Eizelle stellt mit ihren 0,11–0,14 mm die größte Zelle des Körpers da und zeigt die Geste des Wachsens und des Großseins wie keine andere Zelle. Sie wächst während der Reifung auf die Größe eines Sandkorns heran und ist somit mit dem Auge als einzige Zelle des Körpers sichtbar. Sie ist reich gefüllt mit Zytoplasma und metabolischer Aktivität im Inneren. Nach außen hin ruht sie, zeigt einzigartig eine ebenmäßig runde, fast sphärische Form. Andere Körperzellen nehmen dagegen verschiedenste Formen an, passen ihre

Form an, um in einem Zellverband ihre Aufgaben zu erledigen, beispielsweise die abdichtenden, aneinander liegenden Epithelzellen. Man könnte sagen, die Eizelle bilde so eine sphärische Form aus, da sie solitär in einem Follikel im Eierstock gelagert wird. Das Rund hat wenig Kontakt mit der Auflagefläche, dafür kann es aber gut bewegt werden. Die Eizelle wird bewegt, sie ruht in sich selbst und vertraut und kommuniziert mit ihrer Umgebung.

Die Ausreifung der Eizelle wird durch das Follikel-stimulierende Hormon (FSH) ausgelöst. Es wachsen mehrere Eizellen heran, wobei meist nur eine groß genug für den Eisprung wird, die restlichen gehen zugrunde. Monat für Monat wird eine Eizelle nach der anderen freigegeben, es wird nach und nach titriert, anders als die dauerhafte immense Produktion der Spermien. Eine weitere Besonderheit der Eizelle ist ihre Offenheit für äußere Einflüsse. Sie interagiert mit ihrer Umgebung, ist metabolisch mit ihr im Austausch, obwohl sie einzeln in einem Follikel heranwächst. Sie ist auch in Kommunikation mit ihren mitheranwachsenden Eizellen und später, nach dem Eisprung, gibt sie Stoffe ab, die für eine bessere Durchblutung des Tubengewebes führen – eine

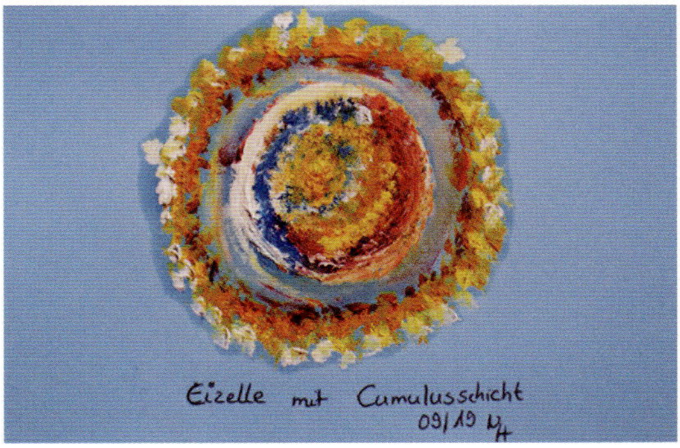

Abb. 2: Die Eizelle – Wahrnehmung des Sphärischen

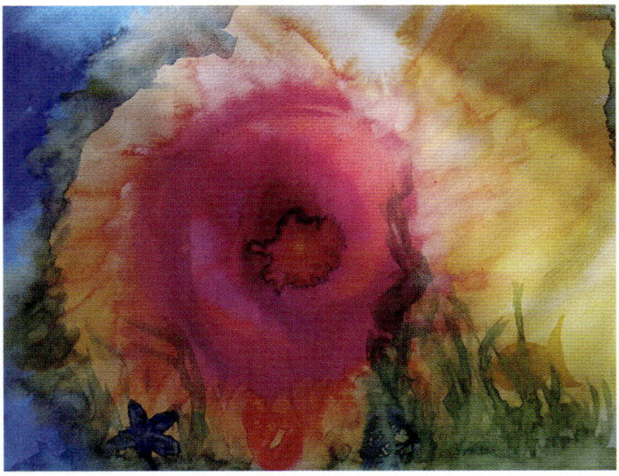

Abb. 3: Die Eizelle – Wahrnehmung des Flüssigen

Geste der Offenheit. Durch das luteinisierende Hormon (LH) kommt es ca. zwischen dem 13. bis 16. Tag nach Beginn der Menstruation zum Eisprung. Die Eizelle springt aus ihrem Follikel, umgeben von Nährstoffzellen – wie bei den Spermien gibt es eine lebensstärkende Hülle um die Keimzelle – um sie für ihre Reise zu nähren und zu schützen.

Ein erster Abschied für die Eizelle von ihren Mitstreiterinnen im Ovar, die nicht wie sie ausgereift sind und jetzt absterben, beginnt. Durch wischende Bewegungen des Fimbrientrichters, der sich über das Ovar gelegt hat, wird die Eizelle in den Eileiter befördert. Man könnte jetzt davon ausgehen, die Eizelle warte in ihrem weichen warmen Eileiter-Palast auf die Ankunft des Spermiums, doch die Eizelle ist aktiver als gedacht und weist über Duftstoffe den Spermien den Weg.

Bei einer assistierten Befruchtung wird schon während der Reifung der Eizelle eingegriffen. Die Hormone, die der Frau appliziert werden, lassen mehrere Eizellen reifen. Daneben wird ein Medikament verabreicht, das den Eisprung verhindert. Die Eizellreifung wird forciert und so gibt es nicht nur eine «Königin», sondern viele. Die Geste der Titration (monatlich wird nur eine Eizelle freigegeben), die Einzigartigkeit dieser einzelnen Zelle wird verändert. Ärzte, die auch eine IVF im natürlichen Zyklus anbieten (natural cycle IVF), konnten zeigen, dass Eizellen, die ohne hormonelle Stimulation zur Reifung kommen, eine höhere Befruchtungswahrscheinlichkeit besitzen. Mittlerweile hat sich die International Society for Mild Approaches in Assisted Reproduction (ISMAAR) gegründet, die sich mit einer sanfteren, mehr physiologischen Behandlung befasst.

Sind die Eizellen bei einer assistierten Befruchtung ausgereift, werden sie mittels Punktion durch die Scheide entnommen. Statt dem Lösen aus dem Follikel, dem Schweben und Aufgenommenwerden im Eileiter, wird die Eizelle aus dem Follikel gesaugt. Sie wird in einer Petrischale mit Nährflüssigkeit aufgefangen und mehrmals mit der Pipette ein- und ausgesaugt, um die Cumuluszellen etwas bzw. ganz zu entfernen. Dann wird sie im Brutkasten gelagert, bis entweder die Spermien hinzukommen (IVF), oder das Spermium injiziert wird (ICSI). Bei der Injektion wird die Eizelle mit einer Saugpipette auf der einen Seite erfasst und auf der anderen Seite das Spermium injiziert.

Die Befruchtung

Bei der Konzeption kann man sich erst einmal die Umgebungsbedingungen anschauen, sozusagen den Ballsaal und die Ballmusik. Der belgische Entwicklungspsychologe und Psychotherapeut Rien Verdult beschreibt drei Felder, die die Konzeption beeinflussen: 1. die Geschichte der Eizelle und die des Spermiums (Soma), 2. das mütterliche emotionale Feld (Psyche/Seele) und 3. das Beziehungsfeld der Partner (soziales Umfeld).[30] Wir können also ein somatisches, ein seelisches und soziales Feld wahrnehmen, das die Eltern während der Konzeption zur Verfügung stellen. Es kann ein 4. Feld hinzugefügt werden: das Feld des Kindes, seine Inkarnationskräfte und seine Einwirkung auf die Eltern bzw. die Generationslinie. Diese Felder verändern sich bei einer assistierten Befruchtung. Das somatische Feld wird dahingehend verändert, dass der Eizelle ihre Nährstoffzellen weitestgehend entzogen werden: Bei einer IVF nicht komplett, doch bei einer ICSI werden sie komplett entfernt (abgeschält). Die Eizelle wird dann in ein Kulturmedium gebracht. Das Sperma wird gewaschen, zentrifugiert und dabei seine Nährflüssigkeit (Plasma) durch Kulturmedium ersetzt. Die Zellen haben also nicht den Lebenskräfteschutz von Mutter und Vater, die sogenannten Wachstumsfaktoren, sondern einen fremden, künstlich hergestellten. Die Kulturmedien werden auch in Zusammenhang mit epigenetischen Veränderungen an der DNA gebracht (siehe körperliche Auswirkungen auf das Kind). Es gibt also eine Vielzahl von chemischen und physikalischen Einflüssen, die die Zellen beeinflussen können. Das emotionale Feld ist gekennzeichnet von Hoffnung einerseits und Angst andererseits, ob die Konzeption und später die Einnistung gelingen wird. Es gibt damit eine Erwartung an das Kind, diese Einladung zu diesem Zeitpunkt anzunehmen. Oft ist auch ein hoher Stresslevel des Paares vorhanden durch die anstrengenden, getakteten Behandlungen, Sterilität und wenig Intimsphäre.

Bei der Befruchtung kommen nun Spermium und Eizelle mit ihren unterschiedlichen Gesten zusammen. Die runde, große, in sich ruhende, offene, kommunizierende, einzelne Eizelle und mehrere/viele länglich sich auf die Eizelle zubewegende kleine Spermien – die Eizelle fast nur bestehend aus Zytoplasma und das Spermium reduziert auf den Zellkern.

Die Spermien legen sich mit dem Kopf Richtung Eizelle an den äußeren Rand. Die Sphäre wird sichtbar durch die umgebenden Spermien, die die Radien darstellen. Der Prä-Konzeptions-Anziehungs-Komplex entsteht; es kommt zu einem regen Austausch zwischen Eizelle und Spermien über mehrere Stunden. Das Spermium verliert seine äußere Schale und löst chemische

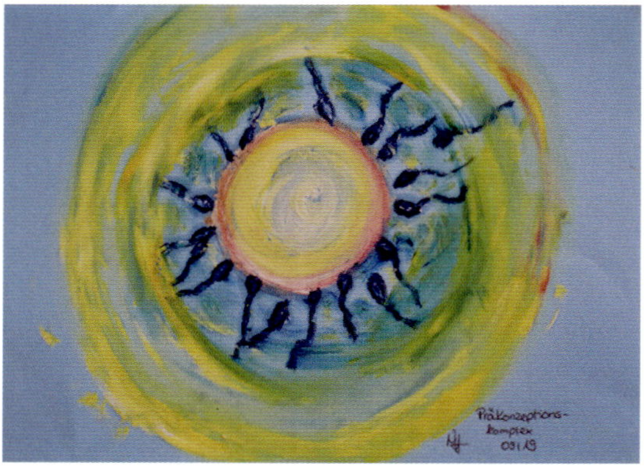

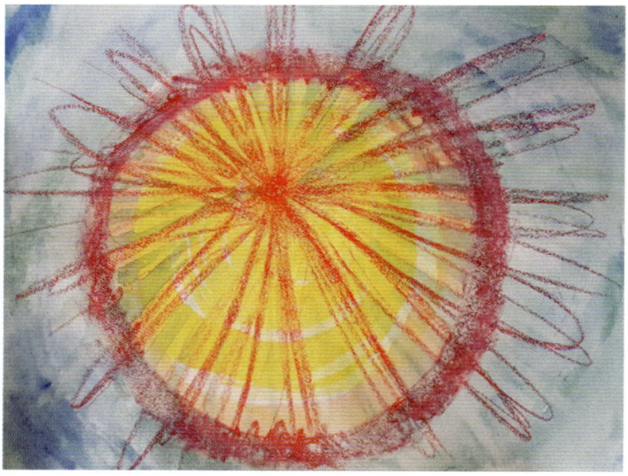

Abb. 4 und 5: Prä-Konzeptions-Anziehungs-Komplex: «Machen wir es oder nicht?»

Reaktionen in der Zona radiata der Eizelle aus. Die Zellen loten aus, wo und ob eine Befruchtung erfolgt – eine Absprache zwischen beiden Keimzellen. Es ist also kein aggressives Eindringen, sondern ein gegenseitiges Abspüren, wo und ob es passt: «Machen wir es oder nicht?». Man kann auch von einem Tanz sprechen, denn die Eizelle wird durch die Spermien im Kreis bewegt. Berührt ein Spermium die Eizelle, wird in der Eizellmembran eine Reaktion ausgelöst, die die Eizellmembran an allen anderen Stellen abdichtet und nur an dieser Stelle bereit für die Aufnahme macht.

Vielleicht ist dieser Zeitpunkt, dieser energetisch einzigartige Zustand das Angebot für eine Seele, sich zu inkarnieren und der Zeitpunkt, in dem das Kind und seine Intention mit ins Spiel kommt. Hier zeigt sich der spirituelle Aspekt des Lebensbeginns. Woher kommt das Kind? Bestimmt es den Zeitpunkt seiner Befruchtung mit? Hat es schon ein präkonzeptionelles Erleben? Jede Kultur, jeder Mensch hat hierzu ein eigenes Bild oder einen Gedanken.

Geisteswissenschaftliche Gedanken

Lässt man den Gedanken der Reinkarnation, wie Rudolf Steiner (1861–1925) ihn beschrieben hat, in den Prozess der Menschwerdung einsinken, bringt das Kind seine individuelle Geschichte mit und greift schon sehr viel früher in das Inkarnationsgeschehen ein. Sein Ich und seine Seele sind durch das geistige Leben zwischen Tod und neuer Geburt gegangen. Das Ungeborene hat sich mit Hilfe der Wesenheiten in der geistigen Welt seine Verkörperung so vorbereitet, dass es seine neue Lebensaufgabe bestmöglich meistern kann. Der Mensch hat in der Geisteswelt sein voriges Leben betrachtet und bringt daraus neue Erkenntnisse und Aufgaben mit, die er in seinem nächsten Leben auf der Erde bearbeiten will. Schon aus der geistigen Welt heraus hat er in der Generationenreihe beider Eltern gewirkt, um einen idealen Platz für seine Lebensaufgabe zu finden. Also hat das Kind schon sehr viel länger mitgewirkt und seinen eigenen Anteil an der Konzeption.

«Wenn der Mensch die drei Zyklen durchgemacht hat und den Rückgang beginnt, so beginnt wiederum sein Interesse an den Erdenangelegenheiten; und dann schaut er hinunter, viele Jahre, bevor er geboren wird, auf die Generationen, die in der Erdenentwickelung sich ergeben, und an deren Ende sein Vater, seine Mutter stehen. Schon in dem Momente, wo der Mensch diese große Umkehrung im Kosmos macht, beginnt er seine Aufmerksamkeit auf die Erde herunter zu richten. Da schaut er die fern zurückliegende Ahnenschaft, von der dann abstammen Söhne, Töchter, von denen wieder Söhne, Tochter, wieder Söhne, Töchter abstammen und so weiter, bis nach Jahrhunderten das Elternpaar geboren wird, zu dem er heruntersenden kann dasjenige, verkleinert, was als mächtiger, umfassender Geistkeim für den physischen Leib geformt worden ist in der geistigen Welt, damit dieser Geistkeim sich dann mit dem Keim im Mutterleibe verbinden kann.»[31]

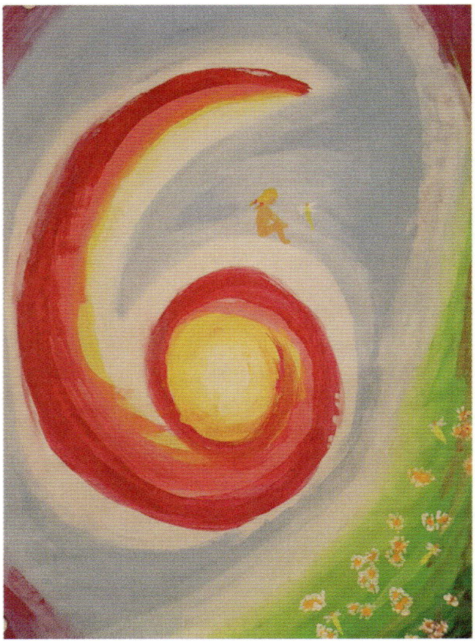

Abb. 6: Das Feld des Kindes bei der Befruchtung

Nach der Phase des Präkonzeptionskomplexes beginnt die Verschmelzung der Zellmembranen. Und nach der Aufnahme des Zellkerns des Spermiums in die Eizelle bilden sich der väterliche und der mütterliche Vorkern; diese beiden Vorkerne bewegen sich jetzt innerhalb der nächsten Stunden aufeinander zu und werden etwas größer. Diese Zeitspanne – 4 bis 22 Stunden nach Verschmelzen mit dem Spermium – ist in der assistierten Befruchtung wichtig, da die Eizellen, wenn mehrere vorhanden sind, nur vor der Auflösung bzw. Verschmelzung beider Vorkernmembranen eingefroren werden dürfen. Dieser Vorgang ist unter dem Mikroskop sichtbar und die Eizellen können im sogenannten Vorkernstadium eingefroren werden, also bevor die Verschmelzung stattgefunden hat (Situation in Deutschland). In diesem Stadium spricht man nach deutschem Recht noch nicht von einem Embryo. Nach der Auflösung beider Kernmembranen ordnen sich die Chromosomen beider Vorkerne im Spindelapparat in Äquatorialebene an; die Zygote, die erste Zelle des neuen Organismus entsteht. Dies entspricht dem wissenschaftlichen Zeitpunkt der Konzeption. Nach diesem Zeitpunkt gilt der Keim als Embryo und darf nur in Ausnahmefällen, z. B. wenn der Frau in diesem Zyklus nicht wie geplant der Embryo transferiert werden konnte, zur Herbeiführung einer Schwangerschaft in naher Zukunft eingefroren werden (siehe Embryonenschutzgesetz § 1: Verbot einer geplanten Vorratshaltung an Embryonen, Verbot einer zielgerichteten Erzeugung von überzähligen Embryonen).

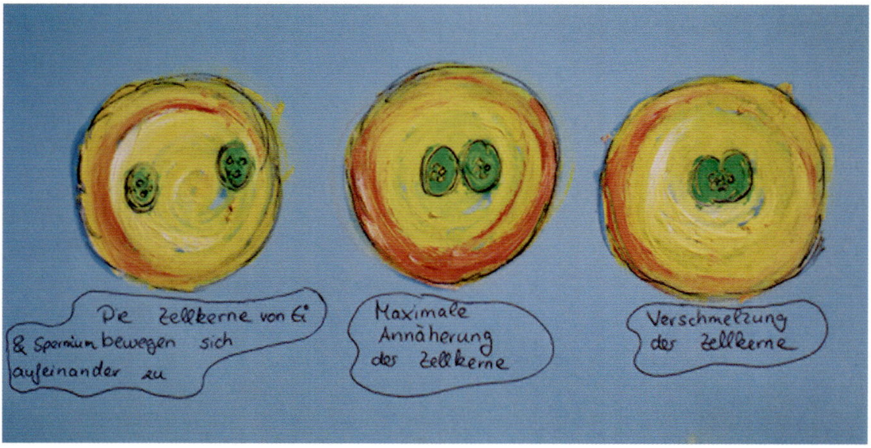

Abb. 7: Vorkernstadium

Bei einer Befruchtung außerhalb des Mutterleibs stellt sich nun die spirituelle Frage nach der Freiheit des Zeitpunktes der Inkarnation, und zweitens nach dem Thema einer gewaltsamen Inkarnation. Wird die Befruchtung erzwungen? Einige Frauen äußern diese Bedenken im Nachhinein, sie fragen sich, ob sie das Leben ihres Kindes erzwungen haben.[32] Auch bei der Befruchtung außerhalb des Mutterleibs machen eine Eizelle und ein Spermium noch keine Befruchtung. Bei der IVF werden Eizelle und Spermien zusammen in eine Schale mit Nährmedium gesetzt und die Befruchtung findet statt oder nicht – ist also nicht künstlich – sondern sie findet wie im Bauch der Mutter statt. Allerdings unterscheiden sich die Umgebungsbedingungen und die Erfahrungen von Ei- und Spermienzelle, wie schon beschrieben, merklich. Bei einer ICSI ist das Vorgehen allerdings weniger freiheitlich. Ein Spermium wird in die Eizelle injiziert, d. h. es findet kein Präkonzeptionskomplex, kein Beschnuppern und Ausloten (sollen wir oder sollen wir nicht?), statt. Betrachtet man beim Vorgang einer ICSI, wie die Nadel in die Eizelle injiziert wird, ist das ein offensichtlich gewaltsamer und erzwungener Vorgang. Inwieweit wird die Eizelle hierdurch beeinträchtigt? Es konnte in Studien festgestellt werden, dass durch ICSI gezeugte Kinder eine höhere Fehlbildungsrate hatten, als durch IVF gezeugte.[33] Auf welchen Mechanismus das genau zurückgeht, bleibt noch eine Forschungsfrage. Bei allen Methoden der assistierten Befruchtung müssen wir uns fragen, an welchen Stellen es gewaltsame Eingriffe gibt, um dem sich inkarnierenden Kind besonders viel Liebe und Hülle zukommen zu lassen. In diesem Zusammenhang sollten sich für die Therapie und Pädagogik neue Sichtweisen eröffnen, denn das Kind konnte bei einer IVF/ICSI sehr wahrscheinlich nicht zu allen Zeitpunkten seine Autonomie – wie bei einer physiologischen Befruchtung – wahrnehmen.

Nach welcher Art der Befruchtung auch immer – es entwickeln sich nicht alle Keime weiter. D. h. es bleibt diese Freiheit beim sich inkarnierenden Menschen, ob er die Konstellation der Befruchtung annimmt oder nicht. Auch in der natürlichen Zeugung werden ähnlich viele befruchtete Eizellen nicht ihren Weg «auf die Erde» antreten.

Geisteswissenschaftliche Gedanken

Bevor der Mensch mit seiner Seele und seinem Ich auf die Erde kommt, schickt er den Geistkeim für seinen physischen Leib voraus und verbindet sich mit dem körperlichen Keim zum Zeitpunkt der Konzeption. «Der Geistkeim, den man selbst gewoben hat, geht einem verloren, geht einem in dem Momente verloren, wo auf der Erde die Konzeption für den körperlichen Keim eintritt, den man auf Erden anzunehmen hat.»[34] Das Ich und der Astralleib verbleiben noch drei bis vier Wochen nach der irdischen Befruchtung in der Geisteswelt, um den individuellen Ätherleib durch Anziehung aus dem Weltenähter zu bilden. Danach verbinden sich dann der Geistkeim des physischen Leibes mit dem Menschenkeim – bestehend aus Ich und Astralleib und dem verdichteten Ätherleib. «Wenn der Mensch schon den Geistkeim für seinen physischen Leib heruntergeschickt hat, wenn also der Geistkeim schon zum Elternpaar nach einer langjährigen Strömung aus den geistigen Welten für das Physische des Leibes heruntergeschickt worden ist, so weilt der Mensch selbst noch in der geistigen Welt, sammelt in der geistigen Welt den Äther um sich, so daß [sic] er für eine kurze Zeit ein Wesen wird aus Ich, astralischem Leib und Äther; der Äther ist zusammengezogen aus dem gesamten Weltenäther. Und erst während der Embryonalzeit, in der dritten, vierten Woche nach der Empfängnis, vereinigt der Mensch dasjenige, was sich in den ersten drei bis vier Wochen aus der Vereinigung von Geistkeim und physischem Keim gebildet hat. Was also schon früher als er auf der Erde angekommen ist, das vereinigt er mit seiner Wesenheit und begabt es mit demjenigen, was er an Ätherleib gewonnen hat durch Anziehung aus dem Weltenäther. Und so wird der Mensch ein Wesen aus dem, was schon früher entstanden und heruntergeschickt ist, aus dem [Geistkeim des] physischen Leib[es], aus dem Ätherleib, den er gewissermaßen im letzten Augenblick seines kosmischen Daseins um sich angesammelt hat, aus dem astralischen Leib und dem Ich, die durchgegangen sind durch das Leben zwischen Tod und neuer Geburt.»[35]

Es gibt also eine Zeitspanne, in der der Mensch noch in der geistigen Welt verweilt, während sich der physische Keim in der Äther- und Astralhülle der Mutter weiterentwickelt, um sich dann in der dritten bis vierten Schwangerschaftswoche vollends zu verbinden. Die assistierte Befruchtung scheint diese Verkörperung zu verändern, sichtbar an der Verbindung der Kinder zu ihrem Körper, ihrer Wahrnehmung und ihrem Umgang mit Gefühlen (siehe oben). Bei allen therapeutischen Bemühungen scheint es also sinnvoll, darauf zu achten, dass das Ich und der Astralleib gut in den Körper eingreifen. Des Weiteren scheint es mir wichtig, ein Augenmerk auf die Wachstumskräfte des Kindes zu haben. Die Wachstumskräfte werden laut Steiner u. a. vom unsichtbaren Menschen in uns beeinflusst. Jeder Mensch hat einen wahrnehmbaren Ich-, Astral- und Ätherleib, aber auch unsichtbare Anteile seines Ich-, Astral- und Ätherleibes in sich. Dieser unsichtbare Leib entsteht embryonal: Der physische Geistkeim, der zur Konzeption auf die Erde geschickt wird, enthält nicht nur die Anlage für den physischen Leib, sondern verfügt – wie später der sichtbare Mensch – über ein Ich, einen Astralleib und einen Ätherleib. Während der embryonalen Entwicklung verkörpern sich diese in den embryonalen Hüllen: das Ich in der Plazenta, der Astralleib in der Allantois, die zur Nabelschnur wird, und der Ätherleib im Amnion. Nach der Geburt werden diese Hüllen abgestoßen und begleiten uns unbewusst in den Kräften des Stoffwechsels, der Ernährung und der Fortpflanzung. In den Worten Rudolf Steiners: «In dem Menschen, wie er vor uns steht, sind eigentlich deutlich zwei Wesenheiten zu unterscheiden. Sie erinnern sich, daß [sic] ich in verschiedenen Betrachtungen der letzten Zeit ausführte, wie die physische Organisation des Menschen geistig vorbereitet wird im vorirdischen Leben, wie sie dann gewissermaßen als geistige Organisation heruntergeschickt wird, bevor der Mensch selbst mit seinem Ich in das irdische Dasein hereinkommt. Diese geistige Organisation ist im Wesentlichen auch während des ganzen physischen Erdenlebens nachwirkend, nur drückt sie sich während des physischen Erdenlebens nicht in etwas äußerlich Sichtbarem aus. Das äußerlich Sichtbare wird bei der Geburt im Wesentlichen abgestoßen, denn es sind die Hüllen, in welche der Menschenkeim während der Embryonalzeit eingehüllt ist: Chorion und Amnionsack, die Allantois, alles das, was also abgestoßen wird als physische Organisation, wenn der Mensch aus dem Mutterleibe heraus ein freies physisches Dasein gewinnt. Aber tätig bleibt im Menschen diese vorirdische Organisation sein ganzes Leben lang. Nur ist ihre Beschaffenheit etwas anders als die Leibes-Seelen-Geistwirksamkeit des Menschen während des physischen Erdenlebens. Und darüber möchte ich heute etwas sprechen.

Wir haben also gewissermaßen in uns einen unsichtbaren Menschen, der enthalten ist in unseren Wachstumskräften, auch in denjenigen verborgenen Kräften, wodurch die Ernährung zustande kommt, der enthalten ist in alledem, worüber sich die bewußte [sic] Tätigkeit des Menschen eigentlich nicht erstreckt. Aber auch in diese unbewußte [sic] Tätigkeit, bis in die Wachstumstätigkeit, bis in die tägliche Wiederherstellung der Kräfte durch die Ernährung, geht [seine] Wirksamkeit hinein. Und diese Wirksamkeit ist eben die Nachwirkung des vorirdischen Daseins, das im irdischen Dasein ein Kräfteleib wird, der in uns wirkt, aber der nicht eigentlich zur bewußten [sic] Offenbarung kommt. Diesen unsichtbaren Menschen, den wir alle in uns tragen, der in unseren Wachstums-, in unseren Ernährungskräften steckt, der auch in den Reproduktionskräften steckt, diesen unsichtbaren Menschen möchte ich Ihnen zunächst seiner Beschaffenheit nach schildern.»[36]

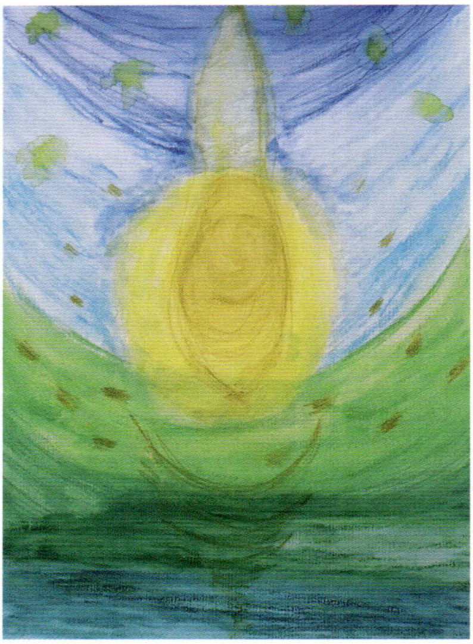

Abb. 8: Lösen des Geistkeims

Ausblick

Es bleibt bei allen realen Schwierigkeiten einer assistierten Befruchtung der Blick auf das wundervolle Ereignis – ein Kind nimmt diese elterliche Konstellation an, wie sie es so herbeigewünscht haben. Es wird getragen von Hoffnung und Liebe und dem Impuls, gemeinsame Zeit auf dieser Erde zu verbringen. Vermutlich hat auch das Kind bei der Entscheidung der Eltern, diesen Weg zu gehen, mitgewirkt, um eine Möglichkeit zur Inkarnation zu erhalten. Wir werden in Zukunft weiter und öfter mit dem Thema der assistierten Befruchtung zu tun haben. Es liegt an uns, den Eltern und dem Kind auf allen Ebenen möglichst viel Menschlichkeit und Empathie entgegenzubringen, und gleichzeitig das Wahrnehmen und das Verständnis für die Schwierigkeiten nicht aus dem Blick zu verlieren, damit es Entlastung und Verarbeitung geben kann. Hierbei ist es mir wichtig – siehe die Auswahl meiner Bilder – den Blick auf den physiologischen Prozess der Befruchtung zu richten, um ein Bild seiner Einzigartigkeit und Schönheit in uns zu tragen, an dem sich die Eltern und das Kind spiegeln können, ohne Beurteilungen oder Aversionen.

Die Gynäkologen haben die Möglichkeit, die alternativen Kinderwunschtherapien auszuschöpfen und wenn eine assistierte Befruchtung nötig wird, diese seelisch zu begleiten und die Eltern über mögliche Auswirkungen zu informieren. Therapeuten und Pädagogen, die offen sind, die Auswirkungen der assistierten Befruchtung auf das Kind und seine Eltern in ihren Überlegungen miteinbeziehen, helfen, das Überwältigende wahrzunehmen und somit Schritt für Schritt zu verdauen. Die große Ressource für alle Beteiligten ist:

Es ist geschafft und du bist erwünscht!

Ich möchte auch den Blick öffnen für Dinge, die diese Kinder vielleicht im besonderen Maße mitbringen: Sie haben in gewisser Weise in einem ganz frühen Stadium der Verkörperung Erfahrungen mit gewaltsamen Eingriffen gemacht, und sie haben diese vielleicht nur durch die Liebe Ihrer Eltern überlebt. Was könnten sie für Aufgaben in der Zukunft für den Frieden der Menschheit haben?

> Und jedem Anfang wohnt ein Zauber inne,
> Der uns beschützt und der uns hilft, zu leben.
> Hermann Hesse

Abbildungsnachweis

Alle Abbildungen in diesem Beitrag von Natalie Hurst.

Anmerkungen

1 Auszug aus Hesse H: Stufen. In: Ausgewählte Gedichte. Frankfurt a. M.: Suhrkamp; 1972.

2 Márquez-Valadez B, Valle-Bautista R, García-López G, Díaz NF, Molina-Hernández A: Maternal Diabetes and Fetal Programming Toward Neurological Diseases: Beyond Neural Tube Defects. Frontiers in Endocrinology 2018; 9: 664. DOI: https://doi.org/10.3389/fendo.2018.00664.

3 Schleußner E: Fetale Programmierung. In: Schneider H, Husslein P, Schneider KT (Hrsg.) Die Geburtshilfe. Berlin, Heidelberg: Springer; 2016, S. 367–378.

4 Deutsches IVF-Register (Hrsg.): Grosses Jahrbuch 2023. Düsseldorf: D. I. R.; 2024. Auszug unter https://www.deutsches-ivf-register.de/perch/resources/dir-jahrbuch-2023-sonderausgabe-fuer-paare.pdf (2.12.2024).

5 Márquez-Valadez B, Valle-Bautista R, García-López G, Díaz NF, Molina-Hernández A: Maternal Diabetes and Fetal Programming Toward Neurological Diseases: Beyond Neural Tube Defects. Frontiers in Endocrinology 2018; 9: 664. DOI: https://doi.org/10.3389/fendo.2018.00664,

6 Schleußner E: Fetale Programmierung. In: Schneider H, Husslein P, Schneider KT (Hrsg.) Die Geburtshilfe. Berlin, Heidelberg: Springer; 2016, S. 367–378.

7 Schleußner E: Fetale Programmierung. In: Schneider H, Husslein P, Schneider KT (Hrsg.) Die Geburtshilfe. Berlin, Heidelberg: Springer; 2016, S. 367–378.

8 Mayer-Lewis B, Neumann R. Beratung bei Kinderwunsch – Best practice Leitfaden für die psychosoziale Beratung bei Kinderwunsch. Bamberg: Staatsinstitut für Familienforschung an der Universität Bamberg (ifb); 2014. Verfügbar unter https://nbn-resolving.org/urn:nbn:de:0168-ssoar-46977-6 (20.11.2024).

9 Deutsches IVF-Register (Hrsg.): Grosses Jahrbuch 2023. Düsseldorf: D. I. R.; 2024. Auszug unter https://www.deutsches-ivf-register.de/perch/resources/dir-jahrbuch-2023-sonderausgabe-fuer-paare.pdf (2.12.2024).

10 Auhagen-Stephanos U. Mother-Embryo-Dialogue (M-E-D). In: Evertz K, Janus L, Linder R (Eds.) Handbook of Prenatal and Perinatal Psychology. Cham: Springer; 2021, S. 207–225.

11 Auhagen-Stephanos U: Mütter auf dem Weg der künstlichen Befruchtung. Woher willst Du wissen, was Gottes Wille ist? Analytische Kinder- und Jugendlichen-Psychotherapie (AKJP) 2015; 165(XLVI): 87–105.

12 Stray-Pedersen B, Stray-Pedersen S: Etiologic factors and subsequent reproductive performance in 195 couples with a prior history of habitual abortion. American Journal of Obstetrics and Gynecology 1984; 148(2): 140–146. DOI: https://doi.org/10.1016/s0002-9378(84)80164-7.

13 Bergh C, Wennerholm UB: Long-term health of children conceived after assisted reproductive technology. Upsala Journal of Medical Sciences 2020; 125(2): 152–157. DOI: https://doi.org/10.1080/03009734.2020.1729904.

14 Hart RJ, Wijs LA: The longer-term effects of IVF on offspring from childhood to adolescence. Frontiers in Reproductive Health 2022; 4: 1045762. DOI: https://doi.org/10.3389/frph.2022.1045762.

15 von Wolff M, Haaf T: In Vitro Fertilization Technology and Child Health. Deutsches Ärzteblatt International 2020; 117: 23–30. DOI: https://doi.org/10.3238/arztebl.2020.0023.

16 Wennerholm UB, Aaris Henningsen AK, Bente Romundstad L et al: Perinatal outcomes of children born after frozen-thawed embryo transfer: a Nordic cohort study from the CoNARTaS group. Human Reproduction 2013; 28(9): 2545–2553. DOI: https://doi.org/10.1093/humrep/det272.

17 Guo XY, Liu XM, Jin L, Wang TT, Ullah K, Sheng JZ, Huang HF: Cardiovascular and metabolic profiles of offspring conceived by assisted reproductive technologies: a systematic review and meta-analysis. Fertility and Sterility 2017; 107(3): 622–631. DOI: https://doi.org/10.1016/j.fertnstert.2016.12.007.

18 Meister TA, Rimoldi SF, Soria R, von Arx R, Messerli FH, Sartori C, Scherrer U, Rexhaj E: Association of Assisted Reproductive Technologies With Arterial Hypertension During

Adolescence. Journal of American College of Cardiology 2018; 72(11): 1267–1274. DOI: https://doi.org/10.1016/j.jacc.2018.06.060.

19 Sciorio R, Tramontano L, Rapalini E, Bellaminutti S, Bulletti FM, D'Amato A, Manna C, Palagiano A, Bulletti C, Esteves SC: Risk of genetic and epigenetic alteration in children conceived following ART: Is it time to return to nature whenever possible? Clinical Genetics 2023; 103(2): 133–145. DOI https://doi.org/10.1111/cge.14232.

20 Marino JL, Moore VM, Willson KJ, Rumbold A, Whitrow MJ, Giles L C, Davies M J: Perinatal outcomes by mode of assisted conception and sub-fertility in an Australian data linkage cohort. PLoS One 2014; 9(1): e80398. DOI: https://doi.org/10.1371/journal.pone.0080398.

21 Wennerholm UB, Aaris Henningsen AK, Bente Romundstad L et al: Perinatal outcomes of children born after frozen-thawed embryo transfer: a Nordic cohort study from the CoNARTaS group. Human Reproduction 2013;28(9):2545-2553. DOI: https://doi.org/10.1093/humrep/det272.

22 Bay B, Mortensen EL, Hvidtjorn D, Kesmodel US: Fertility treatment and risk of childhood and adolescent mental disorders: register based cohort study. British Medical Journal 2013; 347: f3978. DOI: https://doi.org/10.1136/bmj.f3978.

23 Hart RJ, Wijs LA: The longer-term effects of IVF on offspring from childhood to adolescence. Frontiers in Reproductive Health 2022;4:1045762. DOI: https://doi.org/10.3389/frph.2022.1045762.

24 Terry K. Pre- and Perinatal Baby Therapy: Baby Body Language. In: Evertz K, Janus L, Linder R (Eds.) Handbook of Prenatal and Perinatal Psychology. Cham: Springer; 2021, S. 449–458.

25 Peschek M: Psychologische Aspekte des ersten Schwangerschaftsdrittels. In: Evertz K, Janus L, Linder R (Hrsg.): Lehrbuch der Pränatalen Psychologie. Heidelberg: Mattes Verlag; 2014, S. 502–513.

26 Evertz K, Janus L, Linder R (Eds.) Handbook of Prenatal and Perinatal Psychology. Cham: Springer; 2021.

27 Rosenberg L. Prenatal Regression in Psychotherapy. In: Evertz K, Janus L, Linder R (Eds.) Handbook of Prenatal and Perinatal Psychology. Cham: Springer; 2021, S. 469–479.

28 Stulz-Koller A. Therapy Stories for Prenatal and Perinatal Experiences: How Young Children Express Prenatal and Perinatal Experiences in Psychotherapy. In: Evertz K, Janus L, Linder R (Eds.) Handbook of Prenatal and Perinatal Psychology. Cham: Springer; 2021, S. 397–418.

29 van der Wal J: Grundzüge einer phänomenologischen Embryologie. In: Krens I, Krens H (Hrsg.): Grundlagen einer vorgeburtlichen Psychologie. Göttingen: VandenHoeck & Ruprecht; 2006, S. 31–48.

30 Verdult R: Pränatale Bindungsentwicklung – auf dem Weg zu einer pränatalen Entwicklungspsychologie. In: Evertz K, Janus L, Linder R (Hrsg.): Lehrbuch der Pränatalen Psychologie. Heidelberg: Mattes Verlag; 2014.

31 Steiner R: Initiations-Erkenntnis. GA 227. Vortrag vom 29.8.1923. Dornach: Rudolf Steiner Verlag; 2000, S. 250.

32 Auhagen-Stephanos U: Mütter auf dem Weg der künstlichen Befruchtung. Woher willst Du wissen, was Gottes Wille ist? Analytische Kinder- und Jugendlichen-Psychotherapie (AKJP) 2015;165(XLVI):87–105.

33 von Wolff M, Haaf T: In Vitro Fertilization Technology and Child Health. Deutsches Ärzteblatt International 2020;117:23-30. DOI: https://doi.org/10.3238/arztebl.2020.0023.

34 Steiner R: Menschenwesen, Menschenschicksal und Welt-Entwicklung. Vortrag vom 17.5.1923. Dornach: Rudolf Steiner Verlag; 1988, S. 39–40.

35 Steiner R: Initiations-Erkenntnis. GA 227. Vortrag vom 29.8.1923. Dornach: Rudolf Steiner Verlag; 2000, S. 251.

36 Steiner R: Erdenwissen und Himmelserkenntnis. GA 221. Vortrag vom 11.2.1923. Dornach: Rudolf Steiner Verlag 1998, S. 75–76.

Offenheit für die Zukunft – Schwangerschaftsbegleitung heute

Angelika Maaser

Weite und Enge

Schwangerschaft ist ein gesegneter Zustand von guter Hoffnung, von Zukunftszuversicht und von Weite. Das Ich und der Seelen- oder Astralleib der Mutter sind für ihren Tonus zuständig, für das Hiersein, für das «Ich bin da». Diese Wesensglieder lockern sich in der Schwangerschaft, lösen sich ein Stück weit aus physischem und ätherischem Leib und geben Raum für diejenigen ätherischen Kräfte, die nun aus dem Kosmos einströmen wollen. So ist die Schwangerschaft ein Zustand erhöhter Lebenskraft: Der physische Leib zeigt sich geprägt von einer zunehmenden ätherischen Kraft und der Körper der Mutter durchlebt eine Veränderung in ihren Lebenskräften, als ob sie für einen Marathon von null auf 42 Kilometer in drei Monaten trainiert. Das Blutvolumen verzehnfacht sich, die Uterusmuskulatur wächst und nimmt tatsächlich auch an Masse zu. Damit bildet sich ein Zustand aus, der vor Leben nur so strotzt, ein Zustand sichtbarer Lebenskräfteentfaltung. Aber leider müssen wir beobachten, dass die Schwangerschaft heute in den Industrienationen, und nicht nur dort, von Enge und vielen Schwierigkeiten geprägt ist anstatt von Weite und Hoffnung. Eine Fülle von «Enge-Krankheiten» und «Enge-Zuständen» stören diese kostbare Zeit und können die gesunde Entwicklung des Kindes langfristig beeinträchtigen.

So ist eine der häufigsten Krankheiten die Präeklampsie, die Schwangerschaftsgestose, eine Krankheit, die sich dadurch zeigt, dass die Blutgefäße eng werden, die Mutter einen hohen Blutdruck entwickelt, das ungeborene Kind nicht ausreichend versorgt wird, z. B. im Wachstum retardiert und – wenn es ganz schlimm kommt –, sich die Gehirngefäße zusammenziehen und bei der Mutter einen epileptischen Anfall auslösen. In der Wesensgliederdiagnose stellen wir dann eine unzureichende Lockerung des Astralleibes fest. Für diese Erkrankung gibt es noch keine ursächliche Therapie. Dennoch verfügt die Anthroposophische Medizin über hilfreiche Behandlungsempfehlungen bei Präeklampsie.[1]

Wir haben weiterhin die vorzeitigen Wehen als häufiges Problem, eine vorzeitige Kontraktion, eine vorzeitige Enge, die zur Frühgeburt mit all ihren

Schwierigkeiten führen kann.[2] Die Rate an Frühgeburten hat sich in den letzten Jahrzehnten in Deutschland nicht wesentlich verändert; jedes 11. Neugeborene ist ein sogenanntes Frühchen.[3]

Stress oder sogar chronischer Stress, also ein Zustand ständiger Anspannung und damit innerer Enge, begleitet häufig die werdenden Mütter. Wenn Sie eine Schwangere fragen: «Sind Sie gestresst?», werden nur wenige sagen: «Nein, eigentlich bin ich ganz entspannt und freue mich.» Sie werden eher antworten: «Ich bin total gestresst … mein Arbeitgeber und die anderen Kinder, mein Partner, die Schule und überhaupt.» Dieser Zustand beeinträchtigt das Kind und die Gesundheit der Schwangeren langfristig, der chronische, toxische Stress hat die Infektionskrankheiten als Bedrohung kindlicher Gesundheit lange überholt.[4]

In meiner Praxis stelle ich eine Zunahme von «Engephänomenen» fest. Ein Beispiel ist ein frühes Festlegen des im Werden befindlichen Kindes: «Was wiegt denn das Kind?», fragt die Mutter – «300 Gramm», sage ich. Doch im Grunde stimmt das nicht. Das Ungeborene wiegt nichts, es befindet sich in der Schwerelosigkeit. Die Festlegung auf 300 Gramm, die zudem nur geschätzt ist, macht diesen weiten Möglichkeitsraum, der sich noch nicht verwirklicht, eng.

Ähnlich verhält es sich mit der Feststellung des Geschlechts. In einem Zeitraum, in dem alle Möglichkeiten offen sind, verkleinert sich dieser Möglichkeitsraum, wenn wir sagen, ob es ein Mädchen oder ein Junge ist, und in den Eltern bilden sich eine Reihe von Vorstellungen über das künftige Leben des Mädchens oder des Jungen. Ironischerweise sagt diese Generation, die früh festgelegt wurde, heute: «Ich lasse mich nicht mehr festlegen!» und eine zunehmende Zahl von Menschen möchte in der Pubertät oder schon früher die Freiheit haben, sich umzuentscheiden und ihr Geschlecht zu wechseln.

Die Schwelle des Todes und der Geburt

In dem gelebten Menschenbild der Anthroposophie ist es so, dass wir über die Schwelle des Todes und über die Schwelle der Geburt gehen. Der sterbende Mensch wird Kosmos. Er geht über die Schwelle des Todes und verlässt die Beengtheit seines irdischen Leibes. In der Rückschau erlebt er noch einmal sein Leben, kann so Vorsätze für die nächste Inkarnation fassen und legt dabei alles ab, was ihn als Menschen ausgemacht hat. Er wird Geist unter Geistern, er wird Kosmos. Und dann, wenn er auf seinem langen Weg durch die Planetensphären in der Weltenmitternacht ankommt, entsteht wiederum Sehnsucht nach der Erde, der Hunger nach Schwere. Dann beginnt ein Verdichtungsvorgang; die ganze Inkarnation ist ein Verdichtungsvorgang. Dabei sammeln wir alles, was wir zur Inkarnation brauchen, aus der Fixstern- und der Planetensphäre zusammen.[5] Bei unserem Abstieg auf die Erde gibt es diesen ganz besonderen Zeitraum, in dem die physische Befruchtung stattgefunden hat, und aus der geistigen Welt kommend verbindet sich der Geistkeim als ein Gebilde von ungeheurer Größe, so groß wie der Kosmos selbst, mit dieser physischen, befruchteten kleinen Eizelle. Der Seelenleib und die Ich-Organisation des Kindes sind noch in der geistigen Welt. Das heißt, es ist eine ganz reale Situation, dass wir Bewohner zweier Welten sind. Und es ist eine Zeit, in der eine Entscheidung stattfindet. Das Kind hat jetzt die Vorschau auf sein künftiges Leben und viele entscheiden sich dann eben nicht, sich am 18. bis 21. Tag mit dieser befruchteten Eizelle zu verbinden und weiterzuwachsen, sondern ziehen sich wieder zurück. Wir wissen, dass etwa die Hälfte aller angelegten Schwangerschaften bis zur zwölften Woche zugrunde geht – die Hälfte! Das ist wichtig zu erkennen, wenn wir diese Themen betrachten, auch im Hinblick auf die Reproduktionsmedizin, dass es keine Zwangsläufigkeit für eine vollständige Schwangerschaftsentwicklung gibt, sondern dass das Ungeborene eine Entscheidung trifft, sich mit seinem Karma in einer neuen Inkarnation zu verbinden.

Dieses Bewohner-zweier-Welten-Sein drückt sich noch in einem anderen aus. Rudolf Steiner sagte, dass der Uterus «unmittelbar mit dem Kosmos in Verbindung steht» – wir haben also auf Erden einen Raum, der Kosmos ist.[6] Warum ist das so wichtig?

In der heutigen Schwangerschaftsvorsorge sollten wir natürlich den schwangeren Frauen nicht nur als therapeutisch Tätige, sondern auch als ihr Umfeld mit Liebe, Würde und Respekt begegnen. Das ist ihrem Zustand angemessen und notwendig – die Basis sozusagen. Wenn wir uns jedoch in menschenkundlich-geisteswissenschaftlicher Erkenntnis schulen, wenn wir um die oben genannten Vorgänge wissen, um die großen Ereignisse, die dahinterstehen, dann gehen wir anders mit diesem Zustand um. Wir können diese Vorgänge zunächst nachlesen, versuchen, uns ihnen denkend zu nähern, dann können sie geistig-seelisch erlebbar werden. Wenn sie geistig-seelisch erlebbar werden, geschehen drei Dinge wie von selbst:

- Das eine ist eine ungeheure Demut gegenüber diesen großartigen Vorgängen, die sich im Hintergrund abspielen. Diese innere Geste des Geschehen-Lassens, «Dein Wille geschehe» entsteht ganz von selbst.

Gerade wir als Ärztinnen und Ärzte müssen diese Geste manchmal mühsam lernen, weil wir häufig die Machenden sind, die, die gefragt werden, die, die Situation lösen wollen und sollen. Das heißt, wenn ich zusätzlich zu meiner professionellen Rolle diese Geste der Demut verinnerliche und beides gleichzeitig halten kann, habe ich eine andere innere Haltung.

- Zum Zweiten entsteht ein großes Vertrauen. Wenn ich weiß, dass diese ungeborene Individualität von weit hergekommen ist mit einem Vorhaben, einer Aufgabe, an der die geistigen Hierarchien mitgearbeitet haben, dann kann ich das Vertrauen haben, dass alles gut wird. Damit meine ich nicht gut im Sinne eines beliebigen Schulterklopfens, «Das wird schon wieder, Frau X!», sondern das tiefe Vertrauen im Sinne von Vaclav Havel, dass es einen Sinn hat, dass es eine innewohnende Richtigkeit hat.[7]
- Als Drittes kann Resonanz entstehen. Hier bin ich Claudia Grah-Wittich sehr dankbar für die hervorragende Vorarbeit (siehe Seite 137 ff.). Es kann genau diese Resonanz entstehen, die die Autorin wunderbar dargestellt hat: Resonanz mit mir selbst, mit dem Umkreis und mit dem, was da kommen will.

Resonanz mit dem Umkreis entsteht, wenn ich von diesem geistigen Umkreis weiß, aus dem das Kind kommt. In Resonanz mit mir selbst zu sein, gelingt an manchen Tagen besser, an anderen muss ich mir das erarbeiten (siehe auch den Beitrag von Silke Schwarz, Seite 23 ff.). An Tagen, an denen das wie brüchig ist, kann und muss ich mir Tools erarbeiten, wie ich mich möglichst gut wieder «in den Strumpf» bringe. Da hat jeder und jede seine bzw. ihre eigenen Übungen. Wenn ich diese eigenen Resonanzräume habe, dann kann mein Gegenüber, in dem Fall die Schwangere und das Kind, hervortreten und ich mit ihnen in Resonanz gehen. Ich kann sehen, was sie in diesem Moment brauchen und ihnen ermöglichen, das für sich selbst zu erkennen.

Geistes-Gegenwart

Durch Resonanz kann auch das entstehen, was in der therapeutischen Begegnung so wichtig ist: Geistesgegenwart. Gerade in der Geburtshilfe mit ihren oft schwierigen Situationen und Notfallsituationen, die jederzeit plötzlich und unerwartet auftreten können, ist diese Gegenwart des helfenden Geistes ein großes therapeutisches Geschenk.

Vielleicht wird das am Beispiel des Ultraschalls besser verständlich. Um den Ultraschall wird diskutiert, seit er in der Geburtshilfe eingesetzt wird, dennoch ist er hier nicht wegzudenken. Aber der Ultraschall macht eng. Er reduziert dieses Wunder der Schwangerschaft, diese Zeit der Hoffnung und der Möglichkeiten, auf ein viereckiges, zweidimensionales und schwarz-weißes Bild. Dass wir heute in der 3D-Darstellung so tun, als sei es dreidimensional und Farbe hinterlegen, ändert wenig an dem Reduzieren des sich entwickelnden Menschenwunders. Doch ich kann versuchen, im Ultraschall die Bildegesten dahinter aufsuchen. Beispielsweise entsteht in einer bestimmten Einstülpung ein Seeleninnenraum, und mit dieser Betrachtung bildet sich eine besondere Ehrfurcht. Der Raum des Ultraschalls ändert sich, die ganze Stimmung ändert sich, und die Schwangere kann in diese veränderte Stimmung eintauchen. Die Ultraschalluntersuchung muss dann nicht mehr etwas sein, was Enge vermittelt, sondern wird zu einem erweiterten imaginären Vorstellungsraum. Als Gynäkologin wünsche ich mir oft, wir wären noch in der Zeit, in der alles im Geheimen und Verborgenen reifen durfte. Doch diese Gedanken nutzen mir nichts, denn die Geburtshilfe ist heute eine andere. Zudem haben wir es heute mit einer Generation von Frauen oder Paaren zu tun, die in einer Welt der Bilder aufgewachsen sind und leben, die häufig nicht einmal mehr etwas essen, ohne es zu fotografieren und auf Social Media zu stellen. Auch wenn ich den regelmäßigen Ultraschalleinsatz schwierig finde, gehört er zu einer guten Betreuung in der Schwangerschaft. Es liegt an mir, mit der oben beschriebenen anderen Haltung heranzugehen, dann verändere ich die Situation.

Ein weiteres Beispiel ist das Amnion:

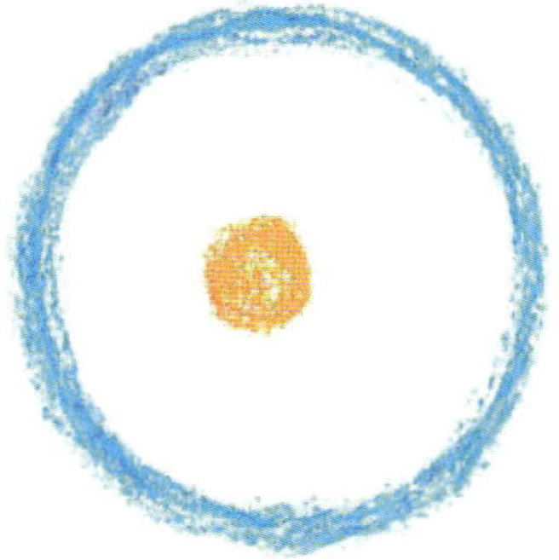

Diese Zeichnung repräsentiert den Embryo, umhüllt vom Amnion und dann von der Gebärmutter. «Das Amnion ist das physische Korrelat des Ätherleibes», so sagt es Rudolf Steiner. Und dass die Nabelschnur das physische Korrelat des Astralleibes und die Plazenta mit ihren Funktionen das physische Korrelat des Ichs ist.[8] Das heißt, ich kann den Ätherleib vielleicht nicht sehen, aber ich kann sein physisches Korrelat sehen. Und wenn ich diese Tatsachen in mir empfinde, kann ich als Ärztin keine Amniozentese mehr durchführen. Das ist das Schöne an der anthroposophischen Geisteswissenschaft: Wenn ich mit ihr praktisch lebe, verändert sich mein Umraum gleichsam von selbst.

Die Zeichnung kann ich auch anders verstehen: hier die kleine Familie, das Kind und die Elternhülle, darum der soziale Umraum. Wir wissen, dass sich bei der Geburt ein Teil des Ätherleibes der Mutter von ihrem physischen Leib trennt, der zuvor in den Hüllen war, und in den Umraum geht. Bis zum siebten Jahr lebt der Ätherleib im Umraum dieses Kindes. Mit diesem Wissen entwickelt sich ebenfalls gleichsam von selbst eine Haltung, mit diesen Kräften ganz behutsam und sorgfältig umzugehen. Das heißt, der Umraum des Kindes sollte ästhetisch gestaltet sein, in angemessener Lautstärke und seelischer Reinheit. Das sind zunächst vielleicht nur «Ansichten» oder Bilder, aber diese Ätherkräfte sind Organ-Bildekräfte. Das heißt, sie wirken auf das Kind in seiner Organbildung ganz real, physisch und konkret.

An dieser Stelle verzichte ich auf Hinweise auf wissenschaftliche Studien, die nachweisen, was passiert, wenn diese Hüllen nicht gut geschützt, umhüllt und gewürdigt werden. Dennoch wissen wir, dass solche Situationen die Organbildung des Kindes beeinträchtigen.

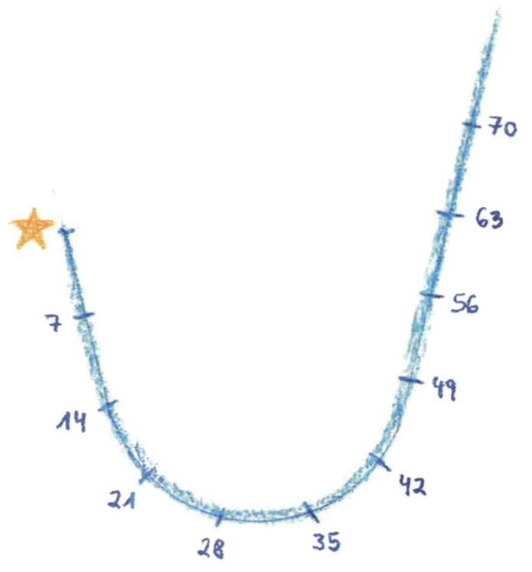

In der Zeichnung sehen wir das 35. Lebensjahr, den Zeitpunkt der Geburt, auch das 70. Lebensjahr. Was in den ersten Jahrzehnten veranlagt wird, spiegelt sich später möglicherweise als Krankheit in der entsprechenden Lebensspanne wider. Das Bild setzt sich natürlich auf beiden Seiten fort, denn wir sterben z. B. nicht alle mit 70 Jahren. Auch hierzu belegen zahlreiche neuere Forschungen, wie der frühe Umgang einen Einfluss hat.

Was in der Schwangerschaft hilft

Nicht urteilen: Kein Zustand lädt so sehr zum Urteilen ein wie die Schwangerschaft. Die Schwangere ist zu dick, zu dünn, der Bauch zu spitz, zu weit oben, zu weit unten. Sie macht zu viel, sie macht zu wenig. Sie bewegt sich nicht genug oder hat den ganzen Tag Stress. Sie isst zu viel, sie isst zu wenig. Sie achtet nicht genug auf ihr Essen. Solche Urteilsbildung könnten wir beliebig fortsetzen. Sie prasseln den ganzen Tag auf die Schwangere ein. Es muss nicht immer ein schlecht gemeintes Urteil sein. Ein gut gemeintes Urteil fühlt sich vielleicht besser an, doch ist es immer auch eine Festlegung. Wenn ich beispielsweise in der Ultraschalluntersuchung sage, das Kind ist perzentilengerecht gewachsen, verengt sich ein Raum. Natürlich ist es gut, wenn es perzentilengerecht gewachsen ist, aber es ist nicht das Wesentliche. Es hilft also, sich mit Urteilen gegenüber der schwangeren Frau zurückzuhalten.

Weniger entscheiden müssen: Ein weiterer Punkt, den wir vielleicht nicht so im Blick haben, betrifft Entscheidungen. Wir in der Geburtshilfe Tätigen verlangen Schwangeren unendlich viele Entscheidungen ab. Am Anfang der Schwangerschaft bekommen sie von mir beispielsweise vier Zettel plus zwei Broschüren plus ein fakultatives Informationsblatt über den Rhesusfaktor. «Das lesen Sie sich bitte alles durch und dann sagen Sie mir, welche Zusatzuntersuchungen Sie in Anspruch nehmen möchten.» Eine geschätzte Kollegin und Freundin hält 20 dieser Infoblätter bereit. Ist es tatsächlich sinnvoll, in einem Zustand des Gelockertseins, des ein bisschen Träumerischen, in der Erwartung des Werdenden plötzlich viele Entscheidungen abzuverlangen?

Entscheidung bedeutet immer: Ich kann es richtig, ich kann es aber auch falsch machen. Das erzeugt ungeheuer viel Druck, und es nimmt Vertrauen. Im Weiteren handelt es sich bei Entscheidungen häufig um Fragen, die nicht auf das innere Anliegen der Schwangeren treffen. Die Schwangere hat viele innere Fragen: Wer kommt da? Wie wird dieses Kind sein? Wie wird mein Leben werden? Was wird sich alles ändern? Und in dieser Situation will ich von ihr wissen: «Wollen Sie jetzt einen Toxoplasmose-Titer abnehmen oder nicht?» Das hat mit ihr nichts zu tun, das resoniert nicht in ihr. Hinzu kommt, dass die meisten dieser Entscheidungen bedeutungslos sind, weil sie nur wenige betreffen. Geburtshilfe ist manchmal dramatisch, aber wir neigen dazu, alles zu überdramatisieren. So wird die Schwangere oftmals mit Fragen konfrontiert, die in der konkreten Situation keine Rolle spielen. Wir haben ein Präventionsparadox in Deutschland. Wir haben eine Überversorgung bei gleichzeitiger Unterversorgung. Und all diese Informationen, die für einige wenige vielleicht hilfreich gewesen wären, werden all denjenigen, für die sie unnötig sind, übergestülpt. Das kann die schwangere Frau verunsichern und die Schwangerschaft empfindlich stören.

Möglichst kein Internet nutzen: Vor ein paar Jahren war ich noch großzügig und empfahl, nicht so viel zu surfen und keine fragwürdigen Seiten mit Horrorgeschichten oder schlechten Erfahrungen zu lesen. Heute sage ich ganz klar: möglichst gar kein Internet. Erstens lassen sich medizinische Informationen aus diesem Wust von Halbwahrheiten, Lügen und wilden Geschichten schwierig herausfiltern. Bis Sie bei einer hilfreichen Webseite gelandet sind, sind Sie schon völlig fertig von all dem, was an Schlechtem passieren kann. Zweitens zieht es die Aufmerksamkeit von wesentlichen Dingen ab. Es ist ahrimanisch, kalt und nimmt Lebenskräfte. Das merken alle, die länger am Computer sitzen. Die Schwangere braucht ihre Lebenskräfte für das Kind. Zur problematischen Handystrahlung kann man sich andernorts informieren.

Essen, was nährt: Natürlich ist ein Wissen um gute Ernährung sinnvoll, aber ich esse nicht mit dem Kopf. Hier zählt dann wieder die Ermutigung an die Schwangere: Verbinde dich, verbinde dich mit dem, was du isst und schaue, was dich nährt. Wieder geht es um Resonanz, um das Sein mit dem Körper und dem Lebensmittel. Was nährt mich wirklich?

Bewegung ist wichtig: Bewegung ist in der Schwangerschaft grundlegend wichtig (siehe auch den Beitrag von Georg Soldner, Seite 103 ff.). Denn Bewegungsarmut, nicht nur der diabetischen Schwangeren, zeitigt eklatante Folgen. Bewegung fördert die Gesundheit der Mutter, ihren Gleichgewichtssinn, ihren Eigenbewegungssinn, den Tastsinn des Ungeborenen und natürlich auch seinen Lebenssinn über das Geschaukeltwerden.

… ebenso wie Berührung: Genauso essenziell ist die Berührung, die sanfte, zarte, resonante Berührung, die die Schwangere einhüllt.

Ganzheit erleben: Zur Stärkung der Lebenskräfte in der Schwangerschaft braucht es auch das Erleben von Ganzheit. Ganzheit kann ich beispielsweise in der Natur und in der Kunst erleben. Das heißt, der Besuch eines Museums oder das Anschauen eines Bildes und das sich Hineinversenken hierin ist gesund und lebenskräftestärkend.

Nun kann man fragen: Warum soll das hier Aufgeführte die Zukunft sein? Das sind doch Empfehlungen, die es schon immer gibt. Doch es ist die

Zukunft, weil wir auf einem ganz anderen Erfahrungs- und Erkenntnisstand sind. Wir wissen heute viel über die Schwangerschaft. Obwohl es nicht mehr wie früher ist, müssen wir uns auf einen neuen Weg zurückmachen zu den Dingen, die wir im Grunde genommen schon immer wussten und die heute dankenswerterweise durch wissenschaftliche Forschungen gestützt werden.

Natürliches statt künstliches Vitamin D: Ein Spaziergang draußen in der Natur ist mit das Gesündeste, was eine Schwangere tun kann. Damit hat sie gleichzeitig ihren Vitamin-D-Bedarf erfüllt. Viele Schwangere haben niedrige Vitamin-D-Werte und möchten das ändern. Ich schlage meist vor, dass sie draußen im blauen Himmelslicht spazieren gehen, statt künstliches Vitamin D einzunehmen. Damit klingt auch das Thema Nahrungsergänzungsstoffe in der Schwangerschaft an: Diese sind nicht wirklich nährend, wirken eher wie Kunstdünger und daher sollten essenzielle Spurenelemente und Vitamine besser über eine abwechslungsreiche, frisch gekochte und biologisch-dynamische Ernährung erfolgen.

Vom Beten: Die Grundlage meiner hier vorgestellten Empfehlungen und Haltungen aus eigenem Erleben ist das Beten. Ich kann mir nicht vorstellen, wie ich meine eigenen Schwangerschaften und die Kleinkindzeit erlebt hätte ohne zu beten, ohne mich immer wieder zu vergewissern, dass noch jemand auf meine Kinder aufpasst. Den Schutzengeln meiner Kinder bin ich heute noch dankbar. Dennoch: Um den heutigen Frauen dieses Thema nahezubringen, bedarf es einer großen Sensibilität.

Vom Meditieren: Zum Schluss eine wichtige Hilfe für problematische Situationen: Rudolf Steiner hat zwar nicht uns Frauenärztinnen und -ärzten, sondern den Erzieherinnen und Erziehern empfohlen: «Wenn Sie aber das Kind so beobachten, [...] da meditieren Sie so, dass Ihre Ich-Organisation ganz mitarbeitet. Das ist es, was im weiteren Verlauf auch in unserer Pädagogik beachtet werden soll. [...] Da habe ich ein Kind vor mir, das ist aus dem vorirdischen Dasein hereinmodelliert nach dem Modell, das abgeworfen ist, und jetzt sind in dem Kinde natürlich Vererbungskräfte geblieben. Die sind in das Modell, in die Imitation des Modells hineingefügt. [...] Alle diese Verhältnisse müssen so beobachtet werden, dass man das Bild des Menschen im Sinne hat. Haben Sie das Bild des Menschen im Sinne, dann meditieren Sie auch richtig. [...] Dann bleibt das Gelernte nicht Theorie, sondern es wird Praxis, [...] Das ist dasjenige, was heute so stark gebraucht wird.»[9] So können wir diesen vielen besonderen Kindern mit ihren besonderen Bedürfnissen heute gut begegnen und uns der Antwort auf die Frage nähern: Was brauchst du, um deinen individuellen Schicksalsweg gut gehen zu können, und wie können wir dich am besten auf diesem von dir gewählten Weg begleiten?

Abbildungsnachweis

Alle Abbildungen in diesem Beitrag von Angelika Maaser.

Anmerkungen

1 Eppel C, Grahlke B, Maaser A, Mijic T, Kuck A, Zimmermann P: Präeklampsie – Prophylaxe und Therapie. Der Merkurstab 2016; 69(2): 101–109. DOI: https://doi.org/10.14271/DMS-20616-DE.

2 Maaser A, Eppel C: Ein sanfter Weg ins Erdenleben: Pflanzliche Heilmittel in der Schwangerschaft. Anthromedics – Fachportal für Anthroposophische Medizin. Verfügbar unter https://www.anthromedics.org/PRA-0619-DE (17.06.2019).

3 Siehe z. B. Webseite des Bundesverband «Das frühgeborene Kind» e. V.: https://www.welt-fruehgeborenen-tag.de/zahlen-fakten.htm (abgerufen am 20.08.2024).

4 Soldner G: Toxischer Stress in der frühen Kindheit. Der Zusammenhang frühkindlicher Regulationsstörungen mit dem Nieren-Nebennieren-System. Der Merkurstab 2015; 68(6): 404–416. DOI: https://doi.org/10.14271/DMS-20563-DE.

5 Siehe auch Steiner R: Okkulte Untersuchungen über das Leben zwischen Tod und neuer Geburt. GA 140. Dornach: Rudolf Steiner Verlag; 2003.

6 Steiner R: Heilpädagogischer Kurs, GA 317. Dornach: Rudolf Steiner Verlag; 1995, S. 121 ff.

7 Zitat von Vaclav Havel: «Hoffnung ist nicht die Überzeugung, dass etwas gut ausgeht, sondern die Gewissheit, dass etwas Sinn hat, egal wie es ausgeht.»

8 Steiner R. Physiologisch-Therapeutisches auf Grundlage der Geisteswissenschaften. GA 314. Dornach: Rudolf Steiner Verlag; 1989; S. 308.

9 Steiner R. Meditative Betrachtungen und Anleitungen zur Vertiefung der Heilkunst. GA 316. Dornach: Rudolf Steiner Verlag; 2088, S. 152–154.

Annäherung an die Lebenskräfte der Geburt

Johanna Hünig

Es ist ein allergrößtes Wunder, wie in der Schwangerschaft die Lebenskräfte das Werden und Wachsen unseres Leibes und damit unsere Menschwerdung ermöglichen. Und aus meiner Perspektive als Hebamme, die ich das Geschenk hatte, über viele Jahre bei sehr vielen Geburten dabei sein zu dürfen, sind sie die existenziellste Erfahrung von Lebenskräften überhaupt.

Diese existenzielle Erfahrung von Lebenskräften, das Über-sich-Hinauswachsen der Gebärenden, finden wir schon in sehr alten Darstellungen. Eine alte indische Holzskulptur zeigt das sehr eindrücklich: Die Gebärende steht nicht nur aufrecht zwischen Himmel und Erde, und damit in einer die Physiologie der Geburt optimal unterstützenden Körperhaltung, sondern sie hat neben sich zwei andere Frauen. Sie sind mit ihr; die Gebärende ist nicht allein. Auffällig ist, dass diese Frauen viel kleiner dargestellt sind als die Frau in der Mitte, die gerade ihr Kind gebiert. Am Sockel der Skulptur kniet sehr klein dargestellt noch eine Figur – die Hebamme. Es ist ein sehr stimmiger Ausdruck für die in der Geburt wirksamen Lebenskräfte, welche wir insbesondere in unserer Arbeit immer innerlich vor uns haben können.

Geburt als Transformation

Dass während der Geburt ganz besonders die Gebärende über sich hinauswächst und anders ist als sonst, haben sicher viele von Ihnen schon erlebt. Jede Gebärende – aber auch jede Geburt – ist individuell. Geburt ist auch Transformation, denn die Frau wird zur Mutter und das Kind tritt vom Leben in der Ungeborenheit in das Erdenleben ein. Das ist ein großer Schritt, den wir nur ein einziges Mal im Leben machen und für den es kein Zurück gibt. Bei Geschwisterkindern, die schon da sind, weckt dieses Miterleben manchmal den Wunsch, nochmals in die Ungeborenheit, in diese geheimnisvolle und den Blicken verborgene Lebenswelt im Bauch der Mutter zurückzuwollen. Dann ist es für sie ein weiterer Schritt des Ankommens auf der Erde, die Einmaligkeit der Geburt und die Unumkehrbarkeit des Verlassens der Ungeborenheit zu realisieren.

Mitgebrachte psychoneuroendokrinologische Einflüsse

Wie nun Frauen in das Geburtsgeschehen gehen, ist ganz wesentlich durch ihre bisherigen Lebenserfahrungen geprägt, denn diese beeinflussen ihr Denken, ihr Empfinden und ihr Handeln. Aus der Psychoneuroendokrinologie wissen wir, dass es mehrere sehr komplexe Kaskaden vielfältiger Hormone bei Mutter und Kind sind, die vor Beginn der Geburt ablaufen und auch durch das Befinden der Schwangeren beeinflusst werden. Hier ist vor allem das Prolaktin zu nennen, welches das Stillen vorbereitet, die Östrogene, welche die Lungenreifung fördern und die Oxytocinrezeptoren, die im Körper überhaupt erst die Entstehung von Wehen als eine Reaktion auf das Wehenhormon ermöglichen.

Und schließlich ist der Geburtsbeginn geprägt durch reichlich Oxytocinausschüttung, das als Hormon der Bindung und der Liebe in den vergangenen Jahren in der Wissenschaft, aber auch populärwissenschaftlich, zunehmend Beachtung gefunden hat. Inzwischen wissen wir, dass Oxytocin nicht nur Wehen ermöglicht, sondern darüber hinaus eine große Bedeutung hat, indem es die Schmerzempfindung hemmt. Die pusatile Ausschüttung von Oxytocin bewirkt die Freisetzung von Endorphinen und körpereigenen endogenen Opioiden, was das Einsteigen in einen mitunter tranceartigen Zustand ermöglicht und somit zu diesem besonderen Seinsmodus während der Geburt beiträgt. Auch fördert es die Serotoninfreisetzung und ist ein Serotoninwiederaufnahmehemmer. Insofern hat Oxytocin eine antidepressive Wirkung und gibt bereits für die Zeit nach der Geburt etwas mit, in dem es außerdem für das Stillen und die Bindung zwischen Kind und Eltern von zentraler Bedeutung ist. Wenngleich die Mutter vor und während der Geburt einen besonders hohen Oxytocinspiegel hat und dessen Wirkung auch am stärksten körperlich erlebt, so ist dieser beim Kind noch um ein Vielfaches höher.[1]

Es besteht also ein fragiles Gleichgewicht verschiedenster Hormone innerhalb der Organismen von Mutter und Kind – und auch zwischen ihnen beiden – in dem besonders die Mutter in den Tagen und Wochen vor Beginn der Geburt lebt. Denn die Katecholaminausschüttung, also die Ausschüttung von Stresshormonen in der Schwangerschaft, kann zwar zu einer Frühgeburt führen, um den Geburtstermin herum verhindert sie jedoch den Beginn der Geburt.[2] Es ist nicht selten, dass aller Stress und Druck, die auf der Schwangeren lasten, es verhindern, dass überhaupt die Geburt beginnen kann. Wir haben also ein hochindividuelles und sehr komplexes Zusammenspiel physiologischer Abläufe. Das erklärt, warum es von uns allen einen besonders sensiblen Umgang mit der werdenden Mutter braucht, damit dieses empfindliche

Zusammenspiel nicht gestört wird, sondern seine eigene Dynamik entwickeln kann.

Die Geburt ist eigentlich ein Wagnis und ein unbekanntes Abenteuer. Schwangere erleben häufig eine große Verunsicherung und zugleich einen oft massiven Erwartungsdruck aus dem sozialen Umfeld, dem sie ausgesetzt sind. Und für jede Frau stellt sich die Frage: Was wird mir da begegnen? Wie wird das sein? Vielleicht ahnt sie etwas von den Herausforderungen, die auf sie zukommen, doch Geburt kann man eben nicht einfach mal vorher üben.

Deshalb brauchen es die Schwangeren, dass wir sie in ihrem Vertrauen in ihre eigene Gebärfähigkeit und in die Kräfte der Geburt stärken, die ihr zukommen werden. Letztere dürfen wir uns immer wieder mit Demut bewusst machen: Geburt kann niemand einfach aus den eigenen Kräften machen. Es ist nicht möglich, willkürlich selbst Wehen auszulösen und zu gebären – wir sind darauf angewiesen, dass wir sie bekommen und uns die Kräfte der Geburt zukommen. Das bedeutet aber nicht, passiv auf dem Sofa liegend abzuwarten, sondern ganz konkret Verantwortung dafür zu übernehmen, dass wir gute Bedingungen schaffen, damit all das geschehen kann.

Verantwortung übernehmen und gute Bedingungen schaffen

Ganz konkret ist Geburt etwas, was kommen wird, von dem wir wissen, dass wir sie nicht kontrollieren können. Aber wir können Verantwortung übernehmen, indem wir für körperlich gute Bedingungen sorgen, denn mütterliche Erschöpfung und Fehleinstellungen des kindlichen Köpfchens im mütterlichen Becken – wie Haltungs- und Einstellungsanomalien, insbesondere dorsoanteriore Positionen – führen häufig in schwierige Situationen und enden nicht selten in einem Kaiserschnitt.

Auf körperlicher Ebene ist gebären eine sportliche Höchstleistung, die sowohl Ausdauer als auch Beweglichkeit und Belastbarkeit in jeder Hinsicht verlangt. Während niemand auf die Idee käme, nach wochenlangem Zurücklehnen auf dem Sofa und ohne jedes Training einen Marathon zu laufen, finden sich Gebärende in unseren Wohlstandsländern aufgrund falsch verstandener Schonung und Vorsicht oder wegen völliger Erschöpfung nach übermäßiger Belastung nicht selten in dieser Situation.

Zusätzlich führen länger andauernde nach hinten gelehnte Positionen (Sofa, Sessel, Auto usw.) auch dazu, dass der kindliche Rücken häufiger –

der Schwerkraft folgend – nach dorsal, also in Richtung der mütterlichen Wirbelsäule rutscht. Dies sowie eine, aufgrund von Verspannungen und Verkürzungen der Muskulatur eingeschränkte Beweglichkeit, sind öfter mit Fehleinstellungen des kindlichen Köpfchens und infolge mit erschwerten und nicht selten operativ beendeten Geburten verbunden. Es ist eindrucksvoll, was in diesen Situationen osteopathische Behandlungen bewirken können; dennoch kommt dem Schaffen bestmöglicher Geburtsbedingungen eine entscheidende Bedeutung zu. Durch regelmäßige, mäßig ausdauernde Bewegung die körperliche Fitness zu fördern – konkret die Beweglichkeit und die Ausdauer zu stärken sowie durch Körperübungen die eigene Beweglichkeit zu fördern – und dem Kind zu helfen, die für die Geburt optimale Position zu finden, sind also essenziell, um auf körperlicher Ebene unseren Zivilisationsauswirkungen entgegenzuwirken.

Hierzu ein Beispiel: Als ich in Subsahara-Afrika arbeitete, fiel mir auf, dass die oben beschriebenen Probleme trotz der kargen Lebensverhältnisse nur selten auftraten. Bald verstand ich den Grund: Da es kaum Fahrzeuge gibt, sind die Frauen im Alltag zu Fuß unterwegs, da es keine Sofas und kaum Stühle gibt, sitzen die schwangeren Frauen nicht nach hinten gelehnt und da es zum Sauberhalten des Erdbodens in der Lehmhütte und davor keine Besen gibt, fegen sie diesen mit absolut waagerecht nach vorn gebeugtem Oberkörper mit einem Reisigbüschel in der Hand. So war es für mich nicht verwunderlich, dass nahezu alle Kinder die optimale Position und den leichtesten Weg der Geburt ganz von selbst fanden.

Aus den angedeuteten hormonellen Zusammenhängen wird deutlich, dass es an erster Stelle darum geht, dass die werdende Mutter mit sich und ihrem Kind in Resonanz sein kann und was beide dafür brauchen. So ist es nicht verwunderlich, dass die während der Schwangerschaft salutogenetisch wirksamen Spaziergänge in der Natur – insbesondere im Wald – inzwischen unter dem Begriff des Waldbadens erforscht werden.[3] Andere Frauen erleben bei der Tätigkeit im Garten oder durch das Berührtwerden von Wasser – z. B. beim Schwimmen im See –, wie sie sich im eigenen Körper wohl und beheimatet fühlen und wie sie mit ihrem Kind in Kontakt und immer mehr in Resonanz gehen können.

Auch der von vielen Frauen erlebte Nestbautrieb stärkt diese Resonanz. Indem sie in Ruhe etwas vorbereitet, richtet die werdende Mutter ihre Gedanken auf das ankommende Kind, wendet ihre fühlende Wahrnehmung zu ihm hin und ist schließlich ganz konkret für dieses Kind tätig. Durch solche Vorbereitungen erhalten ihre Intentionen eine physische Realität, wodurch auch die Geburt des Kindes konkreter wird: Es ist wie eine Einladung an das Kind, jetzt den Schritt in diese Welt zu gehen. Auch ist es hilfreich, wenn die Mutter noch einmal bewusst etwas nur für sich tut. Aktivitäten, biografischen Erlebnissen und eigenen Themen oder Interessen, die in der ersten Zeit nach der Geburt oft zurückstehen müssen, nochmals bewusst Raum zu geben, können helfen, so bei sich zu sein, dass der Schritt in die Wehenarbeit und Geburt möglich wird und auch danach noch Ressourcen vorhanden sind, in der das Neugeborene die Präsenz und Kräfte der Mutter intensiv benötigt.

Zu den Vorbereitungen des Kindes auf die Geburt gehören neben seiner physiologischen Position im mütterlichen Becken auch gute Bedingungen für die schon genannte Ausreifung seines endokrinen Systems ohne übermäßige Katecholaminausschüttung (Stresshormone), wie es z.B. bei Dauerstress geschieht.[4] Das Kind benötigt aber auch den Mut, sein Paradies zu verlassen. Intrauterin lebt es doch in einer Welt, die in gewisser Weise dem ähnelt, was wir im Alten Testament als das Paradies beschrieben finden: Hier gibt es weder Hunger noch Durst, kein zu warm oder zu kalt, keine Schmerzen und im Idealfall keine Nöte und Sorgen. Es ist einfach alles gut. Aber der Erkenntnishorizont und die Möglichkeit weiterer Entwicklung sind doch sehr begrenzt: Es ist nicht möglich, neue Dinge in der irdischen Welt zu erleben und in ihr tätig zu sein, Entscheidungen zu treffen und Erfahrungen zu machen – dafür mussten wir alle dieses Paradies verlassen.

Unsere Kinder werden heute in eine Welt voller Spannungen und Konflikte, voller dramatischer Veränderungen und individueller wie gesellschaftlicher Herausforderungen geboren. Könnte es da nicht hilfreich sein, wenn wir mit dieser Gesinnung den Kindern Mut zusprechen, dass sie sich auf ihren Weg machen und es sich lohnt, diesen Weg der Geburt in diese Welt zu gehen, um dort Neues zu erleben? Mein Eindruck ist, dass ihnen diese Gesinnung hilft, den Impuls für die Geburt zu geben.

Letztlich ist es immer ein Zusammenwirken der – auch hormonellen – Impulse des Kindes mit der Bereitschaft des antwortenden mütterlichen Organismus. In diesem komplizierten Wechselspiel ergibt sich dann ein Intensivieren, bis es schließlich zur Wehentätigkeit kommt.

Wechsel zwischen Tun und Lassen

Es ist wunderbar, dass wir jetzt in einer Zeit leben, in der vor allem die Frauen selbst nach neuen Begriffen für «Wehen» suchen, z. B. von Wellen sprechen und damit treffend der Kraft, die dieses Geschehen hat, in ihrer Wortwahl Ausdruck verleihen. Wir versuchen, durch die Wahl anderer Worte die Wirklichkeit des Geburtsgeschehens zu verändern, ihm eine neue Bedeutung zu geben: Es geht primär nicht mehr um ein Erleiden von Schmerz in einer Situation des Ausgeliefertseins, sondern vielmehr um die Erfahrung sonst unzugänglicher Kräfte.

Um das Entstehen dieses Wellenrhythmus zu unterstützen, können wir uns bewusst machen: Wehen sind Wechsel. Wechsel zwischen Tun und Lassen, Anstrengung und Ausruhen, Ballen und Lösen – immer wieder. So lässt sich der Geburtsbeginn also auch damit unterstützen, dass die Schwangere im Geburtszeitraum – und gerade, wenn die Ungeduld wächst – Möglichkeiten hat, in einen rhythmischen Wechsel zu kommen: Ein Wechsel zwischen den Polen von Tätigsein und Ausruhen, von Wachen und Schlafen, Bewegung und Ruhe, Anstrengung und Entspannung, von Selbstermächtigung und Hingabe, bei sich und bei anderen sein, von Einatmen und Ausatmen. Ein Pol allein wird nie eine Geburt ermöglichen, sondern erst das Hin- und Herschwingen zwischen diesen beiden Seinsmodi: zwischen dem Überwiegen des Sympathikus und dem Überwiegen des Parasympathikus.

Wie bereits genannt, ist das wässrige Element von zentraler Bedeutung für die Geburt; an ihm können wir unmittelbar Lebenskräfte erleben. Oft beginnt die Geburt in der Nacht – der Zeit, in der sich unsere Lebenskräfte im Schlaf erneuern. Manchmal beginnen die Wehen plötzlich und heftig, die Geburt beginnt mit der Kraft einer nicht mehr aufzuhaltenden Lawine, oft aber langsam, nach und nach den eigenen Rhythmus findend.

Sich auf die Geburt einlassen – «die Nudelphase»

Diese Phase des Hineinfindens in den Geburtsrhythmus ist oft noch nicht so voll und ganz Geburt. Mit einem Augenzwinkern nenne ich diese Phase gerne die «Nudelphase», in der sich alle auf die Geburt einstimmen, es immer mehr in Richtung Geburt geht. Dann ist es hilfreich, wenn die Frau gut ausgeruht, gut genährt und gestärkt ist – und ggf. mit einer Extraportion Pasta noch dafür sorgen kann, dass auch später ihre Kräfte reichen und sie nicht aufgrund von Hunger (z. B. durch sinkenden Blutzuckerspiegel) in eine Erschöpfung gerät. Ich habe erst mit der Zeit verstanden, wie wichtig dieser Hinweis in den Geburtsvorbereitungskursen an die Frauen ist, sich in dieser Zeit gut zu stärken und das Essen noch nicht einzustellen. Denn sie brauchen diese mitgebrachten Kräfte aus der eigenen inneren und äußeren Vorbereitung, das Sich-Einstimmen und ausreichendes Essen für die ganze erste Phase der Geburt.

Dann gilt es, immer mehr den Rhythmus der eigenen Atmung zu finden, den Alltag hinter sich zu lassen, sich auf die Geburt einzulassen. Vielgebärende beispielsweise können schon mal eine Geburt über den ganzen Tag anhalten, wenn sie sich um ihre anderen Kinder kümmern müssen. Erst wenn diese dann abends im Bett sind und die Frau den Freiraum empfindet zu gebären, kommen die Wehen wieder und sie gebärt. Es ist manchmal tatsächlich möglich, dass wir mit der Aktivität unseres Neocortex und unserem Alltagsbewusstsein eine Geburt bewusst bremsen können – aber es gibt auch Kinder, die sich nicht bremsen lassen …

Diese Aktivität des Neocortex, auf den wir als Menschen so stolz sind, kann uns manchmal aber auch im Wege stehen und die Geburt ungewollt aufhalten oder sogar verhindern. Für viele Mitteleuropäerinnen ist es ein schwieriger und ungewohnter Prozess, am Anfang der Geburt das Alltagsdenken hinter sich zu lassen, abzugeben. Dafür ist eine – möglichst in der Schwangerschaft aufgebaute – vertrauensvolle Beziehung zur Hebamme sehr wesentlich. Auch alle organisatorischen Einzelheiten und Wünsche, bürokratische Erfordernisse, das Kennenlernen der Geburtsumgebung und Ähnliches sollten vorher geklärt sein. Hier sind dann Partner eine große Unterstützung, die Aufgaben übernehmen, Notwendigkeiten regeln und organisieren – eben im Tagesbewusstsein bleiben. Denn die Frau sollten wir so wenig wie möglich in ihrem Intellekt ansprechen, um die empfindlichen Hormonkaskaden nicht zu stören, die jetzt die Geburt leiten. Diese sind den Hormonkaskaden der Sexualität sehr ähnlich und wie anfällig letztere für Störungen sind, kennen sicher die meisten von uns. Auch aus diesem Grund ist es sehr hilfreich – oder konträr, in schwierigen Situationen auch vollständig blockierend –, wenn der Partner an der Seite seiner Frau sein kann. Dies ist oft ein wesentlicher Aspekt, um der Gebärenden das Sicheinfinden in die Wellen der Geburt zu erleichtern, in den Flow zu kommen, mit sich in Resonanz zu sein.

Wehenarbeit – die Lebenskräfte machen lassen

Irgendwann verändern sich die Frauen dann, sind mehr in sich gekehrt, konzentrieren sich still oder tönend auf jede Wehe – und oft ist das der Moment, den sie später, rückblickend, als subjektiv erlebten Geburtsbeginn benennen. Zu diesem Zeitpunkt gibt es viele verschiedene Dinge, die hilfreich sein können und von denen zwei hier erwähnt seien.

- Das Wasser: Die Badewanne ist mein wichtigstes Hilfsmittel während der Geburt. Ich würde mich weigern, irgendwo (in einem europäischen Kontext) zu arbeiten, wo keine Wanne zur Verfügung steht, denn diese ermöglicht das Sein im ätherischen Element, im Element der Lebenskräfte schlechthin. Im Geburtshaus ist das Füllen der Wanne stets unser erster Handgriff, wenn wir den Raum für die Frau vorbereiten. Manche Frauen gehen schneller wieder heraus, doch die meisten bleiben stundenlang in der Wanne. In über zwölf Jahren meiner Hebammentätigkeit habe ich es nur zweimal erlebt, dass die befüllte Wanne nicht genutzt wurde: Eine Frau wollte nicht und bei einer anderen kam das Kind schneller, als sie in die Wanne steigen konnte. Viele hätten es von sich aus nicht probiert, wollten aber, sobald sie drinnen waren, nicht mehr heraus.
- Die Wärme: Alles Lebendige hat in irgendeiner Form mit Wärme zu tun – und Schwangerschaft und Geburt in besonders eindrücklicher Weise. Wir wissen, dass kalte Füße eine Wehenbremse sind, also die Wehen schwächen, Anspannung und damit Schmerzen verstärken und letztlich die Geburt verlangsamen. Wir legen also warme Wärmflaschen auf das Kreuz, auf den Unterbauch; wir massieren gegebenenfalls die Füße warm oder wärmen sie ebenfalls mit Wärmflaschen. Oder die Gebärende, wenn sie zu Hause einen Kaminofen hat, bewegt sich stundenlang genau davor hin und her und spürt, wie diese Strahlungswärme im Rücken alles entspannt und das Loslassen unterstützt. Oder sie ist eben im warmen Wasser …

Übergangsphase – «über den Abgrund gehen»

Nach dieser ersten Phase, in der Entspannung und leichte Bewegungen das langsame Öffnen des Muttermundes unterstützen, folgt eine Phase, die in der Medizin häufig negiert oder nur sehr verkürzt akzeptiert wird. Es ist die Übergangsphase, in der äußerlich betrachtet fast nichts passiert. Der englische Fachbegriff «Transition phase» weist aber deutlich darauf hin, worum es jetzt geht: Es ist die Phase der Transition, der Veränderung, des Übergangs von einem Alten zu einem Neuen, von der Vergangenheit zur Zukunft. Es ist die Phase, von der man sagen kann, dass äußerlich vielleicht nicht viel passiert, oft sogar die Wehen für eine Zeit nachlassen, die aber sehr wesentlich ist. Warum halten wir diese vielfach nicht aus? Häufig wollen wir in der Geburtshilfe in diesem Moment nur, dass es sofort weitergeht. Weiter, weiter, weiter. Doch möglicherweise ist sie die kostbarste Zeit, auch wenn sie die eventuell herausforderndste Phase der Geburt ist. Sie ist der Null- oder Tiefpunkt.

Die Übergangsphase ist der «Sterbemoment» in der Geburt. Die Eigenständigkeit, das Gefühl unabhängig zu sein, 24 Stunden am Tag tun und lassen zu können, was man will, muss ein Stück zurückgelassen werden, damit dieser neue Modus des Mutterseins für dieses Kind im Innern geboren werden kann. Oft ist dieser Moment von Erschöpfung und Verzweiflung gezeichnet. Die mitgebrachten Kräfte reichen nicht mehr; es verlässt sie der Mut, die Geburt schaffen zu können. Die Frauen sagen dann z. B.: Ich kann nicht mehr, ich sterbe, ich brauche einen Kaiserschnitt. Oder: Ich gehe jetzt nach Hause, macht das ohne mich. Oder: Ich will nicht mehr; könnt ihr doch gebären, aber ohne mich. Nicht selten wird auf alles Mögliche geschimpft – das gehört auch dazu. Und es entsteht ein Gefühl der Blöße. Oft fließen die Tränen, die die Fenster der Seele putzen.

Unsere Aufgabe als Hebammen ist es, diesen Moment auszuhalten, den Raum dafür zu geben, dass das sein darf. Dass sich die Frau in ihrer Blöße nicht beschämt, sondern gehalten fühlt. Dann kann etwas eintreten, was die ganze Geburt in ihrer individuellen biografischen Bedeutsamkeit verändert und auch den nächsten Schritt ermöglicht. Ich erlebe, dass die Frau in diesem Moment ungekannten Seiten in sich begegnet. Sie hat eine unmittelbare Begegnung mit ihren sonst unzugänglichen Wesensanteilen und diese können erschreckend sein. Solange sie sich aber unsicher fühlt, kann sie sich nicht einlassen. Das könnte niemand. Sie begegnet etwas in sich selbst, das über das Physische hinausgeht, das nicht immer erinnerbar und schwer beschreibbar ist. Wenn wir es nun für möglich halten, dass sie dort eine Begegnung mit einer geistigen Dimension hat, denken wir vielleicht an den Lyriker Rainer

Maria Rilke, der es so formulierte: «Ein jeder Engel ist schrecklich.»[5] Oder wir denken an den in der Bibel so häufigen Ausspruch der Engel: «Fürchte dich nicht». Offensichtlich scheint die Begegnung mit einem übersinnlichen Wesen etwas zu sein, was uns zunächst erschreckt.

Es ist deshalb unsere Aufgabe, Vertrauen zu schaffen, für das, was außerhalb von Raum und Zeit ist, den Raum und die Zeit zu halten und zu schützen, dafür zu sorgen, dass niemand einfach zur Tür hereinkommt, dass keine Uhr tickt, die Stress und Druck macht, dass keine Erwartungshaltung den Freiraum einengt. Mein inneres Bild ist, dass wir eine stärkende Hand zwischen den Schulterblättern im Rücken der Frau sind und ihr zusprechen: Du kannst deinen Weg gehen, du bist nicht allein. Wir sind mit dir. Wir können nicht für dich gehen, wir können dich auch nicht tragen. Doch du darfst den Kräften der Geburt trauen und mit ihnen über den «Abgrund» gehen.

Es kann auch sein, dass das – aus welchen Gründen auch immer – nicht möglich ist. Dann gibt es in der Klinik die Möglichkeit, dass es dort mit anderen Hilfen weitergehen kann. Wenn es aber gelingt, dass eine Frau spürt «ich kann diesen Weg gehen, auch wenn ich mir das vorher oder bis eben noch gar nicht vorstellen konnte», dann ist das ein sehr bereicherndes Erlebnis. Wenn wir dies stärken wollen, ist neben der Hand im Rücken, die das Vertrauen stärkt, auch die innere und äußere Augenhöhe essenziell: Auch ich als Hebamme bin nicht die Meisterin der Geburt, bin nicht perfekt. Ich kann nur bei dir sein, diesen Weg begleitend mit dir gehen. Ich ahne etwas von dem, was du gerade erlebst, und bin Zeugin davon.

Für das Kind ist es eine ähnliche Situation. Oft sehen wir in dieser Phase ein kurzzeitiges Absinken der kindlichen Herztöne, den sogenannten Eintrittseffekt. Physiologisch ist das insofern verständlich, als die anatomischen Strukturen des Beckens auf seine Augen drücken, dadurch der Parasympathikus aktiviert und in der Folge die Herzfrequenz des Kindes langsamer wird. Das ist immer ein besonderer Moment für uns als Begleitende, weil unsere Aufmerksamkeit hierauf gerichtet sein muss. Es ist die innere Frage an das Kind: Wie geht es dir mit dieser Belastung, mit diesem Moment, in dem es immer enger wird und in dem es kein Zurück mehr gibt? Kommst du damit gut zurecht? Brauchst du Hilfe? Was in diesem Moment sowohl der Mutter als auch dem Kind guttut, ist tief durchzuatmen – Entlastung. Wir müssen abspüren, was geht und wann es zu viel wäre.

Das Kind erlebt vielleicht kurzfristig ein Getrenntsein von der Mutter, die gerade an ihre eigenen Grenzen stößt. Es erlebt aber vor allem das Verlassen des Paradieses. Und es ist sicher nicht immer leicht, dieses Paradies zu verlassen. Mit dem Existenzphilosophen Karl Jaspers (1883–1969) formuliert: Hinter diesen Schritt können wir nicht zurück. In diesem existenziellen Moment ist es unsere Aufgabe, gerade auch für das Kind einen sorgenden, schützenden Blick zu haben, die Hand in seinem Rücken und das Fallnetz unter ihm zu sein. Es ist unsere Aufgabe, das Kind in Gedanken zu begleiten; besonders dann, wenn die Eltern dazu gerade nicht in der Lage sind. Auch in diesen Momenten ist es ein wertvoller Schatz, im eigenen Innern einen Inhalt zu haben – ein Gebet, einen Spruch, einen Text – was auch immer mein Zugang ist, mit dem ich mich dann mit dem Kind verbinden kann. Denn ich bin sicher, dass es auch dem Kind hilft, ihm innerlich zu sagen: Du bist nicht allein, auch wenn deine Mutter gerade so mit sich selbst beschäftigt ist. Aber wir alle sind da. Wir freuen uns auf dich. Ihr beide dürft euch diesen Kräften, die größer sind als wir alle, anvertrauen. Es wird möglich sein.

Endspurt – die Kraft aus der Zukunft

Aus diesem Einsamkeitsmoment gibt es jetzt nur noch den Weg nach vorn. Wenn dieser Krisenmoment, die Übergangsphase geschafft ist, sind die Frauen anders (und ein wenig auch die Partner, die dabei sind). Oft kommt neue Kraft – und man weiß gar nicht woher. Ob es die Geburt selbst ist, die von der Zukunft her eine ziehende Kraft mitbringt? Für das Kind wird die zunehmende Enge im Becken zu einer immer stärker werdenden Tasterfahrung, bei der es sich durch den gleichmäßigen, aber kräftigen Druck immer mehr selbst spürt. Im Idealfall stemmt sich das Kind dann sogar mit den Füßen an den Rippen der Mutter ab und schiebt sich aktiv vorwärts, was schließlich diesen Schiebdrang auslöst, den die Mutter spürt und dem sie kaum widerstehen kann. Wenn das Kind klein ist oder sein eigenes Schieben nicht ausreicht, muss die Mutter dies übernehmen.

Diese Phase gestaltet sich verschieden und individuell und es wird hier viel vom Wesen des Kindes deutlich. Manche Kinder sind wie rücksichtslos und schieben sich einfach weiter, ohne sich beispielsweise durch nochmalige Drehung optimal an den Geburtsweg anzupassen. Hauptsache raus, ist mir egal! Andere sind in einem ständigen Aushandlungsprozess: Wie weit? Was kann die Mutter zulassen? Was geht, was geht noch nicht? Und dann kommt der Moment, in dem die Frau ihr Kind zum ersten Mal selbst mit der Hand berühren kann, selbst wenn der Kopf noch nicht zu sehen ist. Es ist eine beeindruckende Erfahrung vermutlich aller Hebammen, welche Kräfte diese

Berührung freisetzt. Sicherlich können auch Leserinnen, die selbst geboren haben, sich daran erinnern, das Köpfchen des Kindes gespürt und ganz real erlebt zu haben: Da ist wirklich mein Kind auf dem Weg. Die dann plötzlich freiwerdenden Kräfte ermöglichen es auch häufig, wieder in Bewegung zu kommen, nochmals eine andere Position einzunehmen für diesen sich verdichtenden Endspurt.

Individuelle Geburt – Aufscheinen des Wesens des Kindes

Wenn dann das Kind und auch seine Plazenta geboren sind und alle in Ruhe ankommen, versuche ich möglichst zeitnah auf dem Boden des Holzteelichtes, das wir dem Kind zur Geburt schenken, in einem Gruß an dieses Kind zu schreiben, wie es diesen Weg in die Welt gegangen ist. Ich schreibe an dieses Kind mit Namen und versuche, etwas von dem Wesentlichen seiner Geburt in Worte zu fassen. Wie war die Geburt? Wie bist du geboren? Das ist sehr individuell: Manche sind zögerlich, manche wild entschlossen, einfach voraus, manche sehr in Kontakt usw. Selbst nach Jahren, wenn die Eltern das Teelicht zum Geburtstag wieder herausholen und lesen, sind sie oft erstaunt, wie genau das ihr Kind trifft, wie klar sich sein Wesen bereits in der Geburt ausgedrückt hat. Ich bin jedes Mal berührt, wenn ich nach Jahren davon höre. Je weniger wir in eine Geburt eingreifen oder eingreifen müssen oder manipulieren, desto mehr kann das Wesen des Kindes in der Geburt aufscheinen.

Was also kann das eigentliche Ziel unserer Geburtsbegleitung sein? Selbstverständlich ist es unser Ziel, dass wir jeglichen gesundheitlichen Schaden abwenden und die Eltern ihr Kind sicher im Arm halten werden. Doch das Ziel ist auch, dass die Frau ihren Weg des Gebärens in Autonomie gehen kann. Dass sie sich in der Gewissheit ihrer ureigensten Fähigkeit zu gebären, vertrauensvoll auf das Wagnis und das Grenzerlebnis der Geburt einlassen kann. Dass sie den Nullpunkt aushalten kann. Dass ihre Würde gewahrt bleibt. Dass die Geburt zu einem Brennglas ihrer Biografie wird, in welchem sie eine Transformation, eine Metamorphose erleben kann. Manchmal scheint es mir, als seien die Frauen über Nacht um Jahre reifer geworden und zugleich wie neu geboren. Sie sind in kurzer Zeit einen Weg gegangen, der sie verändert hat, wie es sonst vielleicht nur in Jahren möglich gewesen wäre.

Was Geburt sein kann – Erfahrungen und Ideal

Vielleicht ist es eine Signatur unserer Zeit, dass Geburten so verschieden sind. Neben allen normierenden Entwicklungen wie zu Interventionen verleitenden Fallpauschalen, forensischem wie finanziellem und personellem Druck, der all dies zu verdrängen sucht, gelingt es auch immer wieder, dass folgendes Ideal Wirklichkeit werden kann: Dass Frauen gestärkt und bereichert aus dieser existenziellen Erfahrung ihrer Lebenskräfte hervorgehen – oder auch, dass Heilung von traumatischen Erlebnissen möglich ist. Eindrücklich habe ich das zuletzt bei einer Frau erlebt, die durch schwere Missbrauchserfahrungen sehr traumatisiert war. In einem für den folgenden Tag geplanten Kaiserschnitt sah sie den für sie einzig möglichen Weg. In der Nacht hat das Kind einfach selbst die Geburt begonnen, hat sie in der Nacht in eine absolut ruhige Situation in einem kleinen Krankenhaus geführt und ich konnte mir alle Zeit der Welt für sie, ihre Geschichte und ihr Kind nehmen. Lange war sie im warmen Wasser, hatte zum Morgen hin Mut gefunden und noch am Nachmittag geboren. Einige Wochen später hat sie in bewegenden Worten niedergeschrieben, wie das möglich wurde, was sie erlebt hat und dass dies nicht nur das bereicherndste, wunderbarste Erlebnis in ihrem Leben war, sondern sich auch plötzlich all das lösen konnte, woran sie in jahrelanger Therapie gearbeitet hatte.

Im Laufe der Jahre durfte ich immer öfter erleben, wie Frauen mit der Gewissheit, alles im Leben schaffen zu können, aus der Geburt gehen. Auch wenn das vielleicht gesellschaftlich nicht immer erwünscht ist, ist es nicht weniger real. Und das Kind? Das ist mit diesem kosmischen Weitblick, dem Überblick über alles, gekommen. Empfangen wir es würdevoll. Ermöglichen wir ihm, eine gute Bindung zu den Menschen, die es erwarten, aufzubauen. Enttäuschen wir sein Vertrauen nicht.

So kann diese eine Geburt schließlich die grundlegende Erfahrung für all die vielen Geburten sein, wenn etwas Neues in unserem Leben geboren wird. Wenn wir die erste Geburt als eine stärkende Erfahrung erleben, gibt uns das Vertrauen für alle weiteren Schritte mit auf den Lebensweg. Dann können wir immer wieder Altbekanntes verlassen, vertrauensvoll den Schritt wagen und den Fuß auf Neuland setzen. Der Maler Pablo Picasso (1881–1973)[6] hat das eindrücklich formuliert:

«Ich suche nicht. Ich finde. Suchen. Das ist das Ausgehen von alten Beständen und ein Finden wollen von bereits Bekannten im Neuen. Finden, das ist das völlig Neue. Das Neue auch in der Bewegung. Alle Wege sind offen und was gefunden wird, ist unbekannt. Es ist ein Wagnis, ein heiliges Abenteuer. Die Ungewissheit solcher Wagnisse können eigentlich nur jene auf sich nehmen, die sich im Ungeborgenen geborgen wissen. Die in die Ungewissheit, in die Führerlosigkeit geführt werden. Die sich im Dunkeln einem unsichtbaren Stern überlassen. Die sich vom Ziele ziehen lassen. Und nicht menschlich beschränkt und eingeengt das Ziel bestimmen. Dieses Offensein für jede neue Erkenntnis im Außen und Innen, das ist das Wesenhafte des modernen Menschen. Der in aller Angst des Loslassens doch die Gnade des Gehaltenseins im Offenbarwerden neuer Möglichkeiten erfährt.»

Wenn dies die Grunderfahrung ist, mit der unsere Kinder ins Leben gehen und eines Tages selbst gebären werden, dann kann auch das Gebären erlöst werden. So kann, was immer mehr Frauen erleben, zu einer allgemeinen Tatsache werden. Wenn Gebären nicht länger etwas zu Erleidendes darstellt, das schlimmstenfalls noch moralin als «Strafe für die Erbsünde» bewertet wird, sondern zu einem sicher weiterhin anstrengenden, aber bereichernden bis orgastischen Erleben der Lebenskräfte wird, dann hat sich in der Menschheit etwas verändert.

Mein Dank gilt allen Eltern und Kindern, die sich voller Vertrauen auf das Abenteuer der Geburt eingelassen und mich daran haben teilhaben lassen. Dass sich dieser Beitrag nur sehr wenig den Partnern und Partnerinnen der Gebärenden zuwendet, soll nicht ihre Bedeutung für ihre Beteiligung an den geschilderten Prozessen unterschlagen, sondern ist allein dem Umfang der Ausführungen geschuldet – dies würde ein neues Kapitel öffnen.

Anmerkungen

1 Uvnäs-Moberg K: Oxytocin, das Hormon der Nähe. Gesundheit – Wohlbefinden – Beziehung. Berlin: Springer Spektrum; 2016.

2 Schwaighofer EM: Die Latenzphase: Ein bio-psychosozialer Übergang. Hebamme 2022; 35(5): 45–52. DOI: https://doi.org/10.1055/a-1906-8322.

3 Yau K KY, Loke AY: Effects of forest bathing on pre-hypertensive and hypertensive adults: a review of the literature. Environmental Health and Preventive Medicine 2020; 25(1): 23. DOI: https://doi.org/10.1186/s12199-020-00856-7.

4 Schwaighofer EM: Die Latenzphase: Ein bio-psychosozialer Übergang. Hebamme 2022;35(5):45–52. DOI: https://doi.org/10.1055/a-1906-8322.

5 Rilke RM: Duineser Elegien. Ditzingen: Reclam Verlag; 1997.

6 In: Gohr S: Ich suche nicht, ich finde: Pablo Picasso – Leben und Werk. Köln: DuMont Buchverlag; 2006.

Kritische Schwellensituationen rund um die Geburt

Christoph Meinecke

Im Kontext unseres Tagungsthemas möchte ich meinem Beitrag voranstellen, dass es zwei Hobbys gibt, die wissenschaftlich belegt besonders gesundheitsfördernd wirken. Das sind Tanzen und Singen – und zwar nur, wenn man es nicht alleine, sondern mit anderen zusammen macht. Beim Singen ist es also das Chor-Singen. Aber auch hier wirkt es nur gesundheitsfördernd, wenn der Chorleiter nicht zu streng ist – also die Freude den Leistungsdruck überwiegt! Das ist gerade das besondere und berührende, wenn wir auf die Lebenskräfte schauen, die auch unsere Gesundungskräfte sind, dass sie einen Raum brauchen, in dem sie sich entfalten können. Und dass sie unter Druck, unter Zwang nicht gedeihen können. Wir erleben es in den früh beginnenden Lernprozessen der Selbstregulation: Essen, Schlaf, Lebenszufriedenheit stellen sich gerade nicht unter Zwang ein, können nicht verordnet oder befohlen werden. Sie bedürfen der entsprechenden Haltung und Umgebungsgestaltung, einer Einladung, eines ermöglichenden Raumes, in dem sie sich ereignen können.

So scheint es mir auch mit den Schicksalskräften zu sein, die rund um die Schwelle der Geburt zur Entfaltung kommen möchten.

Kind ohne Lebenszeichen

Auf der Wochenbettstation im Gemeinschaftskrankenhaus Havelhöhe (Berlin) habe ich das große Glück, bei der zweiten Vorsorgeuntersuchung (U2) am dritten Lebenstag viele gesunde Neugeborene zu sehen. Auch in der Praxis sehen wir Kinderärzte durch die zahlreichen Vorsorgeuntersuchungen viele gesunde Kinder und man könnte meinen, dass das irgendwann zu einer Routine, zum Abhaken von Checklisten wird. Das ist auch eine reale Gefahr, die im Alltagstun lauert. Doch hält man seine Seele offen, so erwärmt, ergreift jedes individuelle Kind neu und anders unser Herz.

Wenn wir hingegen in den Kreißsaal gerufen werden, haben wir es mit auffälligen Kindern zu tun. Sie haben Schwierigkeiten darin, gesund über die Schwelle der Geburt ins Erdenleben zu treten. Glücklicherweise kommt es auch hier meist zu einer baldigen Stabilisierung. Es liegt nur eine verzögerte Anpassung von Atmungs- und Kreislaufregulation vor. Dadurch brauchen die physiologischen Prozesse nach der Geburt mehr Zeit und es wird besser beobachtbar, was sich im Kind wie in den Helfern abspielt.

So war es auch bei Peter (Name geändert). Die Alarmierung lautete «Notsektio bei fehlenden kindlichen Herztönen» – aber: für die Vorbereitung zur Operation war es schon zu spät, das Kind kam mit Unterstützung (Saugglocke) im Operationssaal zur Welt. Peter war initial bradykard (verlangsamter Herzschlag); auf den wenigen Metern zur Reanimationseinheit setzte die Herztätigkeit komplett aus. Hektik setzte ein, Sorge breitete sich im Raum aus. Das Kind war ohne Lebenszeichen. Es war durch reichlich Mekoniumentleerung «schmutzig». Der physische Leib war schlapp, livide, glitschig, wirkte fremd, wie ein Gegenstand. Hierauf ist zunächst unser Handeln gerichtet, das quasi mechanisch, von Standards geprägt ist, möglichst unaufgeregt und schematisch ablaufend, was Sicherheit gibt. Ich versuche innezuhalten – natürlich nur innerlich, denn das Handeln darf nicht ins Stocken geraten. Ich versuche, Beziehung aufzunehmen zu dem Kind, spreche mit ihm, versuche immer zugewandter zu handeln, mein Handeln einladend, ermöglichend, bekräftigend zu gestalten, versuche in mir – wie aus dem Hintergrund wirkend – eine offene Willkommensgeste, Empfangensgeste in die Haltung zu bringen. Ich versuche, innerlich der Frage Raum zu geben: Woher kommst Du? Wer bist Du? Was brauchst Du?

Nach initialer Beatmung und wenigen Herzdruckmassagen setzt die Herzaktion wieder ein. Dann beginnt Peter unter der Beatmungsmaske mitzuatmen. Das fremdländische, so fern wirkende, tiefe Blau seines Leibes schwindet allmählich – anfangs unmerklich, zunächst an den Lippen, Wangen, am Gesicht, dann Stamm, schließlich an den Gliedern – das Inkarnat erscheint! Heitere Stimmung setzt im Umfeld ein! Was diese wunderbare Farbe, dieses Rosigwerden, bei allen Beteiligten bewirkt! Nun erscheinen erste Bewegungen des Kindes, der Tonus nimmt zu, schließlich blinzelndes, tastendes Öffnen der Augen, Grimassieren, Räkeln, der Mund öffnet sich, die Zunge sucht – Peter ist da! Rührung, Zuwendung, Hilfsbereitschaft aller Beteiligten sind geweckt.

Kind und Arzt in der Schicksalsbegegnung

«Peter ist angekommen» steht dann in der Geburtsanzeige – von wo ist er gekommen? Können wir im Bewusstsein tragen, dass er eine lange Reise hinter sich hat? Dass er vielleicht vor 100, 200, 300 Jahren die Sehnsucht verspürte, den Entschluss fasste, sich wieder in ein irdisches Leben zu begeben?

Dass er auszuwählen hatte, an welchem Ort dieser Erde, in welchen Kulturzusammenhang, in welchen Erbstrom er sich hineinbegeben wolle? Welchen Leib er sich aufbauen, welchen Menschen er begegnen, welche seelische Prägung er empfangen wollte? Dass sich selbst auf der Reanimationseinheit der Geburtsklinik eine intendierte Begegnung realisiert – vielleicht nicht nur aus Zufall, weil der Dienstplan es so forderte, sondern aus Vorsehung? Tragen wir im Bewusstsein, welch enorme Anstrengungen schon lange vor der Empfängnis nötig waren – vor der Verbindung der beiden eigentlich aus dem Lebenszusammenhang bereits herausgefallenen Halbzellen –, damit ein Leib entstehen kann, der die Grundlage für das Erdenleben des Geistkeims bildet, das zum Selbstbewusstsein führen wird?

Ich gestehe ehrlich, dass ich dieses Geschehen nur erahnen kann, mir dank der Schilderungen Rudolf Steiners immer wieder versuchen kann bewusst zu machen, wie der Geistkeim seine Leibesformen aus den Tierkreiskräften, seine Organfunktionen aus den Planetenkräften, seine Lebensfunktionen aus den Ätherkräften, sein Stoffeswesen aus den Erdelementen zusammenzieht – und er dies alles alleine gar nicht vollbringen könnte, sondern es in absoluter Selbstlosigkeit (die geistige Welt kennt keinen Egoismus) durch die fortwährenden Anstrengungen der Engelshierarchien geschieht.

Können wir uns in der Reanimationssituation – in Anbetracht des sich zum Leben durchringenden Neugeborenen – auf die Hinweise im Karmavortrag vom 17. Februar 1924[1] stützen? Darin wird beschrieben, wie die Engelwesen der 3. Hierarchie die für das kommende Leben verfügbaren Lebenskräfte-Zusammenhänge in unserem Ätherleib karmisch spezifisch so komponierten, dass sich die passende Verteilung von körperlichem Wohlbefinden und Missbehagen ergeben kann. Die Wesen der 2. Hierarchie haben die seelische Gemütslage zwischen Sympathie und Antipathie so angelegt, dass dem Menschen geholfen wird, seinen Schicksalsnotwendigkeiten folgend den geeigneten Mitmenschen, auch den Eltern zu begegnen, und sich von deren Anlagen und Eigenschaften prägen zu lassen. Und schließlich haben die Wesen der 1. Hierarchie, die höchst entwickelten Wesen, daran gewirkt, dass die vielen erforderlichen Lebensereignisse, beginnend schon Jahrhunderte vor der eigentlichen Geburt, eintreten, damit die karmisch notwendigen Menschenbegegnungen und Schicksalsereignisse erlebt werden können.

Normalerweise merken wir nichts davon, nehmen unser Leben als gegeben hin, sind vielleicht manchmal überrascht, verwundert, erfreut, schockiert, traumatisiert. Wir wissen nicht, welche enormen geistigen Prozesse hinter unserer Lebenschoreografie stehen und somit auch die aktuelle Schicksalssituation mitgestaltet haben, was wir allein aus eigener Kraft nie so vollbringen könnten.

Zu diesem Schicksalsgefüge gehört auch das eigene Dienst-Schicksal als Arzt, das eigene Lebensschicksal. Wie oft habe ich gehadert, wenn ich mehrere Nächte hintereinander in den Kreißsaal musste – oder wenn ein geplanter Ablauf, eine ruhige Zeit für innere Arbeit, ein Besuch, eine Familienzeit jäh unterbrochen wurden – oder sich Überforderungsgefühle breit machten, wenn nicht genügend Menschen zum Teilen der Arbeitslast vorhanden waren.

All dies gehört mit zu dem Schicksalsgefüge, das sich um die jeweilige kritische Schwellensituation einer komplizierten Geburt rankt, wo um das Leben des Kindes gerungen wird.

Geburt als kritischste Lebensphase

Geburt ist, weltweit gesehen, die gefährlichste, kritischste Lebensphase des Menschen. Geburt ist Übergang, ist Schwelle – wir wissen nicht, wie sie ausgeht. Schwelle oder Übergang heißt, vertraute Sicherheit zu verlassen, um neue Sicherheit zu finden – «verliere dich, um dich zu finden».[2] Das kann ich freudig suchen oder davor ängstlich zurückschrecken. Mitunter lässt sich die Elternwahl auch nicht wie gewünscht umsetzen. Kinder erzählen uns von ihrer vorgeburtlichen Welt: «Ich wollte eigentlich zu dir, aber dein Tor war verschlossen, so bin ich zu meiner Mama gekommen.»[3] Oder: «Hätte ich nicht gewusst, dass wir Dr. Meinecke treffen, wäre ich gar nicht zur Welt gekommen.»[4] Oder es kann sein, dass die Eltern, zu denen sich das Ungeborene liebevoll hingezogen fühlte, durch eigene Schicksalsschläge, die ihre Seelen verfinstert haben, zur Gefahr statt zu Förderern des Kindes werden. In der Vorschau auf das Leben spielen sich in den herabsteigenden Seelen, wie Rudolf Steiner erforscht hatte, vor der Empfängnis innere Kämpfe ab. Sie fühlen sich den Anlagen nach zu zukünftigen Eltern hingezogen, die ihnen aber keine angenehme Kindheit bieten können.[5] Mit solchen Schicksalen haben wir es z. B. im Emmi-Pikler-Haus in Falkensee bei Berlin zu tun. Nach der Empfängnis wird das Bewusstsein abgedämpfter, je mehr die Geburt naht. Schwimmend im Wasser, wie in tiefem Schlaf, wird der Leib auf das Ereignis der Geburt vorbereitet. Diese ist, insbesondere, wenn sie auf natürlichem Weg erfolgt, eine elementare Oberflächensinneserfahrung, ein starkes Gedrückt- und Ausgepresstwerden, eine bis ins Schmerzhafte gehende existenzielle Wahrnehmung des eigenen Körpers: Hier geht es rein!

Kürzlich durfte ich einen neugeborenen Jungen unmittelbar nach dem eiligen Kaiserschnitt sehen – der Kopf gestaut und tiefblau, der übrige Körper ebenfalls in der üblichen Zyanose der vorgeburtlichen Zeit, die Augen weit geöffnet, auch Herzschlag und Muskeltonus waren da, der Säuregrad des Nabelschnurblutes gut. Nur: er starrte in die grelle Welt, wie erstaunt, ohne erschreckt zu wirken, er blinzelte nicht einmal. Und: er begann nicht zu atmen, machte auch keinerlei Bewegungen, trotz gutem Muskeltonus. Also stimulierten wir ihn. Es ist ein Versuch, das starke Körpersignal beim Durchtritt durch den Geburtskanal zu imitieren, den Körper zu reizen, um den reflektorischen ersten Atemzug zu initiieren. Aber: nach einer Minute wird Benjamin bradykard. Nun wurde ein tieferes Eingreifen erforderlich. Unter Maskenblähung wird die Lunge für ihn entfaltet, wird ihm geholfen, das Fruchtwasser herauszupressen. Er atmete weiterhin nicht selbst. Doch nach zwei weiteren Minuten Stimulation und Maskenbeatmung setzte die Atmung ein. Die Zyanose blieb zunächst, unter Atemunterstützung und etwas Sauerstoffgabe begann er rosig zu werden: erst am Stamm, dann folgten Arme und Beine, schließlich Hände und Füße, und als Letztes und deutlich langsamer wurden Gesicht und Kopf rosig – nach acht Minuten ist Benjamin da! Die Atmungsunterstützung konnte beendet werden, er begann zu suchen, auch zu schmatzen, nur: Er schrie nicht. Erstarrung aus Schreck, die wir ja oft erleben können, scheint es nicht gewesen zu sein. Benjamin war nicht blass, schaute nicht ängstlich oder gequält. Er wirkte eher wie unbeteiligt, phlegmatisch könnte man es nennen, oder vielleicht auch gelassen, akzeptierend, annehmend, voller Vertrauen – wie erstaunlich individuell ist jede allererste Lebenszeit!

An der Schwelle der Geburt stehen wir im Schicksalsstrom zwischen Gewordenem und Werden-Wollendem. Der Zeitstrahl der Zukunft kommt uns entgegen, das Vergangene beeinflusst unser Handeln. In der Gegenwart stehen wir dazwischen. Der Ausgang ist ungewiss. Dies gilt für jede kritische Schwellensituation. Wir stehen in der Gegenwart, in der sich das Leben gestaltet, wie in einem offenen (Zwischen-)Raum, der außerhalb von Zeit und physischem Raum erscheint, aus dem heraus alles möglich ist, eine Entscheidung gefällt wird, letztendlich nicht von uns – und doch hängt der Ausgang möglicherweise sehr von uns ab. Karma rechnet immer mit den Möglichkeiten der Gegenwart, aber auch mit der in den ergebnisoffenen Raum gestellten Frage: Was ist dein Wille?

Zu einer Schwellensituation gehört Schwellenangst, zum Handeln an der Schwelle braucht es Mut. Können wir unsere Angst annehmen und den Mut dabei behalten? Können wir unsere ärztlichen, technischen Maßnahmen ergreifen und achtsam fragend bleiben? Oder neigen wir dazu, aktionistisch unsere Angst zu überspielen – dann wird das Handeln meist grob. Oder wir verlieren panikartig den Kopf und können ggf. nicht einmal mehr die Beschriftung der Schubladen lesen, um die richtige Maskengröße zu finden? Woher kommt das Vertrauen, in der kritischen Situation das Richtige zu tun, die Vene zu treffen, die Kanüle vorzuschieben unter den Augen der entsetzen, durchängstigten Eltern und des Fachteams?

Dieses Punktieren der Vene des Neugeborenen mit der Kanüle ist wie die Miniatur eines Schwellenereignisses, ein schmerzhaftes Grenzerleben. Wie setze ich den Stich? Zögere ich ihn ängstlich heraus oder überhaste ich mich, sodass der intuitiv richtige Moment nicht wahrgenommen werden kann? Auch dieser Schwellenübertritt birgt Qualen. Schon die Sorge, das Punktieren könnte nicht gelingen, beeinträchtigt die Leichtigkeit, den Fluss des Tuns – und das Ergebnis! Wenn der Zugang liegt, und damit lebensrettende Medikamente oder Flüssigkeit gegeben werden können, ist eine Hürde genommen, eine Schwelle geschafft, eine Tür geöffnet, der Zugang zu den akut gefährdeten kindlichen Lebensprozessen gebahnt. Überforderung, gefühlt oder real, erhöht die Schwellenqualen. Vorbereitung hilft uns, gefasst zu sein auf zukünftige mögliche Ereignisse – gleichzeitig darf sie den Blick auf die individuelle Situation, die individuelle Signatur nicht verstellen.

Hilfen in kritischen Geburtssituationen

Was kann helfen in solchen Situationen, in denen es doch auf alles ankommt, in denen jedes Symptom richtig gedeutet werden, jeder Handgriff stimmen muss?

Teamarbeit: Wesentlich ist die Teamarbeit. Zu wissen, dass ich nicht allein dastehe, hilft enorm. Auch wenn der oder die Erfahrenste im Raum die Reanimation leiten soll, so ist es in der Notfallmedizin längst üblich, sich gegenseitig zu unterstützen, Wahrnehmungen und Überlegungen laut auszusprechen, Hinweise einzubeziehen, den anderen heranzulassen (z. B. beim Legen einer Kanüle, beim Intubieren), wenn es mir selbst nicht gelingt. Nicht Konkurrenz, sondern Wertschätzung und Kooperation sind unumstrittene Voraussetzungen für gute Reanimationsergebnisse.

Akzeptanz: Als Zweites hilft, eine Stimmung der Akzeptanz in sich zu wecken, die gegebenen Umstände in allen ihren Facetten erst einmal anzunehmen. Dazu gehören z. B. die Gründe, die zu der Notfallsituation geführt haben, die Tages- oder Nachtzeit des ärztlichen Einsatzes, die vorhandenen oder fehlenden Ressourcen vor Ort, die eigenen Möglichkeiten oder Begrenzungen. Dazu gehört auch, das Vertrauen in sich zu stärken, alles in den eigenen Möglichkeiten Liegende zu tun, angemessen zu handeln, die richtigen Einfälle zu haben. Einfälle kommen nur bei offener Seelenhaltung, die nichts erzwingen will. Sie ereignen sich, wenn wir es schaffen, in uns einen Raum der Ermöglichung zu bilden, der einladend wirkt. Ängstliche, angespannte, verärgerte, empörte, gar vorwurfsvolle oder selbstbemitleidende Stimmungen und Stimmen (Gedanken) in uns bewirken das Gegenteil. Das bestätigt uns eindrücklich die Erfahrung des Alltags. So ist auch die Angst, etwas falsch zu machen, oft verknüpft mit der Angst vor den Konsequenzen für mich selbst – also selbstbezogen: Werde ich verklagt, verliere ich meine Anstellung, mein Ansehen? Die ganze Absicherungsmedizin basiert auf diesen Ängsten. Der Alltag um die Schwelle der Geburt herum, insbesondere in kritischen Schwellensituationen ist es, der es uns ermöglicht, uns in unserem aufmerksamen Denken, Fühlen und Wollen zu üben. Das erfordert Selbstlosigkeit und Hingabe – und Akzeptanz der schicksalsgegebenen Umstände.

Sich dies auch in kritischen Situationen zumindest immer wieder kurz bewusst zu machen hilft, eine Stimmung des Vertrauens und der Zuversicht zu schaffen, aus der heraus zielorientiertes Handeln möglich ist. Dies mit der Gewissheit in der Verantwortung dem Kind gegenüber: ich bin nicht allein, es wird mir geholfen – nicht ich, sondern dein Ich, nicht ich, sondern der Christus in mir.

Es ist eine Gebetsstimmung, die man in sich erzeugt. Eine Stimmung der Ergebenheit, die Rudolf Steiner in dieser für mich so hilfreichen Weise beschreibt:

> «Was auch kommt, was mir auch die nächste Stunde, der nächste Morgen bringen mag, ich kann es zunächst, wenn es mir ganz unbekannt ist, durch keine Furcht und Angst ändern. Ich erwarte es mit vollkommenster innerer Seelenruhe, mit vollkommener Meeresstille des Gemütes! […] Durch Angst und Furcht wird unsere Entwickelung gehemmt; wir weisen durch die Wellen der Furcht und der Angst das zurück, was in unsere Seele aus der Zukunft herein will. […] Hingabe an das, was man göttliche Weisheit in den Ereignissen nennt; hervorrufen in sich selber immer wieder den Gedanken, die Empfindung, den Impuls des Gemütslebens, dass das, was

da kommen werde, sein muss, und dass es nach irgendeiner Richtung seine guten Wirkungen haben müsse: das Hervorrufen dieser Stimmung in der Seele und das Ausleben dieser Stimmung in Worten, in Empfindungen, in Ideen, das ist […] die Stimmung des Ergebenheitsgebetes.»[6]

Ehrliches Mitleiden: Das Dritte schließlich, wovon Hilfe in der Begleitung der Kinder und Eltern in kritischen Situationen ausgeht ist, dem Mitempfinden, dem ehrlichen Mitleiden in sich Raum zu geben, sie auszuhalten, ohne sich in ihnen zu verlieren. Mir hilft dabei sehr, innerlich still den sogenannten Samariter-Spruch erklingen zu lassen:

So lang du den Schmerz erfühlest,
Der mich meidet,
Ist Christus unerkannt
Im Weltenwesen wirkend,
Denn schwach nur bleibet der Geist,
Wenn er allein im eignen Leibe,
Des Leidesfühlens mächtig ist.[7]

Fallbericht Paula

Die Mutter ist bei der Geburt von Paula (Name geändert), ihrer ersten Schwangerschaft 38 Jahre alt, von Beruf Familientherapeutin. Die Geburt erfolgt 10 Tage nach dem errechneten Termin unter örtlicher Betäubung durch Periduralanästhesie per sekundärer Sektio wegen Geburtsstillstandes. Der Kopf des Kindes steckt fest im kleinen Becken, lässt sich schwer entwickeln. Das Kind ist nach der Geburt schlaff und blass gewesen, ohne Herzschlag, der Nabelschnur pH-Wert erstaunlicherweise normal, der Abgar-Score weist allerdings auf eine schwere Asphyxie hin: 1, 3, 3 (für 1, 5, 10 Lebensminuten). Nach 5 Minuten kann ich die Reanimation übernehmen, da ich ungeplant noch in der Praxis und daher in der Nähe bin. Mittlerweile ist die Herzaktion da, jedoch keine wesentliche Atemaktivität, niedriger Blutdruck, niedrige Sauerstoffsättigungen. Die Maskenbeatmung wird mit 100 % Sauerstoff intensiviert. Der venöse Zugang gelingt nicht. Ein Nabelschnurkatheter kann platziert werden, der pH-Wert ist jetzt 6,78, das Kind schlapp, weist allenfalls eine schnappende Eigenatmung auf, keine Reaktion auf Stimulation oder Schmerzreize, Pupillen sind mittelweit und reagieren minimal auf Licht. Es erfolgt rasch die Gabe von Erythrozytenkonzentrat und Infusionsflüssigkeit, sowie nasopharyngeale Intubation und kontrollierte Beatmung unter hohem Druck. Die übernehmende Kinderklinik kommt hinzu (Paulas 55. Lebensminute). Bei weiterhin niedrigem Blutdruck und hohem Beatmungsbedarf wird erneut Erythrozytenkonzentrat verabreicht.

Nun werden die Eltern über die aktuelle Situation informiert. Die Mutter ist aus dem Operationssaal mittlerweile wieder in ihrem Entbindungszimmer, das Kind im leider hiervon getrennten Reanimationsraum. Das ist nicht optimal. Die heutigen Empfehlungen raten dazu, die Reanimationseinheit für Neugeborene direkt neben der Mutter im Operations- oder Kreißsaal vorzuhalten, damit die für den Bindungsaufbau und die emotionale Verarbeitung der Ereignisse so wichtige Blickachse zwischen Mutter und Kind nicht unterbrochen wird. Leider bieten unsere räumlichen Möglichkeiten dies noch nicht. So pendelt der Vater zwischen Kind und Mutter hin und her, hat aber vor allem das Bedürfnis, zur Unterstützung bei seiner Frau zu sein. Kurz nach der Mitteilung über den aktuellen lebensbedrohlichen Zustand kommt er wieder in den Reanimationsraum und sagt, sie bestünden nicht auf einer Fortsetzung der Wiederbelebungsbemühungen, sie wollten kein behindertes Kind.

Obwohl wir seit mehr als zwei Stunden um das Leben des Kindes kämpfen, der Säuregrad des Blutes weiter hoch und der Ausgang im Hinblick auf die neurologische Gesundheit ungewiss ist, trifft uns diese Botschaft unerwartet. Wir versuchen, die noch völlige Offenheit des Ergebnisses darzulegen, erwähnen unsere ethische Grundhaltung, auch behindertes Leben als wertvolles Leben anzusehen. Die Eltern bleiben bei ihrer Haltung. Offenbar hatten sie sich schon früher mit einer solchen Möglichkeit auseinandergesetzt. Dennoch überlassen sie uns die Einschätzung und die letztliche Entscheidung. Glücklicherweise ist unsere Ethikkommission im Haus rund um die Uhr erreichbar. Der Konsens war schnell gefunden: Da das Kind unter Katecholaminen und kontrollierter Beatmung mit 60 % Sauerstoff kreislaufstabil ist, bestehen keine ausreichenden Kriterien für die Beendigung lebenserhaltender Maßnahmen. Mit einer Körpertemperatur von 33,1 °C kann das Kind schließlich zur Kühlung in die Neonatologie verlegt werden.

Dort wird die Verdachtsdiagnose «schwere kindliche Asphyxie bei fetomaternalem Transfusionssyndrom» bestätigt. Es erfolgt eine 72-stündige Hypothermiebehandlung. Im Aufwärmprozess tritt einmalig ein Krampfanfall auf, in der Magnet-Resonanz-Tomografie zeigt sich eine kleine Läsion in der rechten hinteren Hirnrinde. Der erfreuliche weitere Verlauf: Entlassung mit normalem Neurostatus am achten Lebenstag, Beendigung der Nachuntersuchungen im Sozialpädiatrischen Zentrum mit zwei Jahren. Normale motorische und kognitive Entwicklung. Bei der Vorsorgeuntersuchung mit fünf Jahren zeigt sich ein Normalbefund. Paula ist körperlich zart, seelisch zurückhaltend, emotional sparsam im Ausdruck, eher ernst in der Mimik, zugewandt, nicht ängstlich.

Nach der Geburt wenden sich die Eltern für die weitere kinderärztliche Betreuung an mich. Dass eine besondere Bindung besteht, erlebten alle Beteiligten. Ist diese durch die Asphyxie-Versorgung entstanden? Oder durch die intensiven Gespräche mit der Mutter nach der Geburt? Oder bestand sie schon vorher? Die Mutter hatte anfangs ein sehr schlechtes Gewissen, weil sie ihr Kind vermeintlich aufgegeben hatte. Es fiel ihr schwer, die Bindung zu Paula aufzubauen, was aufgrund der sofortigen Trennung ohne initiales Bonding sehr verständlich ist. Der Vater war deutlich pragmatischer. Er sah es nicht als ein Aufgeben, sondern als eine Erwägung an. Beide sind sehr dankbar für den gesamten Prozess. Mittlerweile hat Paula eine gesunde Schwester bekommen.

Und wie ging es mir selbst? Es war ein dramatisches Erleben, das Kind schien mir unter den Händen zu sterben, wirkte ohne Leben, wie weit entfernt. Die eingeleiteten Maßnahmen griffen zunächst nicht wie erwartet und eine eigene Verunsicherung trat auf. Stärkung kam durch die kollegiale Zusammenarbeit mit der neonatologischen Oberärztin der kooperierenden Klinik, die nach einer Stunde eintraf. Verunsichernd wirkte auch die Sorge der Eltern, eventuell ein behindertes Kind zu haben.

Leider fand sich in der Falldokumentation kein Hinweis, ob wir Tartarus stibiatus D6 und Aconitum D30, wie in solchen Fällen eigentlich üblich und oft sehr hilfreich, eingesetzt hatten. Ich gehe aber davon aus. Erstaunlich und wahrscheinlich ausschlaggebend war die Wirkung der Hypothermiebehandlung. Daneben hatte ich versucht, wie oben beschrieben, immer wieder in fragender, einladender Haltung Verbindung mit dem Kind aufzunehmen, Beziehung anzubieten. Die Gründe für diesen erfreulichen Verlauf lassen sich jedenfalls nicht bis in alle Details ergründen.

Fallbericht Lisa

Lisa (Name geändert) ist ein reifes Neugeborenes, das dritte Kind der Mutter, die Sectio erfolgte bei Fehleinstellung des Kopfes und ausbleibendem Geburtsfortschritt trotz kräftiger Wehentätigkeit. Sie kommt mit gutem Muskeltonus zur Welt, schreit kräftig, der Nabelschnur-pH-Wert ist normal. Zunächst erfolgt das Bonding mit der Mutter, doch nach zehn Minuten ist das Kind weiterhin zyanotisch und wirkt angestrengt. Trotz guter Atmungsaktivität steigt die Sauerstoffsättigung prä- und postduktal nicht über 80 %, auch unter CPAP-Beatmung (Continuous Positive Airway Pressure) mit 100 % Sauerstoffanteil steigt die Sättigung nicht über 85 %. Daher muss von einem Herzfehler ausgegangen werden. Auf Nachfrage erfolgt die Mitteilung, dass präpartale Sonografien bei Anmeldung und Kreißsaalaufnahme bejaht worden seien. Lisa hält sich etwa eine Stunde auf niedrigem Sättigungsniveau stabil. Mittlerweile ist auch das Neonatologie-Team aus der kooperierenden Klinik eingetroffen. Dann kommt es zu einem weiterem Sättigungsabfall auf bis zu 60 %. In der Blutgasanalyse stellt sich eine zunehmende respiratorische Azidose dar. Die Beatmung erfolgt nun assistiert über Maske, später kontrolliert über Tubus. Ein Herzultraschallgerät für Kinder gibt es bei uns nicht. Mit dem Erwachsenengerät lässt sich jedoch eine atypische Ausflussbahn erkennen. Es wird ein Prostaglandin-Perfusor zur Offenhaltung des Ductus arteriosus angelegt. Unter maximaler Beatmung, bei starker Hypoxie und Übersäuerung erfolgt die Verlegung ins Herzzentrum. Dort wird eine Transposition der großen Gefäße festgestellt, d. h. das oxygenierte Blut fließt immer wieder in die Lunge zurück, statt über die Aorta in den übrigen Organismus. Der Versuch der Sprengung der Kammerscheidewand per Herzkatheter misslingt. Lisa verstirbt im Alter von 24 Stunden. Nach Einschätzung des Herzzentrums liegt eine komplexe Fehlbildung vor. Es wäre generell schwer geworden, das Kind zu retten. Die verzögerte Versorgung wegen der peripheren Entbindung und dem Transport in die Herzklinik hat den letalen Ausgang sicherlich begünstigt. Im Nachhinein stellt sich heraus, dass es sonografisch nur einmalig eine Bestätigung der Schwangerschaft gegeben hat, ein Organcheck sei abgelehnt worden.

Wir blicken hier exemplarisch auf zwei elementare, existenzielle Schwellenerlebnisse, die bleibende Schicksal gestaltende Folgen hatten. Auch das Phänomen des Zurückschreckens an der Schwelle der Geburt tritt auf, im ersten Fall bei der Mutter, im zweiten Fall beim Kind. Wurde hier Karma gelöst, oder belastet? Im ersten Fall erscheint eindeutig, dass sich etwas gelöst, einen guten Ausgang gefunden hat. Und im zweiten? Wurde hier das mütterliche Karma durch Versäumnis belastet? Wäre das Kind im Perinatalzentrum neben der Herzchirurgie zur Welt gekommen, wäre es möglicherweise noch am Leben. Oder hat sich eine kindliche Karmanotwendigkeit erfüllt, auch wenn das zunächst ein schwieriger Gedanke ist? Beides erscheint denkbar. Ein festes Urteil darüber zu fällen, verbietet sich. Urteilsoffenheit ist nötig, um sich ansatzweise an die Schicksalsdimensionen heranzufühlen.

Ein unerwarteter Abschluss

Neulich bekam ich ein wunderbares Kinderbuch in die Hand: «Kiki und Jax räumen auf» von Marie Kondo. In Kurzform geht es so: Kiki ist etwas chaotisch, Jax räumt gerne auf. Einmal spielten sie bei Jax, der danach alles wieder aufräumte. «Wir könnten auch bei mir zu Hause spielen», sagte Kiki. «Aber da ist einfach kein Platz!» «Doch!» sagte Jax. «Soll ich ihn dir zeigen?» Dann ging es ans Aussortieren. Aber wie macht man das? «Nimm alles in die Hand», sagte Jax. «Wenn dein Herz einen Freudenhüpfer macht, behältst du es! Wenn nicht, sagst du: ‹Danke, liebe Sache› und verabschiedest dich davon.» Dazu gab es eine dritte Option: Die nicht ganz eindeutigen Sachen durften noch eine Weile in einer Box auf ihre Herzensbegutachtung warten.

Aufräumen hat viel mit der Pflege von Lebenskräften zu tun. Haben Schicksalsprozesse nicht auch mit Aufräumen zu tun? Und wie geht es, dazu das Herz zu befragen?

Der Herzensraum ist der Liebesraum. Er ist der Raum des Empfindens, der Begegnungsraum unseres Denkens und Wollens. Er vermag Vergangenes mit Zukünftigem zu verbinden und sich in selbstloser und gleichzeitig selbsterfüllender, kreativer Weise der Ermöglichung eines Neuen hinzugeben. Er ist der Raum, der uns mit dem Äußeren und dem Inneren verbindet, wie auch mit dem fremden und dem eigenen Schicksal. So ist er auch der Raum der Freiheit. Er ist der Ort, den wir befragen können: Will ich oder will ich nicht – willst du oder willst du nicht?

Altes erlösen, Neues ermöglichen – wie sehr stehen wir doch um die Schwelle der Geburt herum in diesem Prozess. Sich aus Freiheit heraus begleitend und helfend in den vermeintlich fremden Schicksalsstrom hineinzustellen ist die tägliche Herausforderung. Ehrfurcht vor dem Geschehen, Urteilsenthaltung und Wesensbegegnung sind die täglichen Übungsfelder, die das professionelle Handeln im Idealfall umwehen.

Anmerkungen

1 Steiner R: Esoterische Betrachtungen karmischer Zusammenhänge. GA 235. Vortrag vom 17.2.1924. Dornach: Rudolf Steiner Verlag; 1994.

2 Steiner R: Anthroposophischer Seelenkalender. Spruch fünfte Mai-Woche. In: Wahrspruchworte. GA 40. Dornach: Rudolf Steiner Verlag; 1998, S. 27.

3 Aus: Bauer D, Hoffmeister M, Görg H: Gespräche mit Ungeborenen. Kinder kündigen sich an. Stuttgart: Urachhaus; 6. Aufl. 2006.

4 Bericht einer Patientenmutter von einem Gespräch mit ihrem dreijährigen Sohn.

5 Steiner R: Okkulte Untersuchungen über das Leben zwischen Tod und neuer Geburt. Die lebendige Wechselwirkung zwischen Lebenden und Toten. GA 140. Vortrag vom 11.10.1913. Dornach: Rudolf Steiner Verlag; 5. Aufl. 2004.

6 Steiner R: Das Wesen des Gebetes. In: Metamorphosen des Seelenlebens. Pfade der Seelenerlebnisse II. GA 59. Dornach: Rudolf Steiner Verlag; 1984, S. 113 ff.

7 Steiner R: Das Geheimnis der Wunde. Beiträge zur Rudolf Steiner Gesamtausgabe Nr. 108. Dornach: Rudolf Steiner-Nachlassverwaltung; 1992, S. 15.

Extreme Frühgeburtlichkeit und Asphyxie, Nachreifung durch integrierte Behandlung unter Einbeziehung der General Movements

Sven Matthias Wellmann

Einleitung

Etwa jedes zehnte Kind weltweit wird zu früh geboren und etwa jedes hundertste sehr früh, also mehr als acht Wochen vor dem errechneten Geburtstermin.[1] Genauso häufig ist die Asphyxie weltweit.[2] Etwa jedes hundertste Kind erleidet unter der Geburt eine Asphyxie, also einen schweren lebensbedrohlichen Sauerstoffmangel. Beide Krankheitsbilder werden wir genauer anschauen und der Frage nachgehen, wie wir die Kinder so begleiten können, dass ihre Entwicklung gut gelingt. Hierbei spielen die Eltern eine zentrale Rolle. Beide Ereignisse, die extreme Frühgeburt sowie die Asphyxie sorgen für ein jähes Ende der Geborgenheit, die das Kind in der Schwangerschaft umhüllt hat. Daher sind die Eltern bei diesen Kindern umso wichtiger in ihrer Rolle als Hüllenbildner, für die sensomotorische Integration, die Beheimatung in sich, von Anfang an.

Es gibt zwei Transitionen bei diesen Kindern: Die der Geburt mit anschließender intensivmedizinischer Behandlung und dann die zweite, das ist die Transition nach Hause, in die Verantwortung der Eltern.

Mit dem Begriff General Movements sind die allgemeinen Bewegungen gemeint, die jedes Kind bereits im Mutterleib in den ersten Monaten der Schwangerschaft beginnend, unwillkürlich macht und über die Geburt hinaus bis zu einem Alter von vier bis fünf Monaten im wachen und entspannten Zustand zeigt. Diese Bewegungen können therapeutisch aufgegriffen und in eine Bewegungsbehandlung mit und um das Kind herum ausgeführt werden. Diese Therapie kann daher helfen, die Hüllenbildung, die Integration zu unterstützen.

Frühgeburt an der Grenze der Überlebensfähigkeit

Der wärmste Punkt im Körper jeder Schwangeren ist mit 38 °C das ungeborene Kind. Die Fruchthülle ist mit Fruchtwasser gefüllt und bewirkt annähernde Schwerelosigkeit und Bewegungsfreiheit für das Kind in alle Richtungen, bis es gegen Ende des dritten Trimesters sehr eng wird. Zudem gedeiht das Kind in einem hypoxischen, also sauerstoffarmen Milieu. Es hat viel weniger Sauerstoff in seinen Gefäßen, als wir nach der Geburt haben, etwa nur ein Drittel. Wärme, Schwerelosigkeit und relativer Sauerstoffmangel charakterisieren eine normale Schwangerschaft, die etwa 40 Wochen dauert. Kurz nach der Hälfte der Schwangerschaft, in Woche 22, können frühgeborene Kinder heutzutage überleben, wenn sie die richtige sofortige intensivmedizinische Unterstützung erhalten. An dieser Grenze der Überlebensfähigkeit wiegen derart frühgeborene Kinder nur 300–400 Gramm. Unser Bestreben ist, eine extreme Frühgeburt zu verhindern und die Schwangerschaft zu verlängern. Das gelingt aber nicht immer und wenn die Eltern nach ausführlicher Information über alle kurz- und langfristigen Risiken durch uns Neonatologen aufgeklärt wurden und es weiterhin ihr expliziter Wunsch ist, das Kind an der Grenze der Überlebensfähigkeit mit allen medizinischen Maßnahmen zu unterstützen bei Unaufhaltsamkeit der Geburtsbestrebungen, dann geben wir den Kindern eine Chance.[3] Von extremer Frühgeburtlichkeit spricht man, wenn die Kinder vor 28 Wochen geboren werden und weniger als 1.000 Gramm bei Geburt wiegen. In meiner Klinik betreuen wir von diesen etwa 40 pro Jahr.

Asphyxie und Erstversorgung direkt nach Geburt

Während sich eine Frühgeburt meist über Tage und Wochen durch gesundheitliche Probleme in der Schwangerschaft ankündigt, verläuft die Schwangerschaft bei Kindern mit Asphyxie typischerweise ganz unkompliziert. Alle sind in Erwartung eines lebensfrischen Kindes. Dann, ganz überraschend, kurz vor, während oder nach der Geburt (perinatal), kommt es zu einer schweren Komplikation mit schwerem Sauerstoffmangel. Weltweit ist die perinatale Asphyxie die führende Todesursache von Säuglingen, besonders in Ländern mit geringen medizinischen Ressourcen, gefolgt von Frühgeburt und neonatalen Infektionen.[4] Aber auch in hochentwickelten Ländern mit besseren Überlebenschancen gehört die Asphyxie mit der Frühgeburtlichkeit zu den führenden Erkrankungen, die zu einer lebenslangen Beeinträchtigung des

Sinnes-Nerven-Systems führen können.[5] Wir betreuen rund 20 Neugeborene mit Asphyxie pro Jahr in meiner Klinik. Die meisten holen wir als Notärzte in umliegenden Geburtskliniken ab. Das Wort «Asphyxie» kommt aus dem Griechischen und bedeutet übersetzt Pulslosigkeit, die Folge einer schweren Unterversorgung mit Sauerstoff. Fehlt dem Körper der Sauerstoff, kann das Herz nicht ausreichend schlagen und alle Organe erleiden eine Unterversorgung, das Blut wird sauer und es tritt Bewusstlosigkeit ein. Die Ursachen einer Asphyxie können vielfältig sein und Uterus, Plazenta oder Nabelschnur betreffen, z. B. ein Uterusriss, eine vorzeitige Plazentalösung oder ein Nabelschnurvorfall. Weitere Ursachen sind ein Geburtsstillstand oder die Verlegung der Atemwege des Kindes, sodass die Lungenatmung nach der Geburt nicht in Gang kommt oder schwer beeinträchtigt ist. Und darum ist es so wichtig, wenn wir ein Neugeborenes mit schwerem Sauerstoffmangel vor uns haben – das erkennt man an der Blaufärbung des ganzen Körpers (Zyanose) –, dass die Atmung sofort in Gang kommt. Im Gesunden gelingt das eigenständig; mit den ersten Atemzügen wird das Neugeborene rosig, von der Brustregion aus bis in Hände und Füße strahlend. Kommt das Kind bereits leblos zur Welt oder setzt die Atmung nach der Geburt nicht ein, ist ein sofortiges Handeln notwendig. Bei der Wiederbelebung reicht Raumluft aus, die Luft muss in die Lunge kommen und der in ihr enthaltene Sauerstoff gelangt von dort in den Kreislauf zum Herzen. Dann steigt der Herzschlag, das Kind wacht auf und ist gerettet. Dauert eine schwere Asphyxie mehr als 10–15 Minuten an, sind die Chancen für eine erfolgreiche Wiederbelebung vorbei.[6] Daher ist die wichtige Botschaft in der Notfallversorgung von Neugeborenen: Die Atemwege frei machen und Beatmen. Hier ist das Entscheidende, wirklich die Atmung in Gang zu bringen, also sprichwörtlich «das Leben einzuhauchen» – nicht wie beim Erwachsenen, wo man mit Herzdruckmassage beginnt.

Behandlung von Neugeborenen nach schwerer Asphyxie

Nach einer Asphyxie müssen die Kinder auf einer Intensivstation betreut werden, weil die Organe geschädigt sein können. Ist es zu einer Schädigung des Gehirns gekommen, werden die Kinder in den ersten sechs Lebensstunden beginnend für drei Tage auf eine Körpertemperatur von 33 °C gekühlt. Ganz ähnlich den Murmeltieren und Bären, die ihren Winterschlaf unterm Schnee bei dieser Körpertemperatur halten, wird dadurch der Stoffwechsel auf ein Minimum reduziert, was auch Abbau- und Entzündungsreaktionen vermindert. Wir machen das künstlich mit den Kindern nach einer Asphyxie mit Hirnschädigung und haben damit ganz erstaunliche Erfolge, weil das Gehirn geschützt wird und keinen weiteren Schaden nehmen kann, wie wir in einer deutschen Fernsehreportage dokumentieren konnten.[7] Nach der Kühlung und dem Abschluss der Intensivmedizin folgt die Frührehabilitation. Diese richtet sich an das Kind und bezieht die Eltern mit ein. Es ist notwendig, dass die Eltern gestärkt werden, dass sie Hilfe bekommen, das traumatische Erleben der Asphyxie mit allen Folgen überwinden zu können.

Behandlung von Neugeborenen nach extremer Frühgeburt

Vor 100 Jahren lag die Grenze der Überlebensfähigkeit bei etwa 32 Wochen und etwa 1.500 g, vor 50 Jahren bei 28 Wochen und 1.000 g, heute ist sie bei 22–23 Wochen und 300 g. In der Literatur finden sich einige Beispiele großer Persönlichkeiten, die an der Grenze der Überlebensfähigkeit ihrer Zeit geboren wurden: Naturwissenschaftler wie Albert Einstein, Charles Darwin und Isaac Newton aber auch Künstler wie Thomas Hardy, Pablo Picasso und Anna Pavlova oder Politiker wie Winston Churchill und Franklin Roosevelt. In der modernen Neonatologie ist die extreme Unreife der Organe bei Frühgeborenen mit 22–23 Wochen eine gewaltige Herausforderung. Doch eines haben alle Frühgeborenen gemeinsam: Sie benötigen besondere Fürsorge über Monate und Jahre hinaus. Sie kommen als unreifer Organismus zur Welt, als schwaches Pflänzchen, das wie eine Orchidee besonders viel körperliche und seelische Pflege braucht, um seine innewohnende Pracht entfalten zu können. Und ihre Gärtner sind die Eltern. Manche Eltern sind von sich aus hierzu in der Lage, feinfühlig und liebevoll. Aber viele Eltern sind überfordert mit der Frühgeburt, der langen intensivmedizinischen Betreuung der Kinder und ihren eigenen Sorgen. Das ist dann eine große Aufgabe für das Team der Neonatologie, die Eltern an ihr Kind heranzuführen. Die Weltgesundheitsorganisation (WHO) hat diese Herausforderung erkannt und in 25 Empfehlungen zur Versorgung von Frühgeborenen sinnvolle Ratschläge verschriftlicht.[8]

Bedeutung der Eltern für die kindliche Entwicklung nach Frühgeburt

Die außerordentliche Bedeutung der Eltern für die Entwicklung des Frühgeborenen ist erst in den letzten 10–15 Jahren dank großer Studien mit Nachuntersuchungen von ehemals Frühgeborenen deutlich geworden. So hat die systematische Untersuchung von extrem Frühgeborenen, die in den 1980er- und 90er-Jahren geboren wurden und jetzt erwachsen sind, gezeigt, dass insbesondere drei Faktoren entscheidend für die langfristige Entwicklung sind. Wenig überraschend ist, dass das Ausmaß der körperlichen Unreife bei Geburt und die Schwere damit verbundener Komplikationen des Gehirns und der Lunge wesentliche Faktoren sind. Ein weiterer Faktor ist die eben angesprochene Feinfühligkeit und Empathie der Eltern sowie aller Betreuungspersonen. So ist es ein Glücksfall für die Kinder, wenn sie in eine sozial und seelisch reiche Familie geboren werden. Und drittens ist die körperliche Bewegung, das Bewegungsverhalten, ein bedeutender Faktor. Kinder mit einem monotonen und krampfhaft wirkenden Bewegungsmuster haben ein wesentlich höheres Risiko für eine schlechte neurologische Entwicklung. Das Erfreuliche an diesen Erkenntnissen ist, dass wir die drei Faktoren Unreife, Feinfühligkeit und Bewegung aufgreifen und unsere Behandlungskonzepte damit verbessern können, um die Versorgung der heutigen Frühgeborenen nachhaltig zu optimieren.[9]

Die Förderung der Eltern-Kind-Bindung nimmt in der modernen Neonatologie eine zentrale Rolle ein. So erfolgt die Erstversorgung der Frühgeborenen idealerweise an der pulsierenden Nabelschnur direkt neben der Mutter. Das sogenannte Känguruing, das Liegen des Frühgeborenen auf der Brust der Mutter oder des Vaters, wo es die Eltern unmittelbar spürt, sollte täglich mehrere Stunden für die ganze Dauer des Aufenthalts auf der Intensivstation und Normalstation erfolgen. Das sind bei Kindern, geboren an der Grenze der Überlebensfähigkeit, vier bis fünf Monate. Noch vor 15–20 Jahren waren die Eltern auf unseren Intensivstationen nur Besucher. Diesen Status haben sie leider weiterhin in den meisten Ländern mit geringeren medizinischen und personellen Ressourcen. Dabei wissen wir aus Studien sehr gut, dass insbesondere das Känguruing (alle Kängurus sind Frühgeborene) mit der Mutter (Kangaroo-Mother-Care) protektiv ist, also das Frühgeborene schützt, Stress reduziert, die Rate an Infektionen vermindert, Mutter und Kind seelisch kräftigt und die neurologische Entwicklung der Kinder messbar und langfristig verbessert.[10] Extreme Frühgeburtlichkeit ist also eine Unterbrechung der Reifung im Mutterleib, eine Interruption. Damit diese kleinen menschlichen Pflänzchen trotzdem gut gedeihen, sind wir als Team gefordert, zusammen mit den Eltern eine Hülle, ein Nest, aus Wärme und Empathie zu bilden. Nur so kann die Nachreifung außerhalb des Mutterleibs gut gelingen.

Bedeutung der Eltern für die kindliche Entwicklung nach Asphyxie

Bei der schweren Asphyxie sprechen wir von einer Disruption. Das reife und lebensfrische Kind wird durch die schwere Asphyxie aus der Bahn geworfen, urplötzlich und unvorhergesehen. Deshalb ist der Tag der Geburt der gefährlichste Tag im ganzen Leben überhaupt und es ist unsere Aufgabe, als medizinische Fachpersonen die optimalen Rahmenbedingungen zu setzen, dass Sicherheit und Geborgenheit Hand in Hand gehen. Die moderne Medizin hat uns bei Schlaganfallpatienten gezeigt, dass die Frührehabilitation auf der Intensivstation beginnt und für eine bestmögliche Erholung konsequent durchgeführt werden muss. Das gilt genauso für die schwere Asphyxie. Ein wichtiges Therapieziel ist, durch die Integration von Sensorik und Motorik die stattgehabte Disruption zu überwinden. Und wiederum ist die Rolle der Eltern ganz zentral. Wir erleben immer wieder, dass die Dramatik der Asphyxie ein seelisches Trauma in den Eltern ausgelöst hat, mit Hilflosigkeit, Erschöpfung, Schuldgefühl und innerem Rückzug. Das kann auch bei den extremen Frühgeborenen passieren, ja, die Gefahr der Erschöpfung und Depression ist bei diesen Eltern sogar größer. Es ist unsere Aufgabe, die Eltern aus diesem Trauma herauszuholen und ihnen zu zeigen, wie schön doch ihr Kind ist, welches Potenzial es hat, basierend auf der beeindruckenden Plastizität des ganzen Körpers, einschließlich des Gehirns.

Unwillkürliche Bewegungen des Kindes – die sogenannten General Movements

Schon wenige Wochen nach der Konzeption finden die ersten Bewegungen des winzigen kindlichen Körpers statt, die im Lauf der fetalen Entwicklung immer umfangreicher werden. Wir wissen heute, dass diese Bewegungen, diese unwillkürlichen allgemeinen Bewegungen, die sogenannten General

Movements, ganz wichtig sind für die Entwicklung des Kindes in Motorik, Sensorik und Hirnreifung.[11] Frühgeborene zeigen oft ein eingeschränktes Bewegungsmuster, manche ein monotones, abgebrochenes, verspanntes und sogar krampfartiges Bewegungsmuster, welches sich im Lauf der ersten Lebensmonate nach Geburt präsentiert. Eine kleine Fallstudie aus Israel hat gezeigt, dass Kinder mit einem solchen pathologischen Bewegungsmuster, das Ausdruck einer Hirnschädigung ist, sehr davon profitieren, wenn Physiotherapeutinnen mit ihnen General Movements üben, und zwar so, dass ihre monotonen, abgebrochenen und krampfhaften Bewegungen harmonisiert, die Bewegungsimpulse aufgegriffen und zu lemniskatenartigen Bewegungen aller Extremitäten überführt werden, ganz so wie gesunde General Movements aussehen.[12] Wir haben dieses Konzept der General-Movement-Imitation-Therapie aufgegriffen, weiterentwickelt und in eine Verbindung mit Musiktherapie gebracht. Unsere geschulten Physiotherapeutinnen leiten die Eltern an, ihre Kinder zu beobachten, in Wachphasen die Bewegungsimpulse aufzugreifen und ganzheitliche Bewegungsmuster mehrmals am Tag durchzuführen. Wir beginnen das bei Frühgeborenen, wenn sie rund 34 Schwangerschaftswochen alt sind und noch einige Wochen in der Klinik haben. Bei Kindern nach Asphyxie beginnen wir, wenn sie die Intensivstation verlassen haben. Wir leiten die Eltern an, diese Übungen zu Hause für insgesamt zehn Wochen fortzusetzen. Als eine große Herausforderung hat sich ergeben, dass manche Eltern mit der Rolle, «Therapeut» zu sein, nicht zurechtkommen. Insofern ist eine individuelle Abstimmung mit jedem Eltern-Kind-Paar notwendig, welche Elemente bei der Hüllenbildung von den Eltern wahrgenommen werden können.

Zusammenfassung

Zusammenfassend möchte ich hervorheben, dass eine abgestimmte, proaktive und ganzheitliche Versorgung von Neugeborenen nach Frühgeburt und schwerer Asphyxie die Kinder mit ihren Eltern in den Mittelpunkt stellt. Sie hilft, das Ankommen nachhaltig zu unterstützen, weil sie die Eltern stärkt in ihrer Selbstwirksamkeit und Feinfühligkeit dem Kind gegenüber. Und gerade diese Kinder, deren Geburt kompliziert verlaufen ist, benötigen in der Anfangszeit besonders viel Geborgenheit und die Möglichkeit, die Umgebung mit allen Sinnen Schritt für Schritt zu ergründen, damit die sensorisch-motorische Integration gut gelingt.

Anmerkungen

1 World Health Organization: 1 in 10 babies worldwide are born early, with major impacts on health and survival. WHO Oct. 2023. Verfügbar unter https://www.who.int/news/item/06-10-2023-1-in-10-babies-worldwide-are-born-early--with-major-impacts-on-health-and-survival (abgerufen am 18.9.2024).

2 Ding C, Wu Y, Chen X, Chen Y, Wu Z, Lin Z, Kang D, Fang W, Chen F: Global, regional, and national burden and attributable risk factors of neurological disorders: The Global Burden of Disease study 1990–2019. Frontiers in Public Health 2022; 10: 952161. DOI: https://doi.org/10.3389/fpubh.2022.952161.

3 AGG, DGGG, Bundesverband «Das frühgeborene Kind» e. V.: Frühgeburt. Was Sie als werdende Eltern wissen sollten. EFCNI 08/2022. Verfügbar unter https://register.awmf.org/assets/guidelines/015-025p_S2k_Praevention-Therapie_Fruehgeburt_2022-08.pdf (abgerufen am 18.9.2024).

4 Liu L, Johnson HL, Cousens S, Perin J, Scott S, Lawn JE, Rudan I, Campbell H, Cibulskis R, Li M, Mathers C, Black RE; Child Health Epidemiology Reference Group of WHO and UNICEF: Global, regional, and national causes of child mortality: an updated systematic analysis for 2010 with time trends since 2000. Lancet 2012; 379(9832): 2151–2161. DOI: https://doi.org/10.1016/S0140-6736(12)60560-1.

5 Grisold W: The expanding burden of neurological disorders. Lancet Neurology 2024; 23(4): 326–327. DOI: https://doi.org/10.1016/S1474-4422(24)00086-3.

6 Madar J, Roehr CC, Ainsworth S, Ersdal H, Morley C, Rüdiger M, Skåre C, Szczapa T, Te Pas A, Trevisanuto D, Urlesberger B, Wilkinson D, Wyllie JP : European Resuscitation Council Guidelines 2021: Newborn resuscitation and support of transition of infants at birth. Resuscitation 2021; 161: 291–326. DOI: https://doi.org/10.1016/j.resuscitation.2021.02.014.

7 Verfügbar unter https://www.ardmediathek.de/suche/asphyxie (abgerufen am 18.9.2024).

8 World Health Organization: WHO recommendations for care of the preterm or low-birth-weight infant. 2022. Verfügbar unter https://www.who.int/publications/i/item/9789240058262 (abgerufen am 18.9.2024).

9 Breeman LD, Jaekel J, Baumann N, Bartmann P, Wolke D: Neonatal predictors of cognitive ability in adults born very preterm: A prospective cohort study. Developmental Medicine & Child Neurology 2017; 59(5): 477–483. DOI: https://doi.org/10.1111/dmcn.13380.

10 Charpak N, Tessier R, Ruiz JG, Hernandez JT, Uriza F, Villegas J, Nadeau L, Mercier C, Maheu F, Marin J, Cortes D, Gallego JM, Maldonado D: Twenty-year Follow-up of Kangaroo Mother Care Versus Traditional Care. Pediatrics 2017; 139(1): e20162063. DOI: https://doi.org/10.1542/peds.2016-2063.

11 Einspieler C, Prayer D, Marschik PB: Fetal movements: the origin of human behaviour. Developmental Medicine & Child Neurology 2021; 63(10): 1142–1148. DOI: https://doi.org/10.1111/dmcn.14918.

12 Soloveichick M, Marschik PB, Gover A, Molad M, Kessel I, Einspieler C: Movement Imitation Therapy for Preterm Babies (MIT-PB): a Novel Approach to Improve the Neurodevelopmental Outcome of Infants at High-Risk for Cerebral Palsy. Journal of Developmental and Physical Disabilities 2020; 32(4): 587–598. DOI: https://doi.org/10.1007/s10882-019-09707-y.

Hüllenbildung

Cristina Meinecke

Nachdem wir erlebt haben, wie das Kind durch Schwangerschaft und Geburt geht, welche Hüllen es umgeben haben, welche es verlassen hat und wie wir dabei Eltern und Kind begleiten können, beschäftigen wir uns nun damit, wie wir es empfangen und seinen Lebensraum entsprechend seiner Bedürfnisse gestalten können. Die Geburt ist ein Enthüllungsprozess. Welche Hüllen können wir dem Neugeborenen nun anbieten, damit es geborgen und gut im Leben ankommen kann?

Wir haben uns gefragt, wann wir etwas für den Lebenssinn tun können. Dieser Sinn ist für unsere Vitalität ständig aktiv, er lebt und reift im täglichen Tun. In der Wiederholung liegen die Quellen der kindlichen Entwicklung und seiner Kraft. Unsere Aufgabe in der Pflege und dem Umgang mit dem Säugling ist, die Signale seines Lebenssinnes richtig zu deuten und angemessen auf sie einzugehen. Indem wir das Kind mit Respekt und Achtsamkeit waschen, pflegen, kleiden, ihm Essen reichen, lernt das Kind durch unser Vorbild, gesund mit seinen Lebenskräften umzugehen und seinen Lebenssinn zu verfeinern.

Gehalten- und Umhülltsein vermitteln dem Neugeborenen sichtlich Wohlgefühl. Es entspannt sich und kommt zur Ruhe. Schon wenn wir die selbstgefertigten Puppen auf dem folgenden Bild in den Armen ihrer Schöpferinnen betrachten (Abb. 1), können wir in Resonanz empfinden, wie unser Lebenssinn mit Ruhe, Wohl- und Geborgenheitsgefühl reagiert.

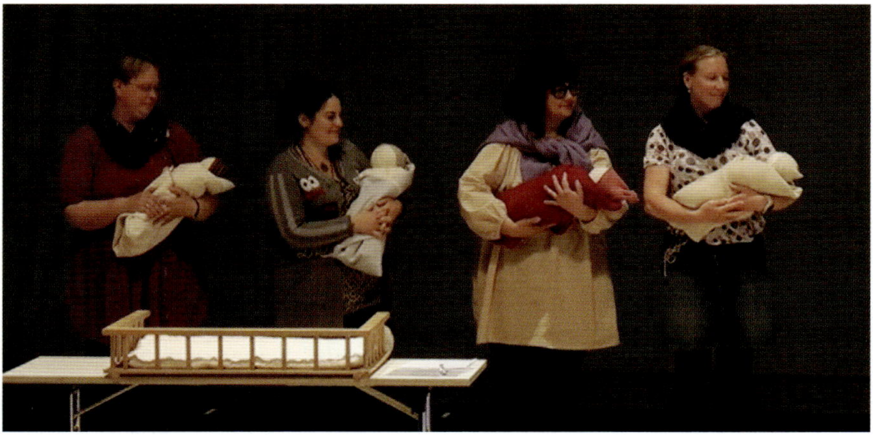

Abb. 1: Vier Puppenschöpferinnen mit ihren «Neugeborenen»

Neben den rein körperlichen Hüllen – wie der Haut – gibt es weitere Hüllenelemente, die wir zu beachten und zu pflegen haben: die Kleidung, die räumliche Umgebung – Raum, Bett, Umwelt –, die seelische Stimmung und die innere Haltung, die von unserem Ich ausstrahlend dem Kind eine geistige, geistgetragene Hülle geben kann. Wie kann ich diese dem Kind im alltäglichen Tun vermitteln?

In unseren Baby-Vorbereitungskursen für werdende Eltern laden wir die Teilnehmenden ein, zunächst bei einer achtsam gestalteten Pflegesituation mit einer Puppe einfach nur zuzuschauen (Abb. 2). Sie werden angeregt, die Aufmerksamkeit auf das zu richten, was dabei in ihnen vorgeht. Was sehe ich? Was fühle ich? Welche Impulse erlebe ich in meinem Körper? Es ist erstaunlich, wie im anschließenden Austausch darüber bereits die wesentlichen Aspekte dessen, worauf es ankommt, zur Sprache kommen.

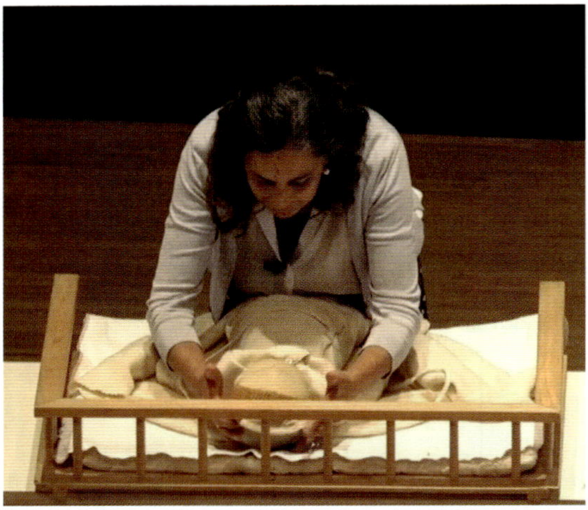

Abb. 2: Demonstration einer achtsam gestalteten Pflegesituation

Eine Achtsamkeitsübung

Ein anderes Evidenzerlebnis kann durch die folgende Übung vermittelt werden: Zwei Menschen sitzen sich gegenüber oder nebeneinander, einer leitet an und einer ist Proband oder Probandin. Die anleitende Person nimmt nacheinander beide Hände der anderen Person und legt sie auf den eigenen Schoß. Die erste Hand wird beiläufig ergriffen, während sie mit den Kursteilnehmenden spricht, ohne die Aufmerksamkeit auf die Versuchsperson zu richten. Die zweite Hand nimmt sie achtsam auf: Sie blickt der Versuchsperson in die Augen, kündigt jeden Schritt an, ist zugewandt und versucht ihr Handeln an den Reaktionen und geäußerten Bedürfnissen der anderen Person auszurichten. Anschließend führen die Kursteilnehmenden diese Übung in Zweiergruppen durch.

Im Auswertungsgespräch wird stets die erschütternde Beobachtung darüber ausgedrückt, wie unterschiedlich sich die beiden Hände nach der Übung anfühlen: die erste kühl, wie fremd, nicht mehr dem eigenen Körper zugehörig; die zweite warm, angenehm, ganz mit dem Körper verbunden. Selbst bei den Zuschauenden entsteht zunächst ein Gefühl des Unbehagens, auch Erschreckens, bei dem Übungsteil mit der zweiten Hand Erleichterung und ein Wärme- und Wohlgefühl.

Solche Erlebnisse bestärken das Bedürfnis der Eltern, sich in achtsamer Baby- und Menschenpflege zu üben.

Welches sind die wesentlichen Elemente einer achtsamen Pflegesituation? Emmi Pikler hat uns diese gezeigt und damit auf unsere wichtigsten Instrumente hingewiesen: unsere Sprache, unsere Hände, unseren Blick[1] (Abb. 3).

HÄNDE **SPRACHE** **BLICK**

Die Hände bilden die erste Beziehung des Babys mit der Welt.
Hände heben ihn auf. Legen ihn hin. Waschen, kleiden, füttern ihn.
Wie anders ist das Bild der Welt, das sich für den Säugling offenbart,
wenn ruhige, geduldige, behutsame aber sichere und entschlossene
Hände mit ihm umgehen.

Ton und die Sprache der Umgebung: Sprechen wir von Anfang an
ruhig, freundlich, verständlich mit dem Säugling – nicht unterrichten,
sondern plaudern sollen wir mit ihm.

Allerdings genügt das Auge alleine nicht, um zu sehen.
Wir müssen beobachten, fühlen und denken,
uns in die Welt des Kindes einfühlen, einleben.

Emmi Pikler

Abb. 3: Elemente einer achtsamen Pflege des Neugeborenen nach Emmi Pikler

Wir können erleben, wie uns durch die hier von Emmi Pikler geschilderte Haltung Kraft und Vertrauen für unsere tägliche Arbeit zuströmen, denn wir begegnen darin dem Wesen des Kindes. Rudolf Steiner hat etwas Ähnliches im Zusammenhang mit der Entwicklung der drei wichtigsten Fähigkeiten des Menschen in den ersten Lebensjahren, dem aufrechten Gehen, dem Sprechen, dem Denken, beschrieben. Er hat darauf hingewiesen, wie wir die dahinter stehenden Seelenkräfte auch später im Leben so pflegen können, dass sie uns in der Nacht mit den göttlichen Wesen der dritten Hierarchie in Austausch bringen, von denen wir wiederum Kraft und Orientierung in unserem alltäglichen Tun erfahren dürfen[2] (Abb. 4).

DENKEN – ENGEL

Spiritualität im Denken

Fühlen – Erzengel

Idealistisch-wohlwollende Gesinnung dem anderen Menschen gegenüber gibt der Sprache den Wohllaut

Wollen – Archai

Menschenfeundliches Tun in der Achtung des anderen Menschen als Geistwesen

nach Rudolf Steiner

Abb. 4: Denken, Fühlen und Wollen in Beziehung zu den geistigen Hierarchien nach Rudolf Steiner

Unser menschenfreundliches Handeln nehmen die bis in unseren Willen hineinwirkenden Geistwesen der Archai in Empfang, während wir schlafen. Unsere idealistisch-wohlwollende Gesinnung, die im Wohllaut der Sprache zum anderen Menschen zum Ausdruck gebracht wird, nehmen die Erzengel in der Nacht wahr. Und schließlich sind unsere wachbewussten spirituellen Gedanken Nahrung für die Engelwesen, während wir schlafen.

So dürfen wir davon ausgehen, dass durch das Gute, was wir im Leben tun, gleichzeitig nährende Inhalte an die geistige Welt geschenkt werden – und wir erfahren von dieser wiederum Hilfe, Dank und die Gewissheit von Sinnhaftigkeit für diese guten Tätigkeiten. Erhalten wir ein ähnliches Beschenktwerden im Umgang mit dem Kind? Erhalten wir für all unseren selbstlosen

Einsatz, für all unser Bemühen, ihm zu geben, was es zum Gedeihen braucht, eine kraftspendende Zufriedenheit und Liebe zurück, wenn unser Wirken in seinen Lebensäußerungen resoniert, und umgekehrt?

Hände, Blick und Sprache reflektieren

Es ist eine wesentliche Hilfe, auch untereinander im Team – z. B. in den Geburtskliniken, Kinderpraxen, Familienzentren – immer wieder an dieser Haltung zu üben: Das eigene Tun gegenseitig zu reflektieren und gemeinsam ins Bewusstsein zu heben. Wie sprechen wir? Was tun unsere Hände? Wohin richtet sich unser Blick? Wie wirken Sprache, Hände und Augen zusammen? Vermitteln sie kongruente Botschaften? Wenn die Sprache zwar lieblich, die Handlung aber unachtsam oder gar grob, der Blick ernst, die Mimik abweisend oder genervt sind, so verunsichert dies bereits das Neugeborene. Das Kind kann den Erwachsenen dann nicht verstehen, wird misstrauisch, ängstlich. Achten wir immer wieder neu darauf, dass unsere Hände, unser Blick, unsere Sprache einen einheitlichen, respektvollen, achtsamen Ausdruck haben! Geben wir uns hierzu regelmäßig Rückmeldung – gerade im Positiven, wenn wir bei der Kollegin oder dem Kollegen etwas besonders gelungen fanden! Das stärkt uns als Team in unserer Wirksamkeit und fördert eine kollegiale Atmosphäre.

Blick und Mimik gilt es warm, interessiert, wahrnehmend, bestätigend zu gestalten, dabei auch die Gefühle des Kindes spiegelnd. Der Blick verweilt, schweift nicht unmotiviert ab, findet stets zum Kind zurück. Er drückt aus: Ich sehe dich, ich interessiere mich, ich bin bei dir.

Die Sprache soll warm, wohlwollend, klar, nicht zu laut oder zu leise sein. Sie beschreibt etwa: «Ich sehe, du weinst», oder: «Ich merke, du hast Hunger». Sie wiederholt die Bekundungen des Kindes – z. B. auf «Ich will nicht schlafen!» mit «Du willst nicht schlafen» oder auf «Ich mag das nicht!»mit «Du magst das nicht» –, begleitet es, tröstet und kündigt die nächsten Schritte an. Wir gestalten die Situationen mit dem Kind dialogisch, auch wenn es noch nicht spricht, lassen ihm Zeit, in seinem Tempo zu antworten, drängen nicht, fragen nicht suggestiv. Wir verzichten auf Kommentare, Deutungen, Erklärungen, Zurechtweisungen.

Auch die Hände sollen möglichst warm sein. Sie arbeiten achtsam, sanft, in einer offenen, wahrnehmenden Weise. Sie halten, tragen, geben, nehmen.

Sie sprechen durch ihr Tun über die Lebensnotwendigkeiten zum Kind, vermitteln Orientierung, Vertrauen, Gewissheit.

Aus der Nachahmung, am Erleben und an der Erfahrung des Umgangs mit ihm selbst, lernt das Kind auf natürliche Weise einen achtsamen, respektvollen Umgang mit sich, dem Leben, den Mitmenschen.[3] Ermöglichen wir uns hin und wieder eine gegenseitige Reflexion.

Abbildungsnachweis

Alle Abbildungen in diesem Beitrag von Cristina Meinecke.

Anmerkungen

1 Pikler E: Friedliche Babys – zufriedene Eltern. Vom achtsamen Umgang mit unseren Kindern. Freiburg: Herder Verlag; 2021.

2 Steiner R: Drei Etappen des Erwachens der menschlichen Seele. In: Die menschliche Seele in ihrem Zusammenhang mit göttlich-geistigen Individualitäten. GA 224. Dornach: Rudolf Steiner Verlag; 1992, S. 116–126.

3 Meinecke C: Geborgen ankommen. Was das Baby fürs Leben braucht. DVD. Berlin: Gesundheit aktiv; 2018. Online verfügbar unter https://www.anthromedics.org/PRA-0547-DE.

Bewegung und Ankommen – Welche Bewegungserlebnisse helfen, gut im eigenen Leib anzukommen?

Georg Soldner

Wir leben in einer Epoche, in der sich die Menschen zunehmend mit einem Teil des Kopfes, dem eigenen Gehirn identifiziert. Wohnen wir also primär in unserem Kopf oder denken wir, wie es der Künstler Joseph Beuys formulierte, «sowieso mit dem Knie»?[1]

Im 12. Vortrag der «Allgemeinen Menschenkunde» zur Gründung der ersten Waldorfschule in Stuttgart entwickelt Rudolf Steiner eine dreigliedrige Anthropologie als Grundlage der Pädagogik.[2] Darin formuliert er die zunächst erstaunlich klingende Feststellung, dass es unser Leib, insbesondere unsere Gliedmaßen – also auch unser Knie – sind, die den Kopf daran hindern würden, sich selbst tierartig zu spezialisieren. Zum Beispiel, sich wie ein Specht zu spezialisieren, dessen Spechtkopf und Gehirn durch verschiedene Besonderheiten in seinem Bauplan durch die harten Schläge nicht geschädigt wird. Was hindert uns, ein Specht zu werden, was den Specht nicht daran hindert? Steiner spricht in diesem Vortrag davon, dass es unser Leib, unser Rumpf und unsere Gliedmaßen seien, die unseren Kopf daran hindern, einer solchen Einseitigkeit zu verfallen. Und es charakterisiert gerade den Menschen, dass er gegenüber jeder Tierintelligenz, gegenüber jeder leiblich vermittelten Typologie, einen Abstand gewinnen, frei werden und sich selbst seine Lebensausrichtung geben kann.

Die Wirkung der Aufrechten in der menschlichen Evolution

Wie hindert oder verändert die menschliche Leiblichkeit die menschliche Kopforganisation? Dazu können wir, auch auf den Spuren des großen goetheanistischen Biologen Wolfgang Schad (1935–2022), fragen: Woran bemerken wir in der Evolution, in den fossilen Spuren diese menschenbildende Kraft – die wir vielleicht auch Ich-Werde-Kraft nennen können –, dass sie letztlich auch die Transformation des menschlichen Kopfbereiches eingeleitet und ermöglicht hat? Immer frühere Funde menschlicher Fossile bestätigen, was Schad Heterochronie nennt, nämlich dass wir leiblich gleichzeitig in verschiedenen Zeiten leben: in der Vergangenheit, Gegenwart und Zukunft. Während die gefundenen Schädelkalotten noch flach und tierähnlich waren, zeigten sich bei den Hominidenfunden, die bis zu 7 Mio. Jahren nach heutiger Zeitrechnung zurückreichen, «zwei Gemeinsamkeiten: die aufrechte Körperhaltung [die ab ca. 6 Mio. Jahren belegt ist] und, gegenüber den Menschenaffen, auch im Dauergebiss deutlich verkleinerte Eckzähne.»[3] Die Aufrechte also ist es, die am Anfang steht und die eine die menschliche Gestalt vom Fuß bis zum Kopf verändernde Wirkung entfaltet und die sich zunächst an den Zähnen manifestiert.

Seit 2,5 Mio. Jahren verkleinern sich evolutiv die Arme, differenzieren sich die Arme und Hände – die nur beim Menschen ihre ursprüngliche Fünfstrahligkeit bewahren – einschließlich eines zeitlebens oppositionsfähigen Daumens. Schließlich verändern sich der Gaumen, der ein freies Zungenspiel ermöglicht, die Zahnreihe schließt sich in einer Ebene, und erst vor rund 200.000 Jahren gewinnt das Gehirnvolumen deutlich hinzu, während sich wahrscheinlich gleichzeitig die nackte Haut durchsetzt, die für das wärmste und wärmeempfindlichste Organ des Menschen, das Gehirn, auch unter Savannenbedingungen, eine entsprechende Wärmeregulation ermöglicht. Wir sehen eine von unten nach oben sich durchsetzende Ich-Werde-Metamorphose, die mit dem sich Aufrichten begonnen hat.

Wie ist das beim Tier? Der Flügel des Adlers, die Klauen des Wildschweins, der Huf des Pferdes sind in frappierender Weise perfekt und spezialisiert, aber sie erlauben keinen «Branchenwechsel» des Tieres mehr. Die Extremitäten des Tieres fügen sich nahtlos in seine Spezialisierung und erzwingen sie zugleich. Unser weiblicher Menschenvorfahr «Lucy» vor rund 3,2 Mio. Jahren aber balancierte auf schmaler Unterstützungsfläche über dem Fußgewölbe ihre Aufrichte – die sie zugleich langsamer machte als alle Vierbeiner um sie herum. Sie verleiht ihrem Haupt eine lebenslang schwebende Position, die dazu führt, dass das Neurocranium, der gehirntragende Teil, nicht hinter die Schnauze, den Schnabel, das Maul als entscheidender Gliedmaße des Tieres zurücktritt, sondern sich darüber erhebt. So entwickelt es sich dann, dass der schnauzenbildende Zwischenkiefer in früher Kindheit, im zweiten bis dritten Lebensjahr, knöchern überwachsen und eingeschlossen wird und wir zeitlebens den Zahnbogen bewahren, in dem wir sprechen lernen.

In der weiteren Evolution beginnt dann das menschliche Großhirn – im Gegensatz zu den Primaten – auch nach der Geburt rasch zu wachsen und sich weiterzuentwickeln und jene frontale Struktur auszubilden, in der die aus den Gliedmaßen kommenden Impulse stauen und gehemmt werden können.[4] Die menschenbildende geistige Kraft wohnt offensichtlich dem ganzen Leibe inne. Sie manifestiert sich evolutionär zuerst ganz kopffern, in Füßen und Händen, als hemmende Kraft (Erhalt der Fünfstrahligkeit), als umgestaltende Kraft (Fuß/Aufrichte).

Was wir in der frühen Kindheit als Aufrichtung, als Gehen, als das Sich-selbst-Balancieren lernen, entspricht dem ursprünglichen Akt der Menschwerdung.

Dies ist ein Akt, der zugleich die Bedingungen für unsere Atmung außerordentlich stark verändert hat. Denn durch die Aufrechte wird die Haltemuskulatur unseres Körpers außerordentlich entlastet. Wir stellen unser Skelett selbst direkt der Schwerkraft entgegen und balancieren über ihr, anstatt wie ein Vierfüßer mit tiefem Körperschwerpunkt, aber fortwährender Belastung der Haltemuskulatur, über die Erde zu tippeln (menschlich gesprochen), z. B. wie das Pferd jeweils auf einem Finger. Wenn wir uns vierfüßig durch den Raum bewegen würden, dürfte es uns schwerfallen, einen Opernsaal mit unserer Stimme zu füllen. Denn die Aufrechte befreit unsere Atmung, mit der wir uns der Welt verbinden und gegenüberstellen, und entlastet sie zugleich in hohem Maße, sodass sie frei wird für die differenzierte Lautbildung des Sprechens und Singens.

Es ist real so, wie Rudolf Steiner ausführt: Evolutionswissenschaftlich sind es die Veränderungen in der Peripherie, die eine Umgestaltung des Kopfbereiches einleiten und andererseits dessen weitere Entwicklung fördern. Denn mit dem aufrechten Gang geht die Möglichkeit der schnellen Flucht verloren. Der Mensch tritt der Natur aufrecht gegenüber. Zugleich wird seine Existenz damit zu einer sozialen Frage, zu einer Frage des Bewusstseins, der Bildung von Gemeinschaft und einer sich immer freier entwickelnden künstlerisch-technischen Geschicklichkeit. Wir heben den Kopf um 90 Grad aus der Tierachse heraus in die Vertikale. Das Neurocranium kann sich frei nach oben entfalten, das Viszerocranium gewinnt im menschlichen Gesicht ein völlig verändertes Aussehen gegenüber dem ausgewachsenen Tier, weil es die Gliedmaßenfunktion aufgeben kann, die Schnauzenbildung hemmt und ein Universalgebiss entwickelt, das entscheidend vom Wort geformt wird. Die Zukunft kommt also ursprünglich nicht vom Kopf, sondern vom Leib, von den Gliedmaßen her, in Gestalt der menschlichen Aufrichtung.

Bewusste Wahrnehmung und Bewegung

In der 13. Klassenstunde vertieft Rudolf Steiner diese Erkenntnis auf Hochschulebene.[5] Er spricht sehr deutlich aus, dass es primär nicht die physischen Beine, der darin wirksame Ätherleib, auch nicht der Astralleib sind, mit denen wir gehen, sondern dass es vorrangig unsere Ich-Organisation ist – also das im Leib organisierend tätige menschliche Ich. Mit dieser Kraft gehen wir, richten wir uns gegen die Schwerkraft auf. Steiner betont, dass das Ich diese Handlung nur dann vollziehen kann, wenn es eine bewusste Wahrnehmung einer ihm widerstrebenden Kraft – der Schwerkraft – hat. Nur dann, wenn wir die physisch wirksame, wenngleich unsichtbare, Schwerkraft bewusst wahrnehmen, können wir uns ihr entgegen aus unserem Ich aufrichten. Die menschliche Aufrichte – wie das z. B. auch unser ärztlicher Kollege und goetheanistischer Forscher Armin Husemann betont – ist an das Bewusstsein gebunden, ist eine bewusste Tat des Ichs.[6] Und die physischen, die ätherisch belebten, die astralisch beseelten Beine sind dazu da, dass das Ich diese Wahrnehmung entwickeln kann, aus der allein heraus die Bewegung des Gehens möglich wird. In dieser Klassenstunde, die dem Thema des Willens gewidmet ist, spricht Steiner zugleich eine grundlegende Erkenntnis menschlicher Bewegung aus, nämlich die notwendige Verschränkung von bewusster Wahrnehmung und Bewegung. Daher ist die Vorstellung einer für sich existierenden Motorik ein Unsinn, die Steiner zeitlebens zurückgewiesen und stattdessen auf den heute zunehmend selbstverständlichen Begriff einer Sensomotorik, einer aus der bewussten Wahrnehmung heraus erfolgenden Bewegung, gedrungen hat. Unsere Willenstätigkeit in der Aufrichtung, im Gehen vollzieht sich zwischen der Ich-Organisation und den Schwerekräften der Erde und es sind unsere Gliedmaßen, die in diesem Spannungsfeld wirksam werden und eine bewusste Wahrnehmung zur Überwindung der Schwerekräfte ermöglichen. Der Kopf ist also nicht der Ursprung der Aufrichtung durch Bewegung, sondern das Ergebnis einer Umgestaltung: Die menschliche Reorganisation des Kopfes vollzieht sich aus diesem primär in der Peripherie ansetzenden Geschehen heraus. So zeigt es die Evolutionslehre, und daran knüpfen letztlich auch alle Therapien an, die gerade für die Behandlung zerebral geschädigter Kinder in den letzten Jahrzehnten entwickelt wurden – allen voran die Bewegungstherapien.

Was vollzieht sich also im menschlichen Kopf? Im 13. Vortrag der «Allgemeinen Menschenkunde» schildert Rudolf Steiner dieses Geschehen sehr anschaulich.[7] Der von den Gliedmaßen im lebendigen Organismus einströmende Kräftestrom staut sich im Kopf, so Steiner, im Bereich des präfrontalen Cortex hinter unserer Stirn. Er war ein wissenschaftlicher Pionier in

Bezug auf die Frage, wie zentral der präfrontale Cortex des Menschen für seine Menschwerdung, d. h. für die Hemmung tierischer Impulse und Lenkung seiner Gliedmaßen ist. Sehr anschaulich ist sein Bild von einem Wehr, das einen Wasserstrom aufhält, der dann in sich «zurückwellt» und «übersprudelt».[8] Es ist gerade diese Gehirnstruktur, die entscheidend für ein immer bewussteres Handeln ist und zugleich für die Hemmung tierähnlicher Handlungsimpulse, also für ein freies, vom menschlichen Bewusstsein geleitetes Handeln. Aus dieser menschlichen Beziehung zur Tierheit heraus erwächst die Gedankenbildung, so die Darstellung Steiners im bereits genannten 12. Vortrag.[9] Wir sehen hier das menschenbildende Prinzip der Hemmung, des Stauens und Verwandelns. In der Tat entwickelt sich beim kleinen Kind die Gedankenbildung in besonders gesunder Weise aus der rechten Bewegung heraus, aus dem «Greifen» wird so ein «Begreifen». Viele kennen auch die Erfahrung, dass sie bei «gedanklicher Blockade» spazieren gehen, wie dies viele große Geister der Menschheit ganz wesentlich gepflegt haben, um ihre Gedanken wieder in Fluss zu bringen. Das Wort «Akademie» ist gerade nach einem Hain bei Athen benannt, in dem man in Platons Schule spazieren ging. Im Übrigen ist es für das Verständnis der Aufmerksamkeitsdefizit-/Hyperaktivitätsstörung (ADHS) zentral, den Kopf, das Gehirn nicht isoliert, sondern in seiner Einbettung in die dreigliedrige menschliche Organisation zu betrachten, wie das anthropologisch heute z. B. der Psychiater und Philosoph Thomas Fuchs fordert, der von dem Gehirn als einem Beziehungsorgan spricht.[10]

Die Dreigliederung wird uns erst dann in ihrer ganzen Bedeutung gewahr, wenn wir das Menschenwesen in Kopf, Gliedmaßen, Brust und Bauchraum differenziert und dabei als gleichermaßen menschlich wahrnehmen. Wir können dann die ersten drei Jahre des Kindes in ihrer Dialektik so verstehen, dass es sich einerseits vom Kopf her, von der Augenbewegung über die Rumpfbewegung bis hin zur Arm- und Beinbewegung – also kraniokaudal – verkörpert und andererseits den Leib von der Aufrichtung her über das Sprechen bis hin zum Denken immer bewusster ergreift.

Im 13. Vortrag warnt Rudolf Steiner dann davor, dass der Brust-Rumpfmensch «zu fett» werden könne und damit einen «leeren Kopf» entwickle und andererseits die Gliedmaßen «an unserem Leib zehren, wenn sie sich bewegen»[11] (S. 196). Das bedeutet, dass Bewegung, in der wir Wärme entwickeln, sich grundsätzlich einer ungesunden Substanzbildung im mittleren Bereich des Organismus entgegenstellt. Die Atmung hat eine innige Beziehung zum Stoffwechsel und gesund sind wir nur, wenn wir so viel Nahrungssubstanz assimilieren, wie wir wiederum atmend und in Bewegung auflösen.

Am Ende des 12. Vortrags führt Rudolf Steiner aus, dass die Gliedmaßen unseren Leib entmineralisieren und mineralischen Ablagerungen entgegenwirken würden.[12] Ein für uns heute hochaktueller Prozess. Denn wir sehen weltweit eine historisch beispiellose Zunahme von Erkrankungen, die mit einer nicht balancierten Ablagerungs- und Mineralisierungstendenz einhergehen, während andererseits das Deutsche Ärzteblatt bereits im Februar 2013 titelt: «Bewegung wirkt wie ein Medikament»[13]. Ein Beispiel dafür bildet der global schnell zunehmende Diabetes Typ 2 («Erwachsenendiabetes»), den Steiner schon damals erwähnt und der heute zunehmend bereits Jugendliche betrifft. Diese Erkrankung kann zu beschleunigten Alterungserscheinungen im Sinne einer Sklerose führen. Bezeichnenderweise sind gerade die Füße oft davon betroffen («diabetischer Fuß»). Die Zunahme dieser Erkrankung hängt eng mit einem Mangel an Bewegung zusammen. Ein aktueller Artikel finnischer Wissenschaftler zeigt auf, dass bereits Jugendliche in ungesunder Weise nicht nur Übergewicht, sondern eine erhebliche, ungesunde Zunahme der Herzmasse zeigen, wenn sie sich zu wenig bewegen.[14] Mit jeder Stunde, die Kinder und Jugendliche am Tag mehr sitzen, nimmt die Herzmuskelmasse zu, während gleichzeitig die periphere Muskulatur abnimmt. Man kann sagen, die «Allgemeine Menschenkunde» lehrt uns, dass wir den Mineralisierungsprozess in uns gesunder Weise über unsere Gliedmaßenbewegung regulieren. Und dass wir der Fähigkeit zur Mineralisierung – etwa in der Skelettbildung – in gleicher Weise die Fähigkeit zur Entmineralisierung gegenüberstellen müssen, wie sie im gesunden Ausbilden der Muskulatur sowie der mit ihr eng verbundenen Blutgefäße und des Herzens zum Ausdruck kommt, wenn wir gesund bleiben wollen.

Wirklich geistgemäß wird die anthroposophische Anschauung des Menschen und damit des kleinen Kindes, wenn wir das Werdepotenzial, den Impuls der Bewegung und damit der menschlichen Entwicklung primär in der Peripherie, in den Gliedmaßen, entdecken und das Gliedmaßen-Kopf-Verhältnis als ein Zusammenspiel von Bewegung und Wahrnehmung sozusagen auf Augenhöhe begreifen. Aus einer solchen Vorstellung heraus gilt es eine moderne Pädagogik zu entwickeln!

In diesem Kontext kann es uns doch sehr berühren, wie unsere zentrale Meditation, der Grundsteinspruch, beginnt:

Menschenseele!
Du lebest in den Gliedern,
Die dich durch die Raumeswelt
In das Geistesmeereswesen tragen: [...][15]

So kann uns diese Anschauung des Menschen, die Rudolf Steiner in seinem ersten Vortragszyklus zur Pädagogik in einer auch medizinisch höchst anspruchsvollen und innovativen Weise veranlagt und in der Grundsteinmeditation an den Anfang gestellt hat, nun überleiten zu der Frage, welche Bewegungserlebnisse dem Kind helfen, gut im eigenen Leib anzukommen.

Zur Bewegungsentwicklung im Säuglings- und Kleinkindalter

Rundung und Streckung – Geborgensein und Exploration

Im Unterricht der Waldorfschule wird den Kindern zu Beginn der ersten Klasse die Polarität von gerader und gekrümmter (Kreis)linie vermittelt. Diese Polarität, die uns urbildlich in der Polarität von Sonnenstrahl und Wassertropfen und damit den Urelementen irdischen Lebens erscheint, begegnet uns auch in der frühen Entwicklung des Kindes. Die Geste der Krümmung, der Sphäre, dominiert während der embryonalen Entwicklung im Mutterschoß, in der das Kind schwerelos im Fruchtwasser seiner Eihaut (Amnion) schwebt und sich bewegt. Die vaginale Geburt als erstes Erleben der mineralischen Erde im mütterlichen Becken vollzieht sich als eine eng geführte Streckungsbewegung: Aus der sphärischen Kopfposition im Mutterleib vollzieht das Neugeborene erstmals eine Streckung der Wirbelsäule und erlebt dabei die Schwerekräfte der Erde. Während die Wirbelsäule bis zur Adoleszenz hin eine rhythmisch s-förmige Gestalt ausbildet, entfaltet sich die Polarität von Sphäre und Strahl zunehmend zwischen Kopf und den immer mehr auswachsenden Gliedmaßen.

Mit der natürlichen, vaginalen Geburt geht ein intensives Tastsinnerlebnis einher. Dieses fehlt bei einer Entbindung durch Kaiserschnitt – ein Mangel, der durch entsprechende Therapiemöglichkeiten wie z. B. der Padovan-Therapie ausgeglichen werden kann. In der weiteren Entwicklung ist das Tasterleben der Fußsohlen und Hände wesentlich für ein gutes «Be-greifen» der Erdenwelt wie für das Balancieren lernen der eigenen Aufrichte über den Fußsohlen. Die Beugung und Streckung ist eine Grundbewegung in den Gliedmaßen. Sie kann durch eine – oft geburtsbedingte – Zerebralparese gestört sein in Form einer pathologischen Streckung (Spitzfuß) bzw. Beugung (Kontraktur). Das Spiel zwischen diesen beiden Extremen macht die gesunde Gliedmaßenbewegung aus und die therapeutischen Bemühungen beim spastisch gelähmten Kind zielen darauf hin, ihm so weitgehend wie möglich dieses Erlebnis menschlicher Selbstbewegung zu ermöglichen.

Die erste eigene Bewegung ist das Saugen, das den ganzen Säugling durchwärmt. Die gesunde Schluckbewegung, die Tonisierung des Mundraums ist eine zentral wichtige Bewegung, um sich gut zu verkörpern. Deshalb ist es auch wichtig, mögliche Stillhindernisse abzubauen, z. B. durch die für Säuglinge in spezieller Form durchgeführten rhythmischen Einreibungen oder durch Osteopathie bzw. Craniosacraltherapie. Der Zungenmuskel ist der beweglichste menschliche Muskel, die Tonisierung des Mundraums wesentlich auch für die Entwicklung einer gesunden Nasenatmung. Jede gut gelingende Nahrungsaufnahme ist ein wichtiges Inkarnationserlebnis, «hält Leib und Seele zusammen». Dabei können wir uns auch fragen, wie wir selbst essen. Entwickeln wir ein entsprechendes Bewusstsein und angemessene Rituale, um die Nahrung in angemessener Weise aufzunehmen, zu genießen und zu verdauen? Ein weiterer Aspekt soll hier erwähnt werden: Das menschliche Kiefergelenk weist einen einzigartigen Freiraum seiner Beweglichkeit auf. Als das höchstgelegene Gelenk des Menschen hat seine gesunde Funktion Auswirkungen auf den gesamten Organismus. Wie Ober- und Unterkiefer zueinander finden, beeinflusst (unbewusst) tiefgreifend unser Leibempfinden und damit die gelingende Verkörperung:

- Geruch und Geschmack sind zentrale Sinne auch zur Selbstregulation des kleinen Kindes. Die Aufmerksamkeit folgt dem Geruch – das ist für die gesamte Kindheit sehr wichtig. Zunächst orientiert sich das Neugeborene am Geruch auf seiner Suche nach der mütterlichen Brust. Für die Verkörperung und die Entwicklung seelischer Bindung ist der Geruch ebenso wichtig wie andererseits für die Entwicklung der Abgrenzungs- und Diskriminationsfähigkeit. Diskrimination: Das Kind unterscheidet seine Mitwelt wesentlich nach ihrem Geruch. Das gilt schon für die erste eigene Puppe, weshalb es ein Problem sein kann, wenn sie von den Eltern gewaschen wurde. Auf einem traditionellen Bauernhof vermittelt die Nase eine differenzierte topologische Orientierung, während im urbanen westlichen Lebensstil es sehr viel schwieriger wird für das Kind, sich am Geruch zu orientieren. Wir kennen auch noch als Erwachsene die Empfindung, die eine frisch gemähte Wiese, ein Lagerfeuer oder ein herbstlicher Wald in uns hervorrufen können.
- Die privilegierte Region der menschlichen Brust mit ihrer besonderen Sensibilität ist ein entscheidendes Element im Beziehungsaufbau zum Neugeborenen. Es kann sich an der Herzensregion der Mutter beruhigen.

> Bedeutungsvoll ist das Tragen des Kindes in den ersten Wochen, die Schaukelbewegung für den Gleichgewichtssinn und die allgemeine Belebung. Die Evolution zeigt, dass die Schaukelbewegung, die ihren Ursprung in der Bewegung des Meeres hat, für die frühe Entwicklung aller Wirbeltiere von wesentlicher Bedeutung ist. Beim Säugling wird dadurch auch der Gleichgewichtssinn angesprochen, der für die Aufrichtung von wesentlicher Bedeutung ist.

In der Entwicklung der Bewegung erleben wir im ersten Lebensjahr einen zunächst vom Kopf in die Glieder absteigenden Prozess der Bewegungsentwicklung. Dabei ist es, wie bereits der Kinderarzt und Heilpädagoge Karl König (1902–1966) herausgearbeitet hat, von fundamentaler Bedeutung, dass und wie es dem Kind gelingt, die Beziehung zur Raumeswelt und ihren Dimensionen aufzunehmen.[16] Hier können wir die Dimensionen vorne, vorderer Raum – hinten, rückwärtiger Raum, links – rechts, oben – unten unterscheiden.

Karl König hat früh festgestellt, dass zunächst ein Verhältnis zu der Dimension des vorderen und rückwärtigen Raumes zu entwickeln gilt. Für das Erfassen des vorderen Raumes sind die Augen, der menschliche Sehsinn, grundlegend – wie es der Hörsinn für den rückwärtigen Raum ist. Die Augenbewegung erfolgt gleich einer Gliedmaßenbewegung; mit den Augen ergreifen wir erstmals die räumliche Welt und in der sich in den ersten Lebenswochen einstellenden Blickachsenkreuzung liegt ein wichtiges Aufwacherlebnis des Ichs in der Raumeswelt.

Die Eigenbewegungsentwicklung beginnt damit maßgeblich im Kopf, mit der Augenbewegung wie mit der Saugbewegung.

Ein Untersuchungserlebnis aus meiner Praxis: Während ich den Säugling untersuche, schaut der danebenstehende Vater auf das Handy und hört mich nicht einmal – anstatt dass wir uns in gemeinsamer Aufmerksamkeit seinem Kind zuwenden, praktiziert der Erwachsene eine gesplittete Aufmerksamkeit. Das hat weitreichende Folgen für die Entwicklung der Bindung und Beziehungsfähigkeit zwischen allen Beteiligten (siehe auch die Beiträge von Angelika Maaser, Seite 51 ff., und von Cristina und Christoph Meinecke, 171 ff.). Wir suchen in den ersten Monaten die Resonanz der sich begegnenden Blicke, das Lächeln, wir achten auf die Folgebewegungen der Augen, und in der geteilten Aufmerksamkeit der Blicke auf ein Drittes vollzieht sich ein fundamentales Geschehen, um in der Welt anzukommen. Daher ist es gut, wenn wir immer wieder auf unsere eigene Aufmerksamkeit und Zuwendung achten und die notorisch sich einstellenden Ablenkungen aus der Welt elektronischer Medien beherrschen lernen.

Das kleine Kind ist noch weitsichtig. Heute nimmt in allen Ländern mit «westlichem Lebensstil» die Kurzsichtigkeit immer mehr zu, massiv verstärkt durch mangelnden Aufenthalt unter freiem Himmel und den damit verbundenen Sonnenlichtmangel. So mögen wir uns auch immer wieder fragen: Wann am Tag blicke ich in die Weite der Welt? Erlebt mein Kind mit mir die freie Natur?

Gleichzeitig bildet sich die Beziehung zur rückwärtigen Welt aus. Die stabile Rückenlage ist nicht gegeben, sondern wird wahrnehmend gelernt. Zugleich ist diese, uns unsichtbare Welt eine Welt des Hörens. «Rückhalt» ist eine entscheidende Qualität des Vertrauens und ist von «Zuwendung» im Sehraum zu unterscheiden. Kinder mit hochgradigen Hörstörungen sind besonders gefährdet in der Entwicklung eines gesunden Urvertrauens. Singen und Musik fördern die Verkörperung über das Hören und damit das Spüren auch des hinteren Umraumes und Leibes, was bereits bei Frühgeborenen hochwirksam die körperliche wie seelische Entwicklung unterstützt.

Inkarnation und Diskrimination bedeutet in diesem Entwicklungskontext den Leib zu spüren, zu entdecken und durch ihn die Welt differenzierend wahrzunehmen.

Bewegen und Wahrnehmen und das Bilden einer zusammenhängenden Wahrnehmung und Bewegungsgestalt vollzieht sich in einer absteigenden Richtung: Hände/Arme sowie Rumpf und dann zunehmend im Ergreifen der Beine.

Die Bewegungsentwicklung der ersten drei Jahre

Das Kind entwickelt in den ersten drei Jahren die Wahrnehmung seines eigenen Leibes im sogenannten Lebenssinn. So spürt es sehr viel intensiver als später seine eigene Verdauungstätigkeit, die Qualität der Nahrung und es lernt andererseits erst, die Intensität seiner Sinneseindrücke, die von außen an es herandringen, zu regulieren und diese Eindrücke zu verdauen und einer einheitlichen eigenen Weltvorstellung zu verschmelzen. Wir können hier einerseits von Enterozeption oder Leibwahrnehmung sprechen und andererseits von Exterozeption, wie sie uns exemplarisch im Riechen, Hören und Sehen begegnen. Zunächst können sich Kleinkinder von beidem schnell überfordert zeigen. Doch auch wir

Erwachsene kennen es, dass uns z. B. traumatisierende Erlebnisse auch später im Leben überfordern können. Und hier zeigt die therapeutische Erfahrung, dass der Bewegung eine entscheidende regulative Wirksamkeit zukommt. Wann immer es gelingt, eine traumatisierende Erfahrung so zu erinnern, dass zugleich der Betroffene sich dabei aktiv bewegen lernt, besteht eine Chance, das bis dahin seelisch unverdaute, immer wieder aufstoßende Trauma zu verarbeiten. Die Bewegung und damit die Propriozeption, die Wahrnehmung der Eigenbewegung, bildet eine entscheidende Möglichkeit, um in gesunder Weise herausfordernde und zunächst überfordernde Wahrnehmungen und Erlebnisse zu verarbeiten. Ebenso wird auch die Verdauung der Nahrung durch die körperliche Bewegung angeregt. Bewegung ist damit auch ein Schlüssel, das Vergangene hinter sich zu lassen und sich neu der Zukunft zu öffnen. Gerade in einer Zeit der Reizüberflutung und vieler traumatisierender Erfahrungen für Kinder weltweit kommt der kindlichen und kindgemäßen Eigenbewegung eine Schlüsselstellung zu und ist eine sitzende Pädagogik, wie sie durch Bildschirmmedien noch gefördert wird, besonders wenig zeitgemäß. Seelische Resilienz bestimmt sich nicht zuletzt auch durch das Maß an Eigenbewegung.

Zur Entwicklung des Säuglings und Kleinkinds

In der absteigenden Bewegungsentwicklung des Säuglings spielt der Erwerb der Fähigkeit, sich um die eigene Achse vom Rücken auf den Bauch und zurückzudrehen, eine wesentliche Rolle. Die Wirbelsäule kann als ein Zentralorgan unseres rhythmischen Systems – neben Herz und Lungen – erfasst werden und verbindet die Polarität von Kopf und Gliedmaßen. In der Drehbewegung vollzieht sich eine erste Integration dieser Polarität, in der der Rumpf – und damit die Wirbelsäule und die mit ihr verbundene Muskulatur – eine zentrale Rolle spielen. Um die Drehbewegung und die dann folgenden Schritte der Bewegungsentwicklung zu erlernen, bedarf das Kind nun der direkten Berührung mit dem Boden bzw. einer dafür vorbereiteten Unterlage. Es beginnt damit zugleich die freie Exploration eigener Bewegungsmöglichkeiten, die ebenso wesentlich für die kindliche Entwicklung ist wie die schützende Geborgenheit in der elterlichen Umarmung. Eltern bedürfen hier mitunter der Anleitung, ihrem Kind auch ausreichend eigenen «Spielraum» für seine aktive Bewegungsentwicklung zu gönnen. Bewegungs- und Gleichgewichtssinn entwickeln sich intensiv in dieser Phase, an die nun das Robben und dann das Kriechen und Krabbeln anschließen. Diese Phase sollte möglichst intensiv vom Kind «ausgekostet» werden. Durch die alternierende Bewegung aller vier Extremitäten (rechtes Bein mit linker Hand und linkes Bein mit rechter Hand) im Krabbeln wird die Koordination geschult, das Gleichgewicht gehalten und die Rumpfmuskulatur aufgebaut. Der Gleichgewichtssinn (vestibuläres System) verschränkt sich mit dem Bewegungs- und Sehsinn. Dabei wird jetzt zunehmend der Wechsel zwischen Nah-Sehen (und dabei dem Kreuzen der Blickachsen) und Fern-Sehen geübt. Diese Entwicklung hat Bedeutung bis hin zur Entwicklung der späteren Augen-Folgebewegungen beim Lesen und Schreiben, ehe es dann – seine Mitmenschen nachahmend – die Aufrichte erobert.

Die Differenzierung Rechts – Links wird früh angelegt und betrifft differenziert Augen, Arme/Hände und Beine/Füße. Wesentlich ist hier die Fähigkeit, zunehmend beide Seiten im Gebrauch zu differenzieren – bis hinein in die Entwicklung der beiden Hirnhälften – was es letztlich später ermöglicht, «Punkt und Umkreis» praktisch handelnd gleichzeitig im Bewusstsein zu halten. Doch nicht nur das: Wir wissen heute, dass die Rechts-Links-Differenzierung sehr tief reicht in die Frage, wie wir einerseits räumliche Strukturen und andererseits zeitliche Verläufe erfassen können. Beide Qualitäten sind durchaus polar erlebbar, wenn wir einerseits einen Stundenplan festlegen und andererseits in den Fluss eines Musikstückes eintauchen. Um letztere Qualität entwickeln zu können, ist es wichtig, das spielende Kind möglichst nicht abrupt zu unterbrechen und einen Sinn zu entwickeln, zeitliche Übergänge angemessen zu gestalten. Dazu gehören in der frühen Kindheit das Begleiten von Aufwachen und Einschlafen ebenso wie später der Übergang in die Kinderkrippe oder zur Tagesmutter etc. Jeder dieser Übergänge verlangt vom kleinen Kind eine Anpassungsleistung! Das Erleben, sich einem zeitlichen Prozess hingeben zu können, ist für den Menschen ebenso essenziell wie das Vermögen, sein Leben strukturieren und ordnen zu können. Diese Aphorismen mögen andeuten, wie weitreichend das Thema der «Lateralisation», der Differenzierung von rechts und links für das Kind und seine Entwicklungsmöglichkeiten sind.

Damit verbunden ist die Entwicklung einer führenden Körperseite (Dominanz). Was wir heute die «dominante» Körperseite – in der Mehrzahl der Kinder die rechte – nennen, bezieht sich primär auf die räumliche Welt. Die «nicht dominante» Seite ist aber ebenso wesentlich, bezieht sich nicht nur mehr auf Traum und Ahnung, wie es Karl König formulierte, sondern auf das Eintauchenkönnen in den Fluss der Zeit und damit auf eine zentrale Qualität der Bewegung. «Dominanz» hat, so König, etwas mit «Distanz»fähigkeit zu tun, mit sich Gegenüberstellenkönnen im Raum: «Die Dominanz ist eine Notwendigkeit, wenn sich für das Kind ‹Distanz› herausbilden soll»[17] – doch ebenso notwendig ist das Eintauchenkönnen in den Fluss der Zeit.

In der sich kreuzenden Bewegung kommt es zu der so wesentlichen inneren Verschränkung von Rechts und Links. Die Entwicklung der Kreuzungsfähigkeit im Laufe des ersten Lebensjahrsiebtes ist wesentlich für ein gutes Zusammenspiel von linker und rechter Körperhälfte und damit der oben angesprochenen Qualitäten.

Verfolgen wir nun den weiteren Weg der Bewegungsentwicklung hin zur menschlichen Aufrichte. Bezüglich des Sitzens, das in der zweiten Hälfte des ersten Lebensjahres aktiv erobert wird, ist es interessant, Kulturen wie die japanische kennenzulernen, wo die Tischhöhe sehr niedrig ist, während die Menschen außerordentlich aufrecht zu Tisch sitzen. Charakteristisch ist dabei, dass die Füße am Boden sind, die Beine nicht in der Luft zappeln und es ist nicht nur meine eigene Beobachtung, dass Kindern die Konzentration oder auch eine ruhige Haltung beim Einnehmen der Mahlzeit deutlich leichter fällt, wenn ihre Beine und Füße einen stabilen Halt haben.

In der Aufrichtung erobert der Mensch eine einmalige Position im Raum, die so kein Tier, auch kein Primat erreicht. Da der Mensch in der Aufrichtung seinen Schwerpunkt über den Drehpunkt des Hüftgelenks erhebt, ist die Aufrichte eine prinzipiell labile Position, die nur bei Bewusstsein eingenommen werden kann – während das Tier im Stehen schlafen kann. Die menschliche Aufrichtung erfolgt aus einem Akt der Nachahmung. Sie setzt eine genügende Verkörperung im eigenen Leib ebenso voraus wie ein Eintauchenkönnen in die Wahrnehmung des anderen. Dabei lernt das Kind, sein Körpergewicht auf der außerordentlich kleinen Unterstützungsfläche seiner beiden Füße zu balancieren – wobei der Kopf ein bedeutend höheres Gewicht im Verhältnis zum Körpergewicht hat als beim Erwachsenen. Das Üben der Balance durch Verkleinerung der Standfläche, später auch z. B. auf schmalen Balken macht Kindern Freude und wir alle bewundern den Kletterer auf schmalen Felsvorsprüngen oder den Balancierenden auf einem Hochseil. In der Aufrichte überwindet der Mensch bewusst die Schwerkraft der Erde. Das Erlangen des Gleichgewichts in der Aufrichte löst seelisch sichtbare Freude aus – ein Erlebnis, das wir möglichst auch Kindern mit eingeschränkter Körperbewegung verschaffen wollen. In der «I-Übung» der Eurythmie bzw. Heileurythmie kann dieses Erlebnis immer wieder nachvollzogen und damit das Erleben des sich verkörpernden Ichs gestärkt werden.

Wenn das freie Laufen beginnt, ist es wichtig, dass das Kind möglichst auch in natürlichem Gelände dieses Erlebnis machen kann. Bodenunebenheiten, ein weich federnder Waldboden, sich bergauf und bergab zu bewegen regt die Ausbildung der Füße und den gesamten Bewegungsorganismus an. So war es mir immer ein Erlebnis, die Füße von Kindern, die in den Bergen aufwachsen, mit Kinderfüßen aus der Großstadt zu vergleichen. Sehr wirksam kann das Laufen am Meeresstrand auf Sandboden sein. Auch Kinder mit spastischen Lähmungen machen auf solchem Untergrund oft ungeahnte Fortschritte. Dabei konnten Kolleginnen von mir auch beobachten, dass dadurch wiederum die Sprachentwicklung angestoßen wurde, die dem Erwerb des aufrechten Gangs folgt. Entsprechend ist es klug, mit dem Laufrad zu warten, bis die Kinder die Freude am Gehen und auch die Fähigkeit zu längeren Spaziergängen erworben haben. Für die Bewegung und das Spielen in freier Natur und im Wald ist auch nachgewiesen, dass dadurch die Konzentrationsfähigkeit steigt und unruhig-impulsives Verhalten abgebaut werden kann. So unternahmen die Eltern eines ausgesprochen hyperaktiven Kleinkindes (im Sinne von ADHS) während der gesamten Vorschulzeit ausgiebige Spaziergänge bei jedem Wetter und der Junge konnte daraufhin in der Schule sein Verhalten ausreichend selbst regulieren. Kinder aus Waldkindergärten zeigen eine auffallende Resilienz gegen schwerere Infekte – das Immunsystem entwickelt sich nicht nur im Zusammenhang mit dem körpereigenen Mikrobiom, sondern ebenso auch in Korrespondenz zur Umwelt.

Eine besondere Herausforderung und Freude kann es sein, in der Natur auf einem Holzbalken über einen kleinen Bach zu balancieren. Im Rahmen des «bewegten Klassenzimmers» kann man auch bei Grundschülern zu Beginn des Unterrichts auf entsprechend zu überquerenden Balken deren Bewegungs- und Gleichgewichtssinn anregen. Dabei lässt sich beobachten, dass die Kinder im Anschluss leichter zur Ruhe und Konzentration finden.

Die erste Strophe der «Grundsteinmeditation» zur Neubegründung der Anthroposophischen Gesellschaft bringt vieles von dem besprochenen Erleben des kleinen Kindes mit zum Ausdruck:

Menschenseele!
Du lebest in den Gliedern,
Die dich durch die Raumeswelt
In das Geistesmeereswesen tragen: Übe Geist-Erinnern
In Seelentiefen wo in waltendem
Weltenschöpfer-Sein
Das eigne Ich
Im Gottes-Ich
Erweset;
Und du wirst wahrhaft leben
Im Menschen-Welten-Wesen. […][18]

Die Meditation, die ausdrücklich das Erleben der seelisch-geistigen Verkörperung des Menschen anspricht, beginnt mit dem «Embodiment» des Seelisch-Geistigen in den Gliedmaßen und verknüpft dieses Erleben mit der Aufforderung (an den Erwachsenen), die eigenen Impulse zu erinnern, die jede und jeder von uns in dieses Leben mitbringen – dies ist die Dimension des «Geist-Erinnerns» – und spricht zugleich den spirituellen Rückhalt an, in dem wir uns als Geschöpf geborgen fühlen und wissen können. Zugleich wird damit die Bedeutung des religiösen Gefühls deutlich, dem Erleben des eigenen Gewolltwerdens nicht nur durch menschliche, sondern auch durch kosmische Schöpferwesen. Dieses religiöse Grundgefühl ist für eine gute frühe Kindheit unentbehrlich und es ist in der heutigen multikulturellen Gesellschaft eine offene Frage, wie dem in Familie und/oder Betreuungseinrichtungen Rechnung getragen wird.

Väterliche und mütterliche Aspekte in der Elternbeziehung

Rudolf Steiner formuliert im «Heilpädagogischen Kurs»: «Nun dürfen wir nicht vergessen, dass in den Vererbungsverhältnissen das begründet ist, dass gerade die Gliedmaßen-Organisation vom Vater am stärksten [beeinflusst wird], während die Kopforganisation von der Mutter am stärksten beeinflusst wird.»[19] Positiv formuliert: In einer außerordentlich charakteristischen, wenn auch feinen und intimen Weise wird sich dasjenige, was sich beim Vater ausdrückt, im Gebrauch seiner Energie, seines Lebensmutes, wie er sich in allen seinen Lebensäußerungen offenbart, in das Kind hinein fortpflanzen und fortsetzen. Was beim Vater Energie ist, wird die ganze Organisation des Kindes energetisieren. Was bei der Mutter Wohlwollen und Liebe ist, was das Kind von der Mutter aus mit Wärme umgibt und umhüllt, das wird das Innere des Kindes mit sittlicher Empfänglichkeit und sittlichem Interesse zunächst in ganz unbewusster Weise durchsetzen.» Deutlich sei hier betont, dass Kinder durchaus gleichwertig mit gleichgeschlechtlichen Eltern aufwachsen können. Es geht hier nicht primär um das physische Geschlecht, sondern um eine leiblich-seelische Qualität und Polarität der Eltern, die auch gleichgeschlechtliche Paare in der Beziehung zu ihren Kindern ausbilden können. Andererseits stellt zunächst die Geschlechtlichkeit des Menschen (unabhängig von seiner sexuellen Präferenz) eine durchaus physisch-physiologische Tatsache dar, in der sich eine entsprechende Polarisierung oft, aber keineswegs immer, spontan ergibt. Der geschlechtliche Aspekt, den Rudolf Steiner hier anspricht, ist andererseits, z. B. in der ADHS-Forschung empirisch sehr gut belegt. Dies betrifft insbesondere Jungen, die ohne Vater aufwachsen, und die nicht nur ein höheres ADHS-Risiko, sondern auch ein höheres Risiko aufweisen, als Jugendliche und Erwachsene straffällig zu werden: 95 % aller Strafgefangenen – in dieser Größenordnung weltweit – sind Männer, und 70 % aller Strafgefangenen in Deutschland bzw. 85 % in den USA sind ohne Väter aufgewachsen.[20]

Physiologisch gibt es zweifellos einen Geschlechtsaspekt bezüglich der Gliedmaßen, und zwar hinsichtlich deren Beherrschung – die (kräftiger veranlagten) männlichen Gliedmaßen stellen hier höhere Anforderungen – und damit hinsichtlich eines funktionierenden Gleichgewichts zwischen Wahrnehmung und Bewegung. ADHS zeigt ja zweierlei, eine Schwäche im Stauungsorgan präfrontaler Cortex einerseits und ein relatives Eigenleben der Gliedmaßen andererseits. D. h. es besteht ein Defizit an wechselseitiger Verschränkung von Kopf und Gliedmaßenpol, sodass viele betroffenen Kinder entweder an Ungeschicklichkeit mit entsprechenden Folgen bis zum Erwachsenenalter leiden oder sich ihrer aggressiven Handlungen erst bewusst werden, wenn bereits ein anderer darunter zu leiden hatte. Im Pubertäts- und Adoleszenzalter wird diese männlich-weibliche Polarität dadurch verstärkt, dass mit der sexuellen Reifung eine entsprechende hormonelle Umstellung einhergeht, die sich bei Frauen und Männern unterschiedlich auf den präfrontalen Cortex und seine Hemmungsfunktion gegenüber spontanen Gliedmaßenimpulsen auswirkt. Ob es einem Kind später gelingen wird, seine Gliedmaßen gut zu führen, wird bereits sehr früh in der Bewegungsentwicklung des Kindes veranlagt und hängt dabei wesentlich von der erlebten Beziehungsqualität ab.

Eine besondere Rolle kommt dabei in den ersten drei Jahren dem elterlichen Feingefühl im Handeln zu – wie berühre ich das Kind, wie handhabe ich die Gegenstände meiner Umgebung, wie achtungsvoll bewege ich mich gerade in Bezug auf meine Gliedmaßen. Dies prägt in hohem Grade das Kind in seiner Nachahmung und damit seiner seelisch-geistigen Präsenz in den Gliedmaßen und seinem Handeln.

Der Polarität von Kopf und Kontrolle einerseits, Gliedmaßen und dynamische Impulse andererseits entspricht die grundlegende Polarität von Geborgenheit, vertrautem Heim einerseits und Exploration, dem «Aufbruch ins Unbekannte» andererseits.[21] Beide Qualitäten sind gleichermaßen wichtig für die gesunde Entwicklung des kleinen Kindes und entsprechen der Tendenz nach der oben genannten Polarität der mehr «weiblich-mütterlichen» und «männlich-väterlichen» Qualität (wobei es sehr väterliche Mütter und mütterliche Väter gibt).

Aus der Aufrichtung heraus erfolgt eine weitreichende Befreiung der

Atmungsorganisation im aufrechten Menschen. So verbraucht der stehende Mensch nur 7 % mehr Sauerstoff als im Liegen. Diese Differenz ist bei Tieren wesentlich höher, da sie mehr Muskelarbeit benötigen, um ihr Skelett gegenüber der Schwerkraft zu halten. Der gehende Mensch ist nicht wie der Vierfüßler in seiner Atmung an die Bewegung gekettet. Die menschliche Lunge muss daher nicht wie z. B. beim Hund hechelnd zur Wärmeregulation beitragen, da dies über die nackte und zum Schwitzen fähige Haut erfolgt. In der Aufrichtung befreit der Mensch die Atmung zur Sprachfähigkeit, so wie in der menschlichen Evolution auch der Mund die Zahnreihe zum Organ des Sprechens umgestaltete und den vorderen Zahnbogen mit zweieinhalb Jahren an weiterem Wachstum hindert. Auf diese Weise bildet das Kind keine Schnauze aus und behält in den vorderen Zahnbögen zeitlebens die Gestalt, die diese in der Zeit des Sprechenlernens angenommen habe. So kann evolutionsbiologisch wenig Zweifel daran bestehen, dass auch hier der Grundsatz «form follows function» wirksam war und dass es dementsprechend die Sprache selbst und damit wiederum die menschliche Ich-Organisation ist, die die Gestaltung des Mundraumes wesentlich geprägt hat. Im Sprechen potenziert sich zugleich unsere Beziehungsfähigkeit, unsere Fähigkeit zum «Menschen-Seelen-Wirken», wie es im ersten Teil der zweiten Strophe der Grundsteinmeditation angesprochen wird:

Menschenseele!
Du lebest in dem Herzens-Lungen-Schlage,
Der dich durch den Zeitenrhythmus
Ins eigne Seelenwesensfühlen leitet:
Übe Geist-Besinnen
Im Seelengleichgewichte,

Dieser Prozess führt zur Wahrnehmung unserer eigenen Beziehung zum Du und der Beziehung des eignen Ichs zum «Welten-Ich», dem wahrhaft Menschlichen:

Wo die wogenden
Welten-Werde-Taten
Das eigne Ich
Dem Welten-Ich
Vereinen;
Und du wirst wahrhaft fühlen
Im Menschen-Seelen-wirken.[22]

Gerade die menschliche Sprache und damit auch die Art und Weise, wie wir mit dem Kind sprechen, ist für diese Qualität von zentraler Bedeutung.

Ein erstes Zu-sich-Kommen

Im dritten Lebensjahr erwacht das Denken und damit ein bewusster Bezug des Kindes zum eigenen Ich-Wesen. Das Gehirn – und der Dünndarm – sind jetzt schon zu 90 % ausgewachsen, das Darmmikrobiom stabilisiert sich, das Kind entwickelt eine stabile Verdauung der stofflichen Nahrung und seine Sinnesorgane reifen aus. Umgekehrt kristallisieren sich bis dahin die meisten Autismusspektrumstörungen als Verdauungsstörungen im Sinnesbereich heraus, die zu 70 % von Störungen im Verdauungstrakt begleitet werden.

Die dritte Strophe der Grundsteinmeditation beginnt wie folgt:

Menschenseele!
Du lebest im ruhenden Haupte,
Das dir aus Ewigkeitsgründen
Die Weltgedanken erschließet.[23]

Hier wird das Zur-Ruhe-Kommen angesprochen, in dem das Denken aufleuchtet. In Momenten intensiven Nachdenkens bringen wir die eigene Körperbewegung zur Ruhe, wie andererseits die Kraft zum eigenen Denken aus dieser Bewegung erst erwächst.

Eine wesentliche Möglichkeit, zur Ruhe zu kommen, sind fieberhafte Erkrankungen des kleinen Kindes. Gerade hat mein dreijähriger Enkel mit seinen Eltern fieberhaft COVID durchgemacht. Er selbst wollte freiwillig für knapp drei Tage das Bett hüten. Und am dritten Tag wusste er plötzlich, was die Zahlen «Zwei» und «Drei» bedeuten, was ihm vorher gedanklich noch nicht bewusst war. Sehr viele Eltern kennen dies, dass neue Schritte gerade im Kognitiven nach solchen Momenten des Fiebers und der Ruhe in Erscheinung treten – das gilt schon für jedes Erwachen aus dem Schlaf. Für das kleine Kind ist das Durchmachen einer fieberhaften Erkrankung, mit der nicht nur eine körperliche Beeinträchtigung, sondern ebenso Ruhe, Pflege und Durchwärmung verbunden sein sollten, ein ganz wesentlicher Schritt der Verkörperung. Jedes Fieberzäpfchen kann diesen Prozess schwächen, ebenso, wie sich Antipyretika negativ auf die Reifung des Immunsystems auswirken können. So ist es erwiesen, dass Paracetamol in Schwangerschaft und früher Kindheit das Auftreten von Asthma begünstigen kann und es gibt sogar Hinweise darauf, dass die Gabe von Paracetamol in früher Kindheit mit der Häufigkeit des Auftretens von Autismusspektrumstörungen korrelieren kann.[24] Nicht nur die immunologische Verdauungsfähigkeit, sondern auch die Lebensprozesse/Lebensstufen, die mit der Verarbeitung der Sinneseindrücke und damit unserer Beziehungsfähigkeit zur Sinneswelt zu tun haben, reifen mit dem Fieber und damit die Kräfte des Ichs und der Ich-Wärme-Organisation.

Dem Denken aber verdanken wir zuletzt die Möglichkeit, jenes «Welten-Wesens-Licht» zu erleben, das uns «die ewigen Götterziele zu freiem Wollen schenken». Die menschliche Freiheitsfähigkeit zeigt sich in einem ersten Vorschein, wenn das Denken im Kind erwacht.

Menschenseele!
Du lebest im ruhenden Haupte,
Das dir aus Ewigkeitsgründen
Die Weltgedanken erschließet:
Über Geist-Erschauen
In Gedanken-Ruhe,
Wo die ew'gen Götterziele
Welten-Wesens-Licht
Dem eignen Ich
Zu freiem Wollen
Schenken,
Und du wirst wahrhaft denken
In Menschen-Geistes-Gründen.[25]

In der Grundstein-Meditation finden sich die drei Schritte Gehen – Sprechen – Denken in der entwicklungsgemäßen Reihenfolge und damit die Verkörperung des Seelischen. Es ist zugleich der Schritt von der noch kosmisch-vorgeburtlichen Welt in die eigene Aufrichtung und Bewegung, Beziehungsfähigkeit und Sprache und schließlich dem Erleben des Denkens und einem ersten Gewahrwerden des eigenen Ichs, wie es von dem Dichter Jean-Paul (1763–1825) einprägsam zum Ausdruck gebracht wurde:

> «An einem Vormittage stand ich als ein sehr junges Kind unter der Haustür und sah links nach der Holzlege, als auf einmal das innere Gesicht: ‹Ich bin ein Ich› wie ein Blitzstrahl vom Himmel vor mich fuhr und seitdem leuchtend stehenblieb: da hatte mein Ich zum ersten Mal sich selber gesehen und auf ewig.»[26]

Anmerkungen

1 «Ich denke sowieso mit dem Knie» ist der Titel einer Performance von Joseph Beuys (1921–1986) im Jahr 1970. Hintergrund war der Kniefall von Willi Brandt in Warschau.

2 Steiner R: Allgemeine Menschenkunde als Grundlage der Pädagogik. GA 293. Vortrag vom 3.9.1919. Basel: Rudolf Steiner Verlag; 2019.

3 Schad W: Zeitbindung in Natur, Kultur und Geist. Stuttgart: Verlag Freies Geistesleben; 2016, S. 27.

4 Vgl. 13. Vortrag, der das plastische Bild eines «Wehres» bringt, an dem sich diese Strömung staut: Steiner R: Allgemeine Menschenkunde als Grundlage der Pädagogik. GA 293. Vortrag vom 4.9.1919. Basel: Rudolf Steiner Verlag; 2019.

5 Steiner R: Esoterische Unterweisungen für die erste Klasse der Freien Hochschule für Geisteswissenschaft. GA 270. Dreizehnte Stunde vom 17.5.1924. Basel: Rudolf Steiner Verlag; 2020.

6 Husemann A: Der musikalische Bau des Menschen. Entwurf einer plastisch-musikalischen Menschenkunde. Stuttgart: Verlag Freies Geistesleben; 2003.

7 Vgl. 13. Vortrag, der das plastische Bild eines „Wehres» bringt, an dem sich diese Strömung staut: Steiner R: Allgemeine Menschenkunde als Grundlage der Pädagogik. GA 293. Vortrag vom 4.9.1919. Basel: Rudolf Steiner Verlag; 2019.

8 Vgl. 13. Vortrag, der das plastische Bild eines „Wehres» bringt, an dem sich diese Strömung staut: Steiner R: Allgemeine Menschenkunde als Grundlage der Pädagogik. GA 293. Vortrag vom 4.9.1919. Basel: Rudolf Steiner Verlag; 2019.

9 Steiner R: Allgemeine Menschenkunde als Grundlage der Pädagogik. GA 293. Vortrag vom 3.9.1919. Basel: Rudolf Steiner Verlag; 2019.

10 Fuchs T: Das Gehirn – ein Beziehungsorgan. Eine phänomenologisch-ökologische Konzeption. Stuttgart: Kohlhammer; 2021.

11 Steiner R: Allgemeine Menschenkunde als Grundlage der Pädagogik. GA 293. Vortrag vom 4.9.1919. Basel: Rudolf Steiner Verlag; 2019.

12 Steiner R: Allgemeine Menschenkunde als Grundlage der Pädagogik. GA 293. Vortrag vom 3.9.1919. Basel: Rudolf Steiner Verlag; 2019.

13 Siegmund-Schultze N: 37. Interdisziplinäres Forum der Bundesärztekammer: Bewegung wirkt wie ein Medikament. Deutrsches Ärzteblatt 2013; 110(7): A-271 / B-252 / C-252.

14 Haapala EA, Leppänen MH, Lee E, Savonen K, Laukkanen JA, Kähönen M, Brage S, Lakka TA: Accumulating Sedentary Time and Physical Activity From Childhood to Adolescence and Cardiac Function in Adolescence. Journal of the American Heart Association 2024; 13(6): e031837.

15 Steiner R: Grundsteinspruch. Die Weihnachtstagung zur Begründung der Allgemeinen Anthroposophischen Gesellschaft 1923/1924. GA 260. Dornach: Rudolf Steiner Verlag; 1994.

16 König K: Die ersten drei Jahre des Kindes. Stuttgart: Verlag Freies Geistesleben; 2017.

17 König K: Heilpädagogische Diagnostik. Arlesheim: Natura Verlag; 1983, S. 63.

18 Steiner R: Grundsteinspruch. Die Weihnachtstagung zur Begründung der Allgemeinen Anthroposophischen Gesellschaft 1923/1924. GA 260. Dornach: Rudolf Steiner Verlag; 1994.

19 Steiner R: Heilpädagogischer Kurs. GA 317. Vortrag vom 3.7.1924. Basel: Rudolf Steiner Verlag; 2024, S. 137.

20 Matussek M: Die vaterlose Gesellschaft. Reinbeck: Rowohlt; 1998.

21 Grah-Wittich C, Krauch S, Kern A, Forss C: Vor allem Sinne: Praxisbuch Frühförderung für Eltern und Fachkräfte in Therapie und Pädagogik. Stuttgart: Verlag Freies Geistesleben; 2024.

22 Steiner R: Grundsteinspruch. Die Weihnachtstagung zur Begründung der Allgemeinen Anthroposophischen Gesellschaft 1923/1924. GA 260. Dornach: Rudolf Steiner Verlag; 1994.

23 Steiner R: Grundsteinspruch. Die Weihnachtstagung zur Begründung der Allgemeinen Anthroposophischen Gesellschaft 1923/1924. GA 260. Dornach: Rudolf Steiner Verlag; 1994.

24 Liew Z, Ritz B, Virk J, Olsen J. Maternal use of acetaminophen during pregnancy and risk of autism spectrum disorders in childhood: A Danish national birth cohort study. Autism Research 2015; 9: 951–958.

25 Steiner R: Grundsteinspruch. Die Weihnachtstagung zur Begründung der Allgemeinen Anthroposophischen Gesellschaft 1923/1924. GA 260. Dornach: Rudolf Steiner Verlag; 1994.

26 Paul J: Selberlebensbeschreibung. In: Miller N (Hrsg.): Jean Paul. Sämtliche Werke. Abteilung I. Sechster Band. Schmelzles Reise nach Flätz. Dr. Katzenbergers Badereise. Leben Fibels. Der Komet. Selberlebensbeschreibung. Selina. Darmstadt: Wissenschaftliche Buchgesellschaft; 2000, S. 1061.

In Resonanz sein – Loslassen und Schlafen Empfehlungen aus der Kleinkindpädagogik

Ina von Mackensen

Solch ein interdisziplinärer Kongress bietet uns die Chance, aus der Verstrickung mit den eigenen Herausforderungen herauszukommen. Es entstehen neue Blickwinkel, Perspektivwechsel – salopp gesagt: Wir werden angeregt, über den eigenen Tellerrand zu schauen. Ich kann sagen: Da werde ich angeregt, in Resonanz zu gehen und für meine eigene Arbeit neue Impulse zu finden.

Die eigene Haltung

Ich habe den Beruf der Kleinkindpädagogin ergriffen, weil ich langsam bin. Das ist *ein* Grund. Ich bin langsam im Denken, langsam im Tun und das ist in diesem Beruf ein echter Vorteil. Es gibt wenige Berufe, wo die Langsamkeit des Menschen Vorteile hat. Und sie betrifft auch diesen Prozess, auf den ich hier schauen will: das Loslassen und Zur-Ruhe-Kommen. Denn ohne Loslassen gibt es keinen gesunden Weg zum Schlaf. Entlang der Entwicklung gibt es bei Babys und Kleinkindern immer wieder Phasen, in denen sie Mühe haben, in den Schlaf zu kommen, durchzuschlafen oder auch Schwierigkeiten mit dem Aufwachen haben. Und wenn ich mich frage: «Wie kann hierbei unterstützt werden?» sehe ich mehrere Ebenen, auf denen wir Unterstützung anbieten können. Die erste Ebene ist, dass ich als Kleinkindpädagog:in zuerst bei mir selbst anfangen muss, zur Ruhe zu kommen. Denn die Kinder sind in diesem Alter so offen, dass die Gefahr besteht, meine Anspannung, meine Hetze, mein Nicht-Loslassen-Können auf sie zu übertragen.

Es macht viel aus, wie ich über Schlaf denke, was ich für eine Haltung zu ihm habe. Wenn ich mir klarmache, dass der Tag und die Nacht eine Einheit bilden, wie die Wirkungen des Tages in der Nacht zu spüren sind und die Wirkungen der Nacht bis in den Tag hineinreichen, schafft mir das ein grundlegendes Verständnis und Sicherheit. Und wenn ich dann mit dem kleinen Kind in diesen schlafvorbereitenden Prozess einsteige, brauche ich Zuversicht, Ruhe und Vertrauen. Das Kind nicht drängen und Schlaf verlangen wirkt nicht – wohl aber der feste Glaube daran, dass das Kind es schaffen kann.

Es muss mich als Erzieher:in sozusagen bis in die letzte Pore diese Sicherheit durchströmen: «Und wenn nicht heute, dann wirst du es bald schaffen, hier (in der Krippe oder Tagespflege) in den Schlaf zu kommen!» Denn gerade an einem für die Kinder fremden Ort, an dem Vater oder Mutter nicht dabei sind, ist es für das Kleinkind eine schwere Aufgabe, das zu lernen.

Der gute Schlafplatz

Was unterstützt noch das Einschlafen? Das Vorbereiten eines guten Schlafplatzes, der Geborgenheit vermittelt und Hülle bietet. Es muss ein fester Platz sein. Man möchte sich darauf verlassen können, dass man da wieder aufwacht, wo man eingeschlafen ist.

Ich habe in unserer Kleinkindgruppe die Schlafplätze im Gruppenraum eingerichtet, nicht in einem separaten Schlafraum. Das hat möglicherweise Nachteile, doch für die Kinder hat das einen großen Vorteil, dass es kein fremder Raum ist, sondern wie «angewärmt» durch den Tag. Wir führen es ein, dass die Bettchen nicht der Spielort sind. Wir benennen es ein paarmal, z. B. «Das ist Lauras Bett», «Das ist Rosalies Bett». Sollte ein kleines Kind beim Spielen doch einmal hineinsteigen, ist es auch nicht so schlimm. Sobald sich die Schlafenszeit nähert, bieten wir den Kindern Schlafsäckchen an. Das ist ein gutes Zeichen, denn es macht ganz deutlich: Jetzt bekommen die Beine eine Auszeit. Nicht für jedes Kind ist das leicht. Und wenn ein Kind nicht gleich mit einem Schlafsäckchen zurechtkommt, dann liegt es anfangs nur im Bett dabei und wird so mit der Zeit vertrauter. Wir bieten ihn immer wieder an und fast alle Kinder akzeptieren oder mögen sogar den Schlafsack mit der Zeit. Er wird eine Gewohnheit.

Der Raum sollte kühl und mit frischer Luft gefüllt sein. Für das Einleiten des Schlafprozesses dunkeln wir ihn ab – jedoch nicht stockdunkel, denn wir wollen keine Angst entstehen lassen.

Das Versorgen, die Pflege

Die größte Aufmerksamkeit legen wir auf das Versorgen der Kinder vor dem Schlafen, das Pflegen, wie wir es aus dem Pikler-Impuls kennen. Das Grundmotto ist: Bei der Pflege sind wir zusammen, in Gemeinsamkeit. Es entsteht ein Dialog aus Blicken, Gesten, Berührungen und Worten. Wir geben dem Kind unsere ungeteilte Aufmerksamkeit, unsere Aktivität und Antwort ist abwartend. Was zeigt mir das Kind? Wann ist es bereit? Wann steigt es aktiv mit ein? Dann gehe ich in Resonanz. Also dieses etwas abwarten, bis wir merken, dass das Kind auf das, was wir beginnen, eingeht. Wir lassen dem Kind immer wieder ein bisschen Zeit. Langsam sein ist hierfür ein großes Geschenk. Das Kind sollte nach dieser pflegerischen Phase satt an Ansprache, Begegnung und Beziehung sein und sich geborgen fühlen.

Tagesrhythmus und freies Spiel draußen

Was sind die Voraussetzungen dafür, dass das Kind gut loslassen kann und wir die Stimmung für diesen Übergang in die Ruhe und den Schlaf schaffen? Es braucht eine gute Tagesstruktur, einen Rhythmus. Hilfreich ist es, wenn die Kinder morgens nicht zu spät ankommen. Anderenfalls sollten wir liebevoll mit den Eltern im Gespräch sein, dass das ohne Stress für alle möglich wird. Es braucht ein Übergabegespräch, wenn die Eltern das Kind bringen, dass sie uns ein wenig anvertrauen, wie der vorige Nachmittag, Abend und die Nacht waren? Vielleicht auch der Morgen. So können wir daran anknüpfen. Und dann braucht es viel Spiel, möglichst in der Natur, wo sie ganz mit den Sinnen ihren Impulsen nachgehen und die Welt erkunden, sich bewegen.

Das ist es, was sie «sättigt»: Wenn sie die Welt erkunden und ganz im Hier und Jetzt bei sich sind.

In meiner Einrichtung haben wir das Glück, einen großen Garten am Haus zu haben; dort sind wir für knapp zweieinhalb Stunden draußen. Wir beginnen den Tag in der Natur und sind die meiste Zeit draußen. Es ist viel leichter für das Kleinkind – statt in einem engen Raum, wo es viel mehr Reibung gibt und vielerlei Geräusche es bedrängen –, in sein eigenes freies Spiel zu finden, wenn gleichzeitig eine ganze Gruppe anderer Kleinkinder um es herum ist. Draußen ist es freier, leichter und es gibt diese wunderbare vielfältige Natur: Kein Stein ist wie der andere, jeden Tag kann etwas Neues entdeckt werden. Auch das Wetter ist täglich ein anderes, doch bedrängt uns die Natur fast nie, außer, es kommt ein starkes Gewitter auf, oder die Füchsin kommt mit ihren Jungen vorbei. Doch in der Regel sind die Eindrücke durch die Natur so, dass sie keine Sinnesreizüberflutung erzeugen. In der frühen Vormittagszeit haben wir den Garten für uns allein, die Kindergartenkinder kommen später hinaus. So können die Kleinkinder zwar die Größeren drinnen sehen, und es ist anregend, was sie spielen und tun, doch sie selbst behalten ihren Freiraum, aktiv ihr Kleinkindspiel, ihre Entwicklungsarbeit zu leisten.

Zurück ins Haus gehen wir gestaffelt, sodass keine Stresssituation in der Garderobe entsteht, sondern jetzt begegnen wir uns, kommen zusammen. Als Betreuende begeben wir uns auf Augenhöhe mit den Kleinkindern, wenn wir beim Ausziehen unterstützen. Dann folgt das freie Spiel im Raum. Das Mittagessen sollte früh genug sein, um 11 oder 11:15 Uhr, damit die Kinder für diese Herausforderung noch ausreichend Kraft haben. Für ein Kleinkind ist Essen eine Herausforderung. Es braucht viel Koordination und Konzentration, damit sie beim Mittagessen nicht einschlafen, sondern es genießen können.

Schlafphasen, Pausen

Wir müssen bedenken, dass ein Kind bis etwa zum 18. Monat oft zwei Tagschlafphasen hat. Das heißt, wenn die Kinder jünger als 18 Monate sind, können wir sie nicht alle gemeinsam Mittagessen lassen, sondern müssen diesen Rhythmus dem Kind anpassen, seinen individuellen Schlaf- und Ess-Rhythmus beachten. Es ist eine große Herausforderung für die Betreuungssituation und insbesondere für Bundesländer mit einem zu geringen Personalschlüssel. Aufgrund unserer Personalsituation nehmen wir Kinder erst ab 18 Monaten auf, sonst könnten wir diese zwei Schlafphasen am Tag schwer betreuen. Schlaf ist ein individuelles und intimes Thema. Hier spielt auch hinein, welche Bedeutung dem Schlaf in der Familie gegeben wird, welche Rituale oder Gewohnheiten dort geprägt werden.

Das Schlafen, das Loslassen und die Pause sind ganz wichtige Prozesse. Von dem großen Musiker Wolfgang Amadeus Mozart ist der Ausspruch überliefert: «Die Stille zwischen den Noten ist genauso wichtig wie die Noten selbst.»

Die Kraft der Nacht – Rückschau und Ruhemeditation

Ich möchte noch einmal auf die Bedeutung der Nacht eingehen. Wahrscheinlich kennt jeder von uns den Zustand, über Tag in eine stressige Situation, eine innere Bedrängnis, eine Krise oder in einen Konflikt gekommen zu sein. Am Abend erscheint uns diese Situation ausweglos, vollkommen unlösbar, ganz besonders erschwert, überdimensional. Doch wenn wir es schaffen, dennoch in den Schlaf zu finden, ist es am anderen Morgen anders. Irgendwoher haben wir in der Nacht Sortierung, Hoffnung, einen Schimmer Licht, vielleicht eine gute Idee, etwas Zuversicht gewonnen. Vielleicht hat sich an der Situation selbst noch nichts verändert, aber an unserer Haltung dazu, an unserem Sich-einlassen-können. Diese Kraft der Nacht, einen Perspektivwechsel zu ermöglichen, mit frischem Mut, mit Zuversicht, mit Licht, wie der Tag es bringt, auf die Dinge und die Welt zu schauen, ist ein Geschenk, das wir aus der Nacht bekommen. Und die Anthroposophie lehrt uns, dass wir dieses Geschenk noch vollkommener heben können, indem wir uns auf die Nacht vorbereiten. Wir haben also Aufgaben für diesen Übergang in die Nacht, so wie wir z. B. beim Essen durch eine gute Auswahl, Zubereitung und Esskultur die Ernährung verbessern können. Wir bereiten die Sinneseindrücke, die Erlebnisse, die Gedanken und Gefühle so auf, als wären sie für die Nacht bestimmt. Recht bekannt ist die abendliche Rückschau, indem wir den Tag rückwärts betrachten. Ich finde, es ist eine Kunst, nicht hängen zu bleiben an Einzelheiten und in ein bestimmtes Geschehen wieder gedanklich einhaken zu wollen, sondern mit größerem Abstand auf den Tag zu schauen, als wäre man schon nicht mehr ganz verstrickt. Hilfreich ist es auch, den Tag seiner Partnerin oder seinem Partner zu erzählen, ohne zu unterbrechen, komprimiert, vielleicht fünf Minuten lang.

Folgend nenne ich einen Spruch, den ich in meinem Alltag sehr genieße. Oft spreche ich nur den ersten Absatz für den Abend. Also dieses Bei-mir-Ankommen, die Ruhe in mir finden, tut mir gut. Es gibt auch Bewegungen aus der Heileurythmie dazu, dass die Ruhe bei mir einkehrt. Dann kann man loslassen für die Nacht. Die Empfehlung ist also ein Mantra, einen Spruch zu finden, der uns hilft, in die Ruhe zu kommen.

Wenn ich zu aufgewühlt bin vom Tag, von einem Treffen am Abend, hilft mir z. B. die Ruhemeditation von Rudolf Steiner:

Ich trage Ruhe in mir,
Ich trage in mir selbst
Die Kräfte, die mich stärken.
Ich will mich erfüllen
Mit dieser Kräfte Wärme,
Ich will mich durchdringen
Mit meines Willens Macht.
Und fühlen will ich
Wie Ruhe sich ergießt
Durch all mein Sein,
Wenn ich mich stärke,
Die Ruhe als Kraft
In mir zu finden
Durch meines Strebens Macht.[1]

Zum Schluss formuliere ich oft positive Fragen oder Bitten an die geistige Welt – um dann auf innerlich wahrnehmbare Antworten nach dem Erwachen aufmerksam zu sein. So stärken wir das Vertrauen in den Kontakt zu den helfenden geistigen Kräften der Nacht.

Damit schließen wir an die Darstellung von Silke Schwarz an (siehe Seite 23 ff.), die uns folgenden Spruch Rudolf Steiners als morgendliche Meditation nannte:

Strahlender als die Sonne
Reiner als der Schnee
Feiner als der Äther
Ist das Selbst
Der Geist in meinem Herzen
Dies Selbst bin Ich. Ich bin dies Selbst.[2]

Gute Zusammenarbeit mit den Eltern

Für viele Eltern ist der Schlaf ihres Kindes ein großes, schweres Thema. Und es ist eine gewisse Herausforderung, unsere gute Zusammenarbeit bei diesem Thema aufrechtzuerhalten. Einige wünschen sich, wenn das Kind zwei, zweieinhalb Jahre alt ist, dass es mittags gar nicht mehr schläft, dass auf den Mittagsschlaf verzichtet wird. Eine heikle Sache, denn wir sind tief davon überzeugt – und unsere Erfahrungen bestätigen das –, dass der Mittagsschlaf so gut für das Kind ist, um all die Eindrücke zu verarbeiten. Daher besteht die Gefahr, mit den Eltern in einen Disput zu gelangen und es ist ganz wichtig, sie wirklich erst einmal anzuhören, was ihre Sorgen und Nöte sind. Auch wenn ich fest davon überzeugt bin, dass wahrscheinlich nicht der Mittagsschlaf der Grund ist, warum das Einschlafen am Abend so schwerfällt (oder er hat nur einen kleinen Anteil, falls er zu spät am Tag liegt). Mir ist wichtig, hier nicht die Verbindung zu den Eltern zu verlieren.

Die Kinder sind zu diesen bestimmten Eltern gekommen. Diesen Entschluss will ich ernstnehmen und mit diesen Eltern gut zusammenarbeiten. Ich will das Kind nicht ohne seine Eltern denken – das ist meine Haltung. Daher lohnt sich das Thema Schlaf auch für einen Elternabend, bei dem wir uns gemeinsam um sein Verständnis bemühen. Ich frage dann am Anfang gerne die Erwachsenen, wann sie das letzte Mal ein Mittagsschläfchen gemacht haben: «Wie war das für Sie?» Und dann erzählen wir uns in einer Runde, wie sehr der kurze Schlaf uns erfrischt hat, wie wir ihn genossen haben. Natürlich dürfen wir die Kinder nicht zum Schlafen zwingen. Es darf keine Situation entstehen, vor der das Kind Angst entwickelt. Daher sollten wir unseren Tagesrhythmus so einteilen, dass der Nachmittag lang genug bleibt. Das Kind muss früh essen und früh schlafen. Der Mittagsschlaf sollte für die Kinder, die zweieinhalb Jahre sind, um 14:00 Uhr zu Ende sein. Dann ist der Nachmittag ein langer Zeitraum, den das Kind mit guten Erlebnissen ausfüllt, am besten in der Natur und mit viel Bewegung. Und dann kann es abends, eher früher als später, wieder schlafen gehen. Ich sage oft zu den Eltern: «Versuchen Sie es mal eine Stunde früher, Ihr Kind hinzulegen.» Sage aber auch dazu: «Bitte sehen Sie das nicht so an, als würde ich ihre Not, ihre Situation nicht ernstnehmen, sondern es ist wirklich meine Überzeugung, dass die Kinder ganz oft «über den Punkt» sind. Und dann wird es schwer.

Schlafkultur

Unsere Kultur ist so, dass wir dem Kind am Tag oft zu viel Abstraktes zumuten, ein Thema, das viel mit dem Nicht-in-den-Schlaf-finden-können zu tun hat. Insofern haben wir nicht nur auf Elternabenden, sondern bei den Begegnungen mit den Eltern die Chance, über den hilfreichen Umgang mit dem Kleinkind zu sprechen. Wie man beispielsweise mit Gesten etwas anbieten kann, wie man gute Gewohnheiten pflegt und wie man eine Struktur schafft, die trägt, sodass man nicht jeden Prozess aushandeln oder das Kind fragen muss. Denn dann wird es anstrengend für das Kind, wenn es über eine abstrakte Frage nachdenken muss. Wenn ich ihm etwas sinnlich anbiete, und es will das nicht, kann ich immer noch etwas anderes holen, da vergebe ich mir nichts. Diese Dinge anzulegen, helfen im Alltag, dass das Kind weniger abstrakt überlastet ist, denn das hält es vom Schlaf ab. Das Kleinkind muss nicht eine abstrakte Wahl treffen, sondern wir müssen an ihm fein ablesen, was seine Bedürfnisse sind. In diesem Alter braucht das Kind keine intellektuellen Erklärungen, Belehrungen und Korrekturen. Seine Lernbegabung liegt in der Nachahmung – es kann unmittelbar das nachmachen, was es sieht oder hört. Es lebt noch ganz im Hier und Jetzt, bereit, jeden Moment mit allen Sinnen zu erleben, in Resonanz zu gehen.

Eine Aussage von Rudolf Steiner fasst diese Haltung zusammen: «Da schläft sich gewissermaßen in der allerersten Lebenszeit der Mensch als ganz kleines Kind in das Erdenleben herein. Man darf da nicht nur von derjenigen Zeit sprechen, in der das Kind vollständig schläft, sodass es auch äußerlich sichtbar ist, dass es schläft. Sondern man muss eigentlich von der ganzen Zeit sprechen, an die man sich mit dem gewöhnlichen Bewusstsein gar nicht zurückerinnern kann.»[3] Ich nenne es das träumende Eigenbewusstsein erhalten, also dass das Kind, bis es über die Autonomiephase hinweg entwickelt ist, wirklich in diesem Träumenden bleiben kann. Die abstrakte Ansprache, das Fragende, zieht es immer ein wenig da heraus und es geht ihm etwas von diesem Schutz verloren. Die träumende Hülle ermöglicht ihm auch ein Zusammenarbeiten mit höheren geistigen Wesen an den großen Entwicklungsaufgaben. Ansonsten wird diese wie etwas angegriffen und das hat letztendlich Einfluss darauf, ob es noch in seinem träumenden Bewusstsein bleibt und darüber gut in den Schlaf finden kann.

Konzept und Zukunft der Waldorfkrippe

Seit 2022 gibt es in Deutschland einen deutlichen Geburtenrückgang[4] und so gehen auch die Anmeldezahlen der Kinder in den Betreuungseinrichtungen zurück. In Berlin z. B. wurden in den letzten fünf Jahren sehr viel Kindergärten gegründet, sodass der große Krippenplatzmangel von 2019 Vergangenheit ist. Nun müssen einige Träger Plätze reduzieren, was auch an den Waldorfkindergärten nicht ganz vorbeigegangen ist. Diese Situation erfordert von den Einrichtungen, dass sich die Verantwortlichen fragen, womit der Rückgang der

Anmeldungen bei ihnen zu tun haben könnte. Gab es eventuell eine nicht bearbeitete Beschwerde? Zum Beispiel zum Thema Mittagsruhe im Kindergarten? Ist unsere Alters- und Gruppenstruktur noch angemessen? Welches Konzept gibt es für die Kleinkindbetreuung? Zurzeit werden in mehreren Einrichtungen Familiengruppen gegründet, weil es nicht genug Anmeldungen von über Dreijährigen gibt, um die Kindergartengruppen zu füllen. Bei der Entscheidung, ob die Umgestaltung zu einer Familiengruppe die richtige Lösung ist, sollte die Einrichtung sich am besten eine erfahrene Beraterin suchen, die sich für die Kleinkindbetreuung weitergebildet hat. Im Kontext der Vereinigung der Waldorfkindergärten wären es die Mitglieder des Arbeitskreis Kleinkind der Vereinigung der Waldorfkindergärten (AKK). Denn wir müssen uns auch immer wieder fragen, ob wir an den Kleinkindern wirklich ihr Wohlergehen ablesen können. Die Erfahrung zeigt, dass dies gar nicht so einfach ist, denn die Bindungstheorie hat gründlich in wissenschaftlichen Studien erforscht, dass Babys und Kleinkinder, die unsicher-vermeidend gebunden sind, nicht unmittelbar ausdrücken, was sie brauchen.[5, 6, 7] Die Kinder in den ersten drei Jahren sind sehr entwicklungsoffen und anpassungsfähig. Sie wollen das erfüllen, was die Eltern bzw. die Hauptbezugsperson erwarten, nicht, weil die Kinder es denken, sondern weil sie in den Erwachsenen «lesen» können. Sie stellen unbewusst ihre eigenen Bedürfnisse hinten an, weil sie das Wohlergehen dieser Menschen, die ihnen lieb und teuer sind, von denen sie abhängig sind, so interessiert.

Somit müssen wir unser Konzept immer wieder prüfen, uns austauschen und weiterbilden, ob das, was wir gestalten, wirklich heilsam, auf lange Sicht gesundend für die Entwicklung dieser Kinder ist. Oft müssen die Kleinkinder in der Familiengruppe mitlaufen, sich unterordnen in einer Phase, in der sie nicht profitieren von dem Abstrakten. Sie müssen nicht selten ihre Grundbedürfnisse zurückstecken, müssen zu spät essen und schlafen – und kommen zu wenig zu ihrem verträumten Kleinkindspiel. Der Vorteil des Konzeptes Familiengruppe liegt in der Kontinuität, dass die Kinder bis zur Einschulung keinen Gruppen- und Bezugspersonenwechsel haben. Doch positiv kann dies nur wirken, wenn die personelle und die räumliche Ausstattung so sind, dass es Zeiten am Tag gibt, zu denen die Gruppe geteilt wird – die Kleinen früher essen und schlafen, aber die Großen auch zu ihrem Recht kommen. Bei dem Berliner Personalschlüssel funktioniert das nur, wenn auch Kinder mit erhöhtem Förderbedarf in der Gruppe sind, denen diese kleinere Gruppenform und die Rücksichtnahme, die für die Kleinkinder entsteht, auch guttut.

Übergänge gestalten

Ich möchte noch auf den Übergang direkt vor dem Schlafen schauen. Wie bereiten wir diesen Übergang vor? Wie begleiten wir ihn? Wenn das Kleinkind gut versorgt in seinem Bettchen liegt, dann hilft das Singen. Das Singen bringt den Atem zum Fließen. Es beruhigt. Es gleicht den Puls etwas aus. Wir sollten nicht lange singen; vielleicht ein pentatonisches, vertrautes Lied, ein zweites und noch eines gesummt, das ist genug.[8]

Manche Kinder unterstützt es, wenn die Decke noch einmal an allen Seiten festgesteckt wird. Andere beruhigt es, wenn ich mit meinen Händen ihren Fußsohlen etwas Halt und Wärme gebe. Es zieht sozusagen die Aufmerksamkeit aus dem Kopf in die Füße. Auch wenn ich in der Einrichtung physisch bei den Kindern bin, ziehe ich mich innerlich zurück und lasse in mir Ruhe entstehen, die sich ausbreitet. Und das strömt über die Verbindung, über die Resonanz aus.

Guter ausreichender Schlaf ist Voraussetzung für eine gute Entwicklung und wirkt sich auf lange Sicht regulierend und gesundheitsfördernd aus.[9, 10, 11]

Ich wünsche mir gerade von den Gynäkologinnen und Gynäkologen, von den Hebammen, von den Eltern-Kind-Kreis-Leitenden, dass sie mit den Eltern singen und das Singen empfehlen. Mein Anliegen ist, dass kein Schwangerenkurs angeboten wird, in dem nicht auch Schlaflieder geübt werden, sodass sich das Kind bereits an die Stimme beider Eltern gewöhnt und sie ihm vertraut werden. Hier beginnt die Resonanz zwischen Kind und Mutter oder Vater.

Anmerkungen

1 Steiner R: Mantrische Sprüche. Seelenübungen II. GA 268. Dornach: Rudolf Steiner Verlag 1999, S. 179.

2 Steiner R: Übungen mit Wort- und Sinnbild-Meditationen. Seelenübungen I. GA 267. Basel: Rudolf Steiner Verlag; 2024, S. 84.

3 Steiner R: Die menschliche Seele in ihrem Zusammenhang mit göttlichgeistigen Individualitäten. GA 224. Vortrag vom 6.4.1923. Dornach: Rudolf Steiner Verlag 1992, S. 10.

4 Siehe z. B. Statistisches Bundesamt (Destatis): Veränderung der Zahl der Lebendgeborenen zum jeweiligen Vorjahr. Abrufbar unter https://www.destatis.de/DE/Themen/Gesellschaft-Umwelt/Bevoelkerung/Geburten/Tabellen/lebendgeborene-differenz.html (28.11.2024).

5 Grossmann KE, Grossmann K: Bindung und menschliche Entwicklung: John Bowlby, Mary Ainsworth und die Grundlagen der Bindungstheorie. Stuttgart: Klett-Cotta; 2015.

6 Grossmann K, Grossmann KE: Bindung – das Gefüge psychischer Sicherheit. Stuttgart: Klett-Cotta; 2012.

7 Becker-Stoll F: Bindung Eine sichere Basis fürs Leben. München: Kösel-Verlag; 2018.

8 Siehe auch Bissegger M: Singen und Musizieren für Kleinkinder. Anthromedics – Fachportal für Anthroposophische Medizin. Verfügbar unter https://www.anthromedics.org/PRA-0905-DE.

9 Arbeitskreis Kleinkind (AKK) der Vereinigung der Waldorfkindergärten (Hrsg.): Die Bedeutung des Schlafes in der Krippe für die gesunde Entwicklung des Kindes. Neustadt: Vereinigung der Waldorfkindergärten e. V.; 2017.

10 International Association for Steiner/Waldorf Early Childhood Education (Hrsg.): Eine Auswahl von Zitaten aus dem Werk Rudolf Steiners abrufbar unter https://iaswece.org/ressourcen-und-empfohlene-literatur-2/der-schlaf/ (28.11.2024).

11 Siehe auch von Mackensen I: Eltern sein – worauf kommt es an? Anthromedics – Fachportal für Anthroposophische Medizin. Verfügbar unter https://www.anthromedics.org/PRA-0621-DE (05.09.2018).

Resonanz – ein pädagogisch-therapeutischer Weg zur Förderung der Lebenskräfte

Claudia Grah-Wittich

Wie kommen wir in Resonanz miteinander? In vier Stufen oder auch Phasen möchte ich zu diesem großen Thema in Pädagogik und Therapie, in der Erziehung und im Leben überhaupt so hinführen, dass deutlich wird, dass Resonanz eine ressourcenorientierte Arbeitsweise ist, die uns als Menschen entspricht und somit auch unseren Lebenskräften und unserem Lebensleib (Ätherleib). Nicht «gegen» die Vitalität arbeiten, sondern mit ihr verhindert Erschöpfung und Burnout, verschafft uns mehr Freude und Zufriedenheit für unser Tun.[1]

Anwärmen – Beleuchten – Vertiefen – Begriffe bilden: Phasen der Resonanz

Die erste Stufe ist vergleichbar mit der Frage nach Kontakt, in diesem Fall, nach unserem Kontakt. Diese Phase charakterisiert sich als Anwärmphase. Zunächst ist der Kontakt noch völlig ungerichtet, nicht differenziert und lässt alles offen. Wir können sie auch als «Chaosphase» erleben, in der ich mich erst allmählich orientiere: Wo bin ich? Wo sind Sie oder mein Gegenüber? Was brauche ich, um mit Ihnen in Resonanz, in Kontakt zu treten? Wärme herzustellen ist zunächst das Hauptelement als Nährboden für alles Weitere.

Die Anwärmphase ist ein noch unstrukturiertes Spüren in Zeit und Raum hinein, sie ist eine Voraussetzung, um Kontakt aufzubauen und in Schwingung zu kommen. Die allererste Frage ist hierbei: Bin ich in Resonanz zu mir selbst? Um herauszufinden, ob ich als pädagogisch-therapeutische verantwortliche Person bereits «angekommen» bin, muss ich die Umgebung und mich beobachten. Die Chaos- und Wärmephase ist der Anfang einer jeden Beziehung, eines jeden Kontaktes, aus anthroposophischer Evolutionssicht vergleichbar mit der Saturnstimmung. Alles ist möglich, noch ist nichts differenziert, strukturiert oder zusammenhängend. In Beratungsgesprächen, beispielsweise in der Elternberatung, üben wir, diese Situation auszuhalten, Ziele und vorschnelle Urteile zurückzuhalten. Zehn Minuten Anwärmphase vor jedem Gespräch zu gestalten und durchzuhalten ist nicht einfach, entspricht aber einer jeden Begegnung. Alles, was sich anschließt, wenn dieser Phase Bewusstsein und Zeit geschenkt wird, hat einen nachhaltigeren Erfolg. Um in Resonanz mit der Umgebung zu treten, bedeutet es in dieser Phase, dass die Aufmerksamkeit nur auf den Kontakt und noch nicht auf den Inhalt gerichtet ist. Sie entspricht dem Leben, vergleichbar mit einem Samen, in dem das Ziel zwar enthalten ist, aber noch nicht sichtbar. Auch im Pflanzenreich ist Wärme eine Bedingung für das Wachstum.

Die zweite Phase ist die sogenannte Licht- und Luftphase, die sich an die Evolutionsstufe der Sonne anlehnt. Alles kann sich zeigen, alle Themen sind möglich; es muss noch kein roter Faden erkennbar sein. In der Resonanzphase beleuchte ich verschiedene Aspekte, picke Themen heraus und wir nehmen differenziert verschiedene Blickrichtungen ein. Erst danach kommt die eigentliche Phase, die Wasserphase, die wir aus der Evolutionsstufe des Mondes kennen. Diese dritte Phase dient dem Fließenden, dem Vertiefenden und Formenden. Krisen aushalten, Widersprüche bearbeiten, bereit sein, an Themen und Herausforderungen zu arbeiten, sie durchkneten und eine Art Identifizierung herbeizuführen, ist reinigend, wie wir es von einem Flusslauf kennen, der sich durch seine Windungen und Mäander selbst reinigen kann. Denn nur, wenn ich in diesen Prozess vertieft hineingehe, kann als vierte Stufe die Erdphase folgen. Sie bildet einen Abschluss, ein vorübergehendes Ergebnis, dem sich fortwährend weitere Abfolgen anschließen. Begriffe sind ein Ausdruck von Erdphase, der Abschluss eines Prozesses. Auf diesen Beitrag bezogen wird sich am Ende auch ein Ausblick in Bezug auf unsere Arbeit zum Thema Förderung der Ätherkräfte durch Resonanz bilden.

Meine Arbeitshypothese ist, dass die Kultivierung von Resonanz als eine Chance für die Steigerung der Qualität der Lebenskräfte in pädagogischen und therapeutischen Berufen genutzt werden kann. Ich möchte mit Ihnen entdecken, ob Resonanz eine von uns noch nicht belebte Möglichkeit darstellt, die uns entspannt und Kraft gibt in all dem, was wir pädagogisch und therapeutisch tun. Denn es ist nötig, sich Methoden anzueignen, die uns in der Fülle unserer Aufgaben und Belastungen stärken und vor einem «Ausbrennen» schützen.

Nehmen wir das anschauliche Beispiel eines Chores, in dem zunächst die eine Hälfte, dann die andere Hälfte der Menschen singt. In diesem Wechselgesang entsteht ggf. plötzlich eine Mitte, etwas Drittes, Neues, nie Dagewesenes. Wenn wir die Vesper (Fünf-Uhr-Andacht) eines Benediktinerklosters besuchen, nehmen wir an den Wechselgesängen der Mönche rhythmisierte Resonanzübungen wahr: Erst singen die Mönche im linken Chor, dann diejenigen im rechten und zwischen dem rechten und linken Chor geht unser Blick auf den Altar, auf die Opferflamme, auf das Todes- und Auferstehungsgeschehen. Es entsteht eine Kraft, die nicht nur im Links und nicht nur im Rechts verankert ist, sondern wo durch das Sich-Ergänzen etwas Neues aufsteigt.

Die Verbindung von zwei Systemen

Resonanz, was lateinisch «Widerhall» bedeutet, ist die Verbindung von zwei Systemen. Wir kennen es vielleicht aus dem Kinderspiel: Eine Blechbüchse und noch eine Blechbüchse, der gespannte Faden, das Spiel des Telefons. Auf der einen Seite spreche ich etwas herein und auf der anderen Seite ist es aufgrund der beiden schwingungsfähigen Systeme zu hören. In der Philosophie existiert die Frage: Wie sind wir mit der Welt verbunden? Im Rahmen unserer Konferenz «Lebenskräfte» fragte ich mich ganz konkret: Wie bin ich mit diesem Raum, mit diesem Goetheanum-Gebäude als Welt verbunden? So hatte ich bei der Führung und Betrachtung des Roten Fensters im Westtreppenhaus ein sehr eindrückliches Erlebnis: Ich war hier, dort das Fenster über mir. Es gab recht eigentümliche Formen und Figuren zu sehen. Dann wurde es auch noch dunkel durch die Abendzeit, was auch den roten Schein des Fensters abdunkelte. Dennoch bin ich am folgenden Morgen mit der Resonanz dieses Fensters in mir wach geworden. Ich hatte es – plastisch vor Augen. Die Welt kann also in mich hineinkommen, in mir einen Eindruck hinterlassen, dann bin ich mit ihr verbunden – und ich bin in der Welt, wenn ich mich mit ihr verbinde. Ist das nicht die erste philosophische Antwort auf die Frage: Wie bin ich mit der Welt verbunden? Wenn ich mich ihr zuwende, werde ich von dem Inhalt erfüllt, dem ich mich zuwende und der als Resonanz in mir auftaucht. Voraussetzung ist, dass ich auf den Nachklang in mir achte. Für die Lebenskräfte ist dieser Vorgang von großer Bedeutung.

Die zweite Frage ist: Wie bin ich mit den Menschen in meinem beruflichen Alltag verbunden? Wie viel muss ich einbringen? Wie viel muss ich zurückhalten? Wie viel muss ich sprechen? Wie viel muss ich zuhören? So bildet sich Resonanz und es entsteht etwas Drittes.

Und die nächste Frage lautet: Wie bin ich mit mir selbst verbunden? Für mich persönlich ist das die existenziellste Frage in diesem einzigartigen, wunderbaren, aber auch anstrengenden Leben. In ihrer Antwort liegen Freiheit und Sicherheit zugleich verborgen. Wie bin ich mit mir verbunden? Bin ich mit mir in Resonanz? Weiß ich, wer ich bin? Oft bin ich gar nicht die, die einfach so durch die Welt geht, sondern in mir ist etwas: Das bin ich! Für mich ist das die Resonanzfrage zu mir selbst: Weiß ich, wer ich bin und wie gelingt es mir, den Kontakt zu mir selbst zu halten?

Mit sich in Resonanz zu sein ist notwendig, wenn wir in Krisen geraten. Der Rat von außen hilft nur, wenn ich weiß, wie ich mit mir in Resonanz treten und mich mit mir selbst verbinden kann. Denn in einer Krise bin ich oft wie auseinandergefallen in den physischen und den seelisch-geistigen Menschen. Und nur ich selbst kann ihn wieder zusammensetzen, indem ich nach innen schaue, den Blick wende vom Außen nach Innen. Durch diesen Vorgang kommen wir zum «Erkenne dich selbst!», so wie es in der antiken Stadt Delphi als Auftrag für die verkündet wurde, die dort zum Allerheiligsten, zur weissagenden Pythia, zur Quelle gekommen sind. Selbsterkenntnis war die Bedingung und Vorbereitung, vor die Gottheit zu treten. Das ist die einzige «wirkliche» und verlässliche «Nabelschnur», die Nabelschnur zu mir selbst. Wenn ich Glück habe, gibt es auch eine «Nabelschnur» zum anderen Menschen in meiner Umgebung. Wenn ich mich arbeitend einbringe, kann ich einen Bezug zur Welt als eine dritte unsichtbare Nabelschnur bekommen. Denn mit der Geburt und der Trennung von der physischen Nabelschnur, sind wir von dem großen Zusammenhang getrennt. Dafür brauche ich die Fähigkeit zur Resonanz, mit der ich die Verbindung zu einem größeren Zusammenhang unentwegt erneuere.

Menschheitlich und zeitgenössisch sind wir aus dem Zusammenhang herausgefallen. Doch alles webt in allem. Alles ist vorhanden. Im Psychischen erleben wir oft das sogenannte Dissoziieren. Wir sagen dann: Dies oder das hat mich wieder getriggert. Wo bin ich dann in diesem Moment? Auf jeden Fall nicht in Resonanz mit mir. Dann stecke ich vielleicht symptomatisch in meinem Magen, in meinem Sonnengeflecht fest oder ich bin einsam, bin verlassen – dann bin ich nur in meinen Gefühlen und häufig schwinden auch die Lebenskräfte. Schaffe ich es aber, wieder in Resonanz mit mir selbst zu treten, den Mut zu haben, auch mit den vielen Andersartigkeiten auf dieser Erde, den anderen Menschen in Kontakt zu kommen, dann schaffe ich es, mich mit der Welt so zu verbinden, sodass ich ein gestaltetes, errungenes Ganzes wiederfinde. Resonanz ist ein Thema des «Reliquere», des Wiederverbindens mit dem großen Zusammenhang, eine Chance. Das Phänomen der Resonanz ist hilfreich und etwas Notwendiges für Pädagogik und Therapie.

Das Potenzial der Resonanz – Resonanz mit Kindern

Die innere Haltung: «Ich weiß, dass ich nichts weiß», ist für die Resonanzsuche eine Voraussetzung. Denn wenn ich wüsste, kann nichts mehr entstehen, dann schwinge ich nicht mehr, suche nicht mehr. Ich weiß, dass ich nicht weiß, hilft mir in die Gegenwärtigkeit und den einzigartigen Augenblick zu kommen, als Ausgangspunkt. Einen offenen Moment auszuhalten ist etwas, was wir üben müssen. Dazu sind Interesse und Aufmerksamkeit nötig, denn diese Gesten ermöglichen es, dass ich die Brücke, die als Potenzial in der Resonanzbildung liegt, immer wieder neu schaffe. Das ist vor allem in der Arbeit mit Kindern sehr wichtig.[2]

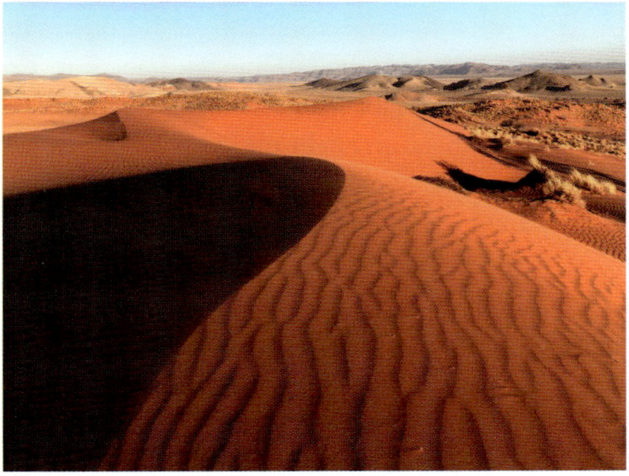

Abb. 1: Vom Wind geformte Wüstendüne

In der berühmten Düne von Sossusvlei (Namibia) spielen die Systeme Wind und Sand zusammen. Die Düne verändert sich fortwährend, weil der Wind unablässig an ihr formt und die *Dünenlandschaften* so immer neue *Formationen* annehmen. Der Sand wird aufgewirbelt, löst sich, zieht sich wieder zusammen und bleibt als etwas härterer Sand auf der Dünenoberfläche liegen. So entstehen die Formationen der Wellen. Resonanz in der Natur. Ein anderes Beispiel ist Dünengras bei heftigem Wind. Wie kann es sein, dass dieses Dünengras – aus dünnen kleinen Stängelchen bestehend – solch eine gleichmäßige Resonanz mit dem Wind entfalten kann? Überhaupt lässt sich beobachten, wie in der ganzen Natur sein Wachstum immer in Resonanz mit der Umgebung steht. Auch hier zwei Systeme, die schwingungsfähig sind, woraus etwas Drittes entsteht.

Ein anderes Resonanzbild finden wir bei Julia Butterfly Hill, der «Botschaft der Baumfrau»[3]. Sie beschreibt, wie sie in Kalifornien auf einer tausendjährigen

Redwood-Kiefer sitzt und das Gebiet vor dem Abholzen retten will. In stürmischen Zeiten hat sie dann entdeckt, dass wenn sie sich an dem Baum festklammert, sie Gefahr läuft herunterzufallen: Legt sie sich jedoch auf die Äste und bleibt in Resonanz mit dem Wind, die ihrer Natur nach schwingen müssen, um nicht abzubrechen, hat sie größere Chancen, nicht herunterzufallen.

In Resonanz zu sein heißt also, dass ich mich nicht gegen etwas sperre, sondern mich darauf einlasse und mitschwinge. Es ist möglich, dass sich dann einiges ändert. Habe ich Angst davor? Es würde Resonanz verhindern, wenn ich versuchte, eine Situation zu kontrollieren. Wenn mir etwas nicht gefällt, beobachte ich, dass ich verspanne, mich versperre. In solchen Situationen bleibe ich isoliert und falle aus dem Kontakt heraus.

Im Folgenden fokussiere ich auf die Resonanz mit Kindern. Es ist ein Phänomen, dass Kinder die Urfähigkeit haben, in Resonanz zu leben. Es gehört zu ihrer Natur! Neun Monate haben alle Menschen in der Schwangerschaft einen Resonanzraum erlebt und sich in diesem natürlich entwickelt. Wie war das, als ich, wie auch Sie, neun Monate in diesem Gebärmutter-Resonanzraum waren?

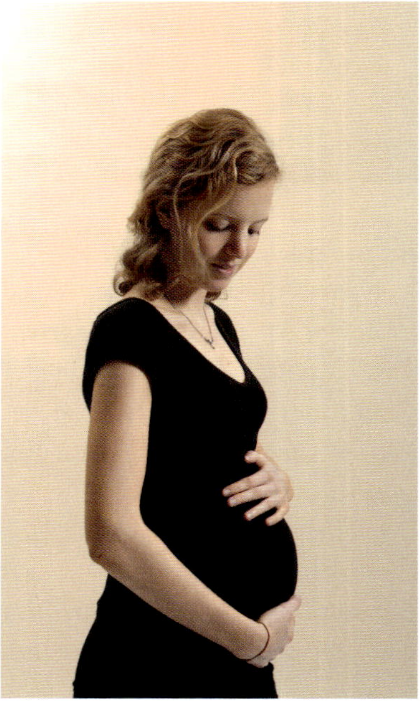

Abb. 2: Schwangerschaft als Resonanzraum

Und stellen wir uns vor, wie es wäre, wenn wir uns in einer schwierigen Lebenssituation neun Monate in ein Zimmer verkriechen würden? Neun Monate dieselben Geräusche, dieselben Gerüche, dieselben Schwingungen ertragen oder genießen würden. Die Schwangerschaft ist ein natürlicher und wesentlicher Resonanzraum, der uns geprägt hat. Im Wiener Museum für Musik besteht ein Resonanzraum, der die Geräusche simuliert, wie sie das Kind im Mutterleib erlebt: «Schschhh», gluckernd usw. Es ist wunderbar, wenn man sich dort hineinsetzt und diese rhythmischen, sich wiederholenden und gegenseitig ablösenden Geräusche hört, die in uns einen Nachklang hinterlassen. Wir werden ruhig und kommen zu einem tieferen Atem. Solche Erfahrung bestärkt unsere Erkenntnis, dass das Kind ein resonanzbegabtes Wesen ist, weil es schon vorgeburtlich in der Resonanz gelebt hat. Und zwar nicht nur mit dem, was der mütterliche Organismus als Resonanz zur Verfügung stellt, sondern mit aller Musik, allen Klängen, Stimmen oder Sprachen, die aus der Umwelt den Gebärmutterraum erreichten. Nach der Geburt sind sie für das Kind wiedererkennbar.

Dieses Foto ist das genaue Gegenbild: der Vater am Handy, das Kind mit Kopfhörer. Sie sitzen zusammen in einem Hotel am Frühstückstisch. Resonanz? Hier wird sie verpasst.

Vergegenwärtigen wir uns, was für das Kind das Leben in seiner bisherigen Heimat im Mutterleib und die jetzige Begegnung mit der Welt bedeutet. Für mich ist es eine Verpflichtung, dass wir dem Kind für das Hineinfinden in die irdischen Verhältnisse etwas anbieten, was es kennt. Es lernt vorwiegend dann, wenn es zunächst eine Sicherheit hat im Hinblick auf das, was es kennt. Resonanz ist dieser Sicherheitsraum.

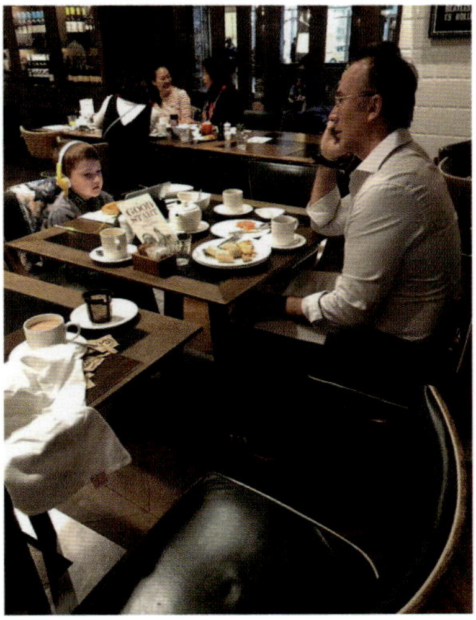

Abb. 3: Vater am Handy, Kind mit Kopfhörer

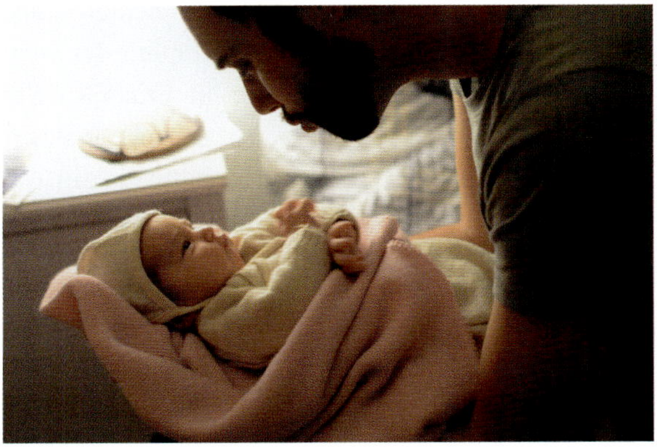

Abb. 4: Vater in Resonanz mit seinem Kind

Hier sehen wir, wie der Vater mit seinem Kind in Resonanz ist. Und obwohl das Neugeborene erst drei Wochen alt ist und noch nicht aktiv lächelt, geht es bereits in eine Lächelresonanz.

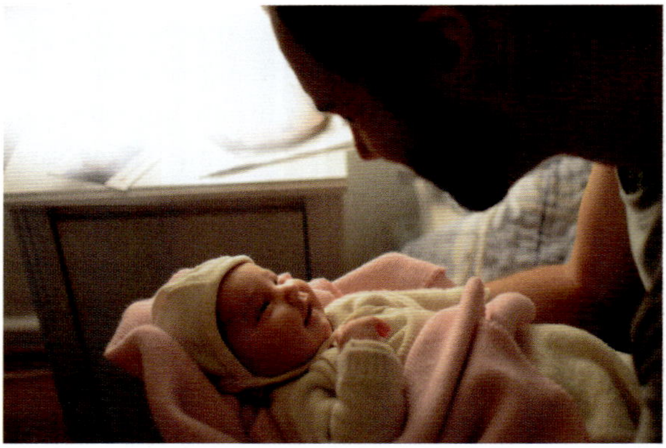

Abb. 5: Kind in Lächelresonanz

Oder hier dieses Bild, wie diese Schnute des Vaters nachgeahmt wird. 30.000 Lächel-Dialoge[4] in den ersten sechs Monaten braucht das Kind, damit es seine Resonanz- und Empathiefähigkeit als Voraussetzung entwickeln kann – um mit der Welt, mit den es umgebenden Menschen und mit sich selbst in Kontakt zu treten. Haben wir hier nicht einen Auftrag, gerade das in der Welt zu fördern? Der Kern unseres Menschseins geht verloren, wenn wir das nicht pflegen. Es gibt gegenwärtig die Tendenz, dass die Resonanzfähigkeit massiv verloren geht, weil diese Aktivität – das Sich-immer-wieder-neu-Verbinden mit der Welt und der Umgebung – uns individuell genommen wird. Stattdessen dominieren Methoden, Programme und Forderungen unsere Lebenswirklichkeit. Wir werden häufig von außen bestimmt, was wir zu tun und zu sagen haben.

Auch auf medizinischem, therapeutischem oder pädagogischem Feld ist die erste Frage: Welche Diagnose, Therapie oder welches Medikament ist nötig? Heute beantwortet mir oft eine Suchmaschine meine Fragen. Ich bräuchte nicht einmal mehr zum Arzt zu gehen. Ist das ein Fortschritt? Wenn Heilung individuell ist, dann ist Resonanz ein sinnvoller Weg. Entwicklung von Resonanzfähigkeit ist der Auftrag für Therapeutinnen und Therapeuten wie für Pädagoginnen und Pädagogen. Der dies unterstreichende Satz von Rudolf Steiner lautet: «Nicht Forderungen und Programme sollen aufgestellt werden, sondern die *Kindesnatur* soll einfach beobachtet werden. Aus dem Wesen des werdenden Menschen heraus werden sich wie von selbst die Gesichtspunkte für die Erziehung ergeben.»[5]

Die Fähigkeit, die die Kinder ausüben, wenn sie in Resonanz sind, ist die Nachahmung. Viele in der Pädagogik Arbeitende bedauern es, dass es inzwischen immer mehr Kinder gibt, die nicht nachahmen.

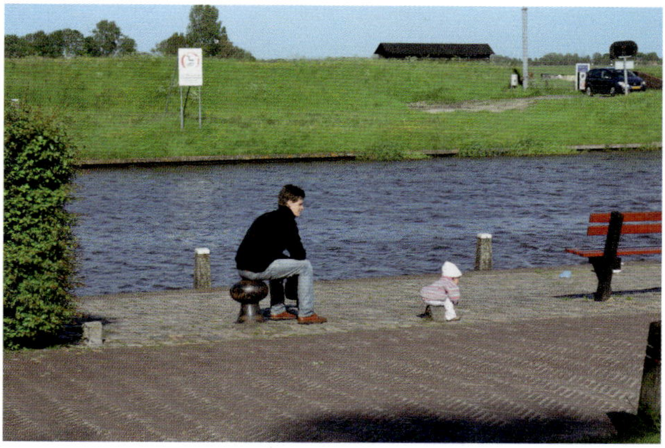

Abb. 6: Sitzender Vater und Amelie

Was hat das Kind hier für ein Vorbild? Einen über die Welt räsonierenden Vater, der sitzt, die Füße auf den Boden gestützt, trotzdem innerlich wach und aktiv, weil er sich an dieser Stelle mit der Welt verbindet. Man kann sehen, aus der kleinen Amelie ist ein gut räsonierendes Kind geworden. Sie sieht den Vater nicht an, sie will auch nicht auf seinen Schoß. Sie will auch nicht gezeigt bekommen, wie die Schleuse funktioniert, wie die Schiffe fahren oder warum das Wasser fließt. Sie imitiert ihn. Sie schlüpft in ihn hinein und bleibt gleichzeitig ganz bei sich. Sie braucht ihn nicht anzuschauen, weil sie unmittelbar mit ihm in Resonanz ist, auch wenn sie nicht in seinem Mutterleib war. Aber er ist der Vater. Dieses Bild zeigt anschaulich, wie Lernen in der frühen Kindheit beginnt und nicht durch Erklärungen, sondern aus der Resonanz, wenn wir ihr den Raum zugestehen.

Ein weiteres Bild zeigt, wie ein Kind sich selbst die Welt erarbeitet, kennenlernt, entdeckt und wie wenig Spielzeug es braucht, wenn es einfach die Natur für sich hat, in der es immer etwas zu entdecken gibt. Bei diesem Bild sieht man: Die Muschel und der Finger sind eins. Hier ist nicht der Nervenpol, der fragt: Geht das da rein und wo hört es auf? Es wird ausprobiert und so viel, wie das Kind entdeckt, ist für diesen Moment das Richtige.

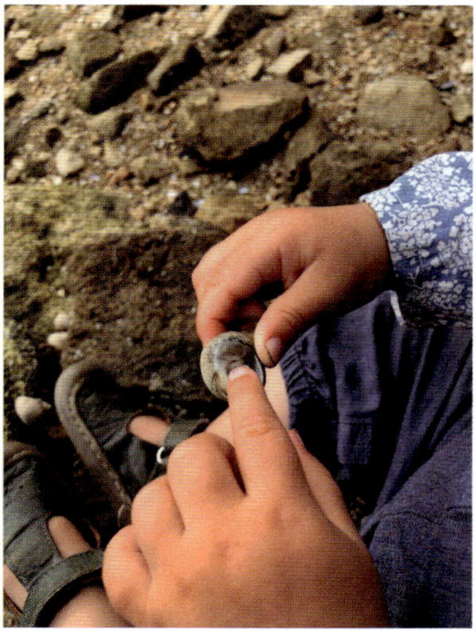

Abb. 7: Blickkontakt mit Muschel

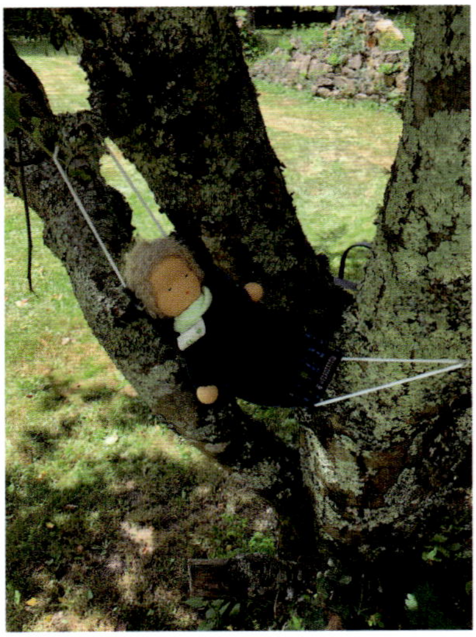

Abb. 8: Puppe in der selbst gebauten Hängematte

Das letzte Bild für die Resonanz der Kinder mit sich selbst zeigt eine kleine Puppe, die in einer besonderen Hängematte liegt. Diese Hängematte ist das Ergebnis der Verarbeitung einer schwierigen Zeit für Kinder. Die Zeit der Corona-Masken war zu dem Zeitpunkt noch am Anfang, als die schönen, zum persönlichen Outfit passenden Masken genäht wurden. Die Kinder haben später die Masken in die Bäume gehängt und sie als kleine Hängematten genutzt. Das ist ebenfalls eine Form von Resonanz und Verarbeitung, einer neuen, ungewohnten Gegebenheit. Ein Kind ist fähig, sie in seine Welt einzubauen.

Übungen zur Vertiefung von Resonanz

Bis jetzt haben wir das Thema bewegt und beleuchtet, Luft und Licht auf es geworfen und verschiedene Beispiele genutzt, um die Resonanz und ihr Potenzial kennenzulernen. Nun kommen wir zur Vertiefung durch eine Übung:

Lauschen Sie dem Rauschen von Meereswellen (Sie z. B. ein entsprechendes Video im Internet aussuchen) – wer mag, schließt dabei die Augen. Es geht darum, sich kurz auf einen Hörraum einzulassen.

Konnten Sie sich darauf einlassen? Während Sie gelauscht haben, waren Sie in einem innerlichen Hörraum und vermutlich sind Sie innerlich mit dem Wellenrhythmus mitgeschwungen, haben sich zu den Wellen in Resonanz begeben: mit diesem Anbrandenden, nach außen sich lösendem Zurückziehen, hin und her, hin und her. Man schwingt mit diesen Wellen im ganzen Leib und ist ganz eins mit der Welle. In diesen Momenten beleben wir unsere Lebenskräfte, gehen in dem Ballen und Lösen ihrer Natur nach, regenerieren und bauen uns auf. Dieses Mitschwingen ist bei Wasserklängen sehr gut möglich, z. B. am Strand liegend und eintauchend in das Lösende, Zusammenziehende und sich wieder Lösende.

- Vielleicht konnten Sie bemerken, wie sich Ihr Physisches ein wenig veränderte, dass Sie vielleicht etwas aufrechter beim Zuhören wurden, Ihre Körpergrenzen gespürt haben, dass Sie es in Ihrem Körper tönen fühlten.
- Möglicherweise hat sich Ihr Atem verändert, Sie konnten entspannen – vielleicht haben Sie sich beim Wahrnehmen ganz gegenwärtig empfunden.
- Auf jeden Fall wirkt sich ein solches Erleben, in das ich eintauche und in Resonanz gehe, auch auf meine Vitalität aus, ganz gleich, ob ich es bewusst wahrnehme oder nicht.
- Vielleicht haben Sie sich auch seelisch mit dem Wellenschlag beschäftigt, den nächsten Urlaub geplant: Wie schön es am Meer ist, wie in Ihnen die Sehnsucht nach der Sonne auf der Haut aufsteigt – dann wären Sie mehr in Ihrem Astralleib, in Ihrem Seelenleib zu Hause gewesen.
- Vielleicht haben Sie sich auch überlegt, wie sinnvoll diese Kräfte für Ihre Arbeit und das Leben sind. Oder Sie dachten über den Zusammenhang zwischen dem Lösenden und Ballendem nach. Dann war Ihr Ich aktiv.

Das sind die vier möglichen Formen, wie wir der Welt begegnen können: physisch im Hören, ätherisch im Mitschwingen, seelisch im Berührtwerden und indem ich das Ereignis – was oft zunächst wie schlafend oder träumend in mir auftaucht – reflektiere und darüber selbsttätig nachdenke, bin ich mit meinem Ich tätig. Stellen Sie sich vor, wie Sie als Mensch mit Ihren verschiedenen Leibern als Resonanzraum anderen Menschen zur Verfügung stehen.

Dem Kind gezielt Resonanz geben

Wie trifft das Kind mit seinen Fähigkeiten auf den Erwachsenen und wo können wir dem Kind gezielt Resonanz für seine Selbstentwicklung geben? Rudolf Steiner sprach treffend davon, dass wir es in seinem Willen nicht wirklich bremsen können, wenn es noch klein ist: «In der allerersten Zeit seines Lebens vollbringt der Mensch – man kann das ganz ohne Einschränkung sagen – einfach dasjenige, was er will.»[6] Das Kind kommt mit seinem Willen auf die Welt, weil es den Willen zum Leben, zum Inkarnieren mitbringt. Diesen individuellen Willen werde ich nicht ändern können. Alles, was das Kind tut, beim Spielen z. B., wenn es eine Landschaft baut, die Puppenhängematte aufhängt, die Muschel entdeckt. Das alles ist Tun und Willenstätigkeit. Es schafft sich in diesem Spiel eine Hülle, die ich nicht stören darf, weil sie dem

Kind gehört. Sie wird zu einer verlässlichen Hülle, je mehr das Kind in den ersten Lebensjahren für sich spielen kann – angefangen beim ersten Atemzug, dem Spiel mit der Luft, dann das Spiel mit den Händen als Entwicklungsweg von der Subjekt- zur Objekterfahrung, und weiter über die vielen Spiele in ganz unterschiedlichen Spielphasen. Sie haben immer das Ziel der Aufrichte, zunächst im Physischen und später im Seelischen und Geistigen.

Ich benenne diese kindliche Hülle mit dem Begriff des Reiches. Der Wille schafft, dass das Kind sich ein eigenes Reich baut. Mit zweieinhalb oder drei Jahren entsteht in dem Kind selbst das Bewusstsein, dass es in diesem Reich ein Ich ist. Sein eigener Name bekommt eine Bedeutung in Form des Ichbewusstseins. Wenn ich den Willen des Kindes respektiere, wenn der Wille sein darf, wenn er geschehen darf, wenn seine eigene Hülle, sein Reich entsteht, dann kann das «Erkenne dich selbst», der eigene Name auftauchen.

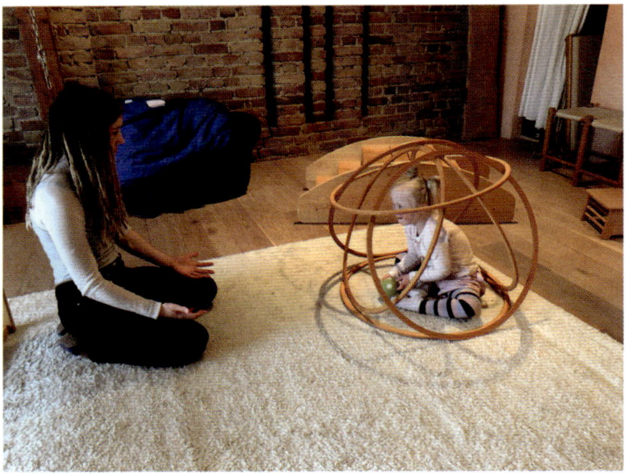

Abb. 9: Kindliche Hülle als Reich

Die Erwachsenen bieten einen Resonanzraum: mit ihrem physischen Leib, Lebensleib, Seelenleib und dem Ich. Das Kind räsoniert mit dem Vorbild einer Bezugsperson durch seinen in das Leben mitgebrachten Willen, mit dem es sich eine Hülle baut und daran das Selbstgefühl entwickeln kann. Von der Dynamik des kindlichen Willens ausgehend müssen wir räsonieren, ihm seine Hülle, sein Reich spiegeln, damit es sich selbst als ein Ich erlebt. So ist die Haltung der Erwachsenen der Anfang, um mit dem Kind in Resonanz zu kommen, es mit seinem Namen zu erkennen, seiner Einzigartigkeit, die seinem Reich entspricht und durch unsere Achtung etwas «Heiliges» zugesprochen bekommt, damit sein Wille geschehe. Diese Lebenshaltung gilt auch für uns erwachsene Menschen untereinander. Wenn wir als Menschen untereinander in Resonanz treten wollen, müssen wir uns ebenfalls als Wesen erkennen, die dem Anderen sein Reich lassen und ihren Willen fördern.

Die folgende Abbildung von Rudolf Steiner war eine Anregung, die Wesensglieder des Menschen als ein Gegenüber, als einen Resonanzraum für das sich inkarnierende Kindeswesen zu betrachten, das herabsteigt und sich dann am Vorbild der Bezugspersonen seine Leiber selbst aufbaut. Infolgedessen können wir darüber nachdenken, wie dieser Vorgang nicht nur für die Kinder, sondern auf jede Begegnung hin gedacht werden kann. Sogar in Bezug auf die Selbstbegegnung, die Selbsterkenntnis.

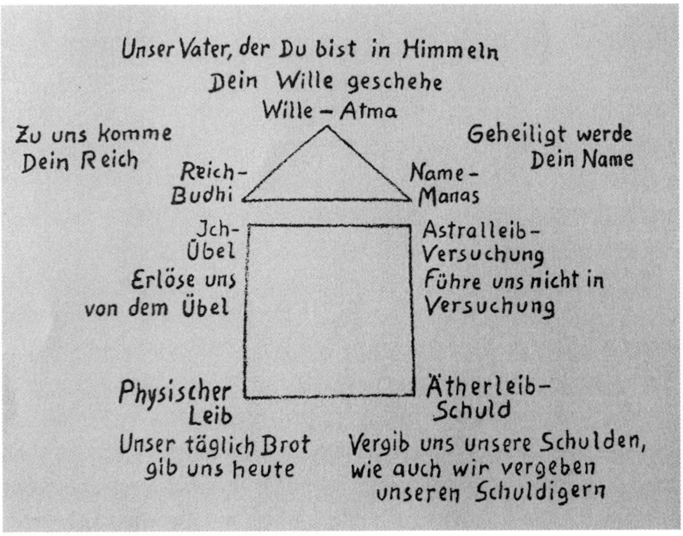

Abb. 10: Das Vaterunser im Zusammenhang mit den Wesensgliedern des Menschen[7]

Ein Prinzip für jede Therapie, für jede Begegnung ist: «Alles wirkliche Leben ist Begegnung»[8]. Die Bedingung des räsonierenden Weges des Zwischenmenschlichen in der höchsten Form, so Martin Buber, ist ein Akt der Gnade. Die Mittel, alle Vorstellungen und Absichten, müssen allerdings zerfallen, nur dann kann Wille leben und sich das Einzelschicksal erfüllen. Der Inkarnationsweg geht über den Willen, über das Bilden der Hülle des Reiches bis zur Aufrechten, dem **Ich – Bin**. Wir beten das große Menschheitsgebet, das Vaterunser, bewusst oder unbewusst, wenn wir uns als Menschen in Resonanz begegnen. In jeder Begegnung, in jeder pädagogischen und therapeutischen Handlung liegt das Ziel im «Erkenne dich selbst», im Spüren des eigenen und individuellen Namens. Dass der Wille geschieht, der einzigartig und individuell richtig ist, das ist für mich ein Prinzip in der Pädagogik, Therapie und Medizin. Hier muss wirkliche Begegnung auf allen (oben genannten)

Wesensebenen stattfinden und eine angemessene und vorbereitete Umgebung ist quasi die Basis für das Allerheiligste, das der Mensch sich selbst in seiner Biografie erschaffen muss.

Beispiele aus der Frühförderung

Blicken wir zunächst auf ein Beispiel aus unserer Frühfördertherapie, weil daran aphoristisch diese Haltung anschaulich wird: Dein Wille kann kommen, dein Wille geschehe. Die kleine Julie ist ein sehr entgrenztes Kind. Sie ist quasi überall – wie von einer Wolke umgeben, durch die sie nicht wirklich versteht, was wir in der Therapie von ihr wollen. Wenn wir mit ihr Ball spielen, steht sie direkt vor uns. Sie kann keinen Abstand halten. Uns gelang dann eine therapeutische Intuition, weil wir uns ein Bild vom Kind machen und sein Wesen verstehen wollten: Sie braucht eine Hülle, die durchlässig ist. Mit diesem inneren Bild fingen wir an, mit ihr in ein Spiel zu kommen. Julie brauchte Unterstützung für ihre Grenzen und ihr Für-sich-Sein, um sonnig mit ihrem Gegenüber in Kontakt zu sein, denn das ist ihre größte Fähigkeit. So sehen wir sie in einem Raum aus Ringen, durchlässig und gleichzeitig sensibel abgrenzend.

Jede überschießende Bewegung könnte es zum Einsturz bringen und weil Julie das nicht möchte, wird sie ganz vorsichtig, wenn sie aus ihrer Hülle mit uns Ball spielt. Im Grunde hat Julie diese Therapie erfunden und es ist so wichtig für uns, in diesen intuitiven Flow zu kommen und keinen Konzepten zu folgen, sondern situativ zu arbeiten. Jedes Kind erfindet mit uns die für seine Förderung oder Heilung richtige Therapie. Hier sind wir in Resonanz. Jede Therapie kann sich lebendig aus dem individuellen Zusammenhang heraus entwickeln. In ihrem schöpferischen Bilden wird sie zum Lebenselixier, sowohl für den, der sie empfängt als auch für den, der sie entwickelt. Denn in der Resonanz kann zuletzt der Ursprung nicht mehr zurückverfolgt werden. Ihre Vorbereitung, Gegenwärtigkeit und Authentizität obliegt demjenigen, der Verantwortung übernimmt. So werden wir durch Resonanz zur Wertschätzung des Anderen hingeführt und Empathie kann entstehen.

In dem zweiten Beispiel kam eine Mutter mit ihrem Kind nach Kaiserschnittgeburt zu uns, weil ihr die Überstreckung des Kindes aufgefallen war. Ihr Kind spielte nicht, konnte sich nicht drehen und sich damit keine Dinge von der Seite aufnehmen. Es lag noch mit sieben Monaten überwiegend in der

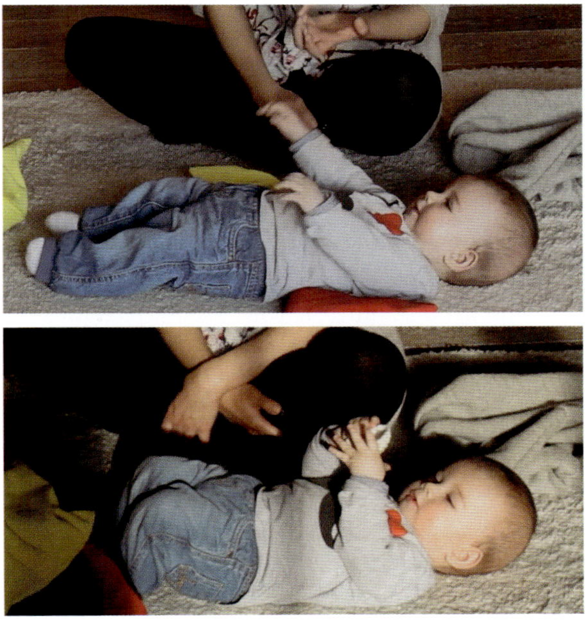

Abb. 11 und 12: Beispiel für eine therapeutische Intervention

überstreckten Position, im oberen Bereich der Arme zeigte es sich unruhig mit unkoordinierten Bewegungen.

Das war die Erstsituation: Ich kenne weder die Mutter noch das Kind – also was tue ich? Ich nehme zunächst das Kind und die ganze Situation wahr und schaue dann, was mir entgegenkommt. Den unruhigen oberen Bereich des Jungen sehe ich, interveniere jedoch nicht, indem ich von Außen Ruhe fordere. Seine Füße hingegen sind unbelebt, sie sind gestreckt und wippen auf und nieder – so fange ich an den Füßen an. Die Füße sind der Beginn für die Entwicklung der Aufrechten, in die dieses Kind nicht kommen kann. Die Beine sind nicht dynamisch, nicht gekrümmt oder in Bewegung, sie haben noch nicht ihr Potenzial entfaltet, das der umfassenden Bewegungsentwicklung, der Drehung und des Bezugs zur Welt zur Verfügung stehen kann.

Ich biete dem Kind Säckchen an, in dem ich sie auf seine Füße lege. Sie haben zwar ein Gewicht, sind jedoch weich und flexibel. Er lässt es zu und bietet sogar den rechten Fuß von selbst an. Wie geht es weiter? Jetzt wird es spannend. Resonanz geschieht dann, wenn ich weiß, was ich nicht weiß, wenn ich mich öffne und gleichzeitig beobachte, ob in mir ein Impuls auftaucht, der in Zusammenhang mit der Wahrnehmung steht. Kann ich den oft unbemerkten Augenblick, auch Kairos genannt, erhaschen? Wie reagiert das Kind, wie verändern sich seine Aufmerksamkeit, seine Bewegungen? Das Kind ist noch zappelig in der Bewegung seiner Arme, aber es scheint, als würde es mir in der unkoordinierten Bewegung eine Hand hinhalten. Wie reagiere ich darauf? Entsteht in mir Resonanz in der Hingabe an das Kind? Seine rechte Hand schwingt ausdauernd, will sie etwas? Ich wende mich dieser Hand zu und halte ihm eine Muschel hin, mit langsamen Bewegungen kurz über dem Boden. Er verfolgt die Muschel zunächst mit dem Blick, wendet dafür den Kopf, dreht sich zur Seite, nimmt sie und die Hand wird ruhiger. Das war nötig, damit er beweglicher wird, aus der eindimensionalen Starre herausfindet und den Raum rechts und links wahrnimmt. Er erwischt jetzt die Muschel und führt sie zum Mund. Jetzt dreht sich das Kind zur Seite und eine ganz neue Dynamik entsteht.

Zusammenfassung

Über die Resonanz in einem unbestimmten, nicht geplanten Prozess kam ein gemeinsames Tun zustande. Das Kind bietet mir etwas an und ich greife es auf. Hier erlebe ich Resonanz. Zwei schwingungsfähige Systeme treten miteinander in Beziehung – das macht diese Arbeit so leicht. Als ich mit der Elternberatung anfing, musste ich mir vor jeder ersten Begegnung das Thema sagen lassen und mich belesen. Ich war unsicher, wollte kontrollieren und vorher wissen, was ich den Eltern sage. Heute macht mir die Arbeit wesentlich mehr Freude und ich werde längst nicht so schnell müde. Es ist eigentlich so einfach, abzuwarten und zu vertrauen, was da kommt und zu schauen, wie es in mir räsoniert. Was ich dazu brauche, ist die Einsicht, dass Wahrnehmung und Begriff zusammengehören und ich sie selbst zusammenführen kann, wenn ich meinen Willen mit meinem Denken verbinde. In seiner «Philosophie der Freiheit» beschreibt Rudolf Steiner diesen Weg.[9] Für Pädagogik und Therapie, für den aus Erkenntnis handeln wollenden Menschen kann er zur Entdeckung werden und zur Freiheit führen. Die Entdeckung ist, dass wir uns vor allem auch im Laufe unserer beruflichen Tätigkeit zutrauen, in Resonanz zu treten und es geschehen zu lassen und dabei auch «Fehler» zu machen. Der Moment, in dem mir der Einfall, die Intuition kommt, das ist der Moment, in dem ich mich selbst erfrische, insbesondere wenn das Kind, eine Klientin/ein Klient oder die Patientin/der Patient es mir bestätigt. Die Resonanz ist ein für den Lebensleib notwendiges Mittel, weil ich individuell und selbstschöpferisch in Verbindung und Kontakt bleibe.

Resonanzpflege ist eine entspannte Arbeitsweise, die mich im Arbeiten sogar regeneriert. In der Überfülle unserer Aufgaben ist sie eine elementare Hilfe, auf diese Art und Weise mit der Tätigkeit verbunden zu bleiben. Voraussetzung ist die Aufmerksamkeit und reflexive Ordnung der eigenen Wesensglieder als Resonanzraum für den nicht vorhersehbaren und gemeinsam entstehenden Prozess. In einem gelingenden Resonanzprozess lässt sich das fremde Wollen unterstützen und das eigene in seiner Hülle, seinem Reich respektieren. Es ist ein Geschenk, wenn ich in dieser Hingabe einen Blick der Selbstoffenbarung im Schicksalsweg des Gegenübers erhasche, als seinen eigenen und Ichhaften Weg.

Resonanz betrachte ich als eine ätherische Berührung mit ästhetischem Charakter. Sie macht mein Denken lebendig in dem permanenten Wechsel von mir, zu meinen Mitmenschen und der Welt.

Abbildungsnachweis

Abb. 10: Steiner R: Das Vaterunser. Eine esoterische Betrachtung. In: Ursprungsimpulse der Geisteswissenschaft. GA 96. Dornach: Rudolf Steiner Verlag; 1989, S. 207.

Alle anderen Abbildungen in diesem Beitrag von Claudia Grah-Wittich.

Anmerkungen

1 Rosa H: Resonanz. Eine Soziologie der Weltbeziehung. Berlin: Suhrkamp Verlag; 2019.

2 Grah-Wittich C: «Wenn das Kind unser Erzieher wird …». Die innere Haltung der Erwachsenen alserste Umgebung des Kindes. Die Drei 2015; 6: 149–156.

3 Hill JB: Die Botschaft der Baumfrau. München: Verlag Riemann; 2000.

4 Schiffer E, Schiffer H. Lerngesundheit.Weinheim, Basel: Beltz Verlag; 2004.

5 Steiner R. Die Erziehung des Kindes vom Gesichtspunkte der Geisteswissenschaft. In: Lucifer – Gnosis. GA 34. Dornach: Rudolf Steiner Verlag; 1987, S. 311–312.

6 Steiner R: Die gesunde Entwicklung des Menschenwesens. GA 303. Vortrag vom 29.12.1912. Dornach: Rudolf Steiner Verlag; 1987, S. 120.

7 Steiner R: Das Vaterunser. Eine esoterische Betrachtung. In: Ursprungsimpulse der Geisteswissenschaft. GA 96. Dornach: Rudolf Steiner Verlag; 1989, S. 207.

8 Buber M: Ich und Du. Ditzingen: Reclam Verlag; 2021.

9 Steiner R: Die Philosophie der Freiheit. GA 4. Dornach: Rudolf Steiner Verlag; 1995.

Signaturen des Lebendigen – Entwicklung des Ätherleibes in der frühen Kindheit

Claudia Grah-Wittich

In diesem Beitrag bewege ich eine Frage, die mich schon lange beschäftigt und die ich auch heute noch nicht erschöpfend beantworten kann. Ich werde versuchen, Wörter, Signaturen, Begriffe, Bilder zu finden, mit denen sich der sogenannte Ätherleib – oder Lebens- bzw. Bildekräfteleib – charakterisieren lässt. Seine Vitalitätskräfte haben eine große Bedeutung für den physischen Leib. Wir brauchen sie wesentlich für unser Leben, für unsere gesamte Biografie, um z. B. mit Krankheiten und Krisen fertig zu werden. Wie unterstützen wir also die Entwicklung der dem gesamten Leben notwendig zur Verfügung stehenden ätherischen Kräfte in der frühen Kindheit? Wie können wir uns ihren Aufbau und ihre Signaturen konkret vorstellen? Wie üben wir uns darin, diese Kräfte wahrzunehmen, um sie den Kindern zur Verfügung zu stellen?

Was sehen wir von den Lebenskräften? Zunächst gar nichts! Die Ätherkräfte, Lebenskräfte und auch der Ätherleib sind mit den gewöhnlichen Sinnen nicht wahrnehmbar. Rudolf Steiner und andere beschreiben ihn als einen feinstofflichen Leib.[1] «Diesen Äther- oder Lebensleib hat der Mensch mit Pflanzen und Tieren gemeinsam. Er bewirkt, daß [sic] die Stoffe und Kräfte des physischen Leibes sich zu den Erscheinungen des Wachstums, der Fortpflanzung, der inneren Bewegung der Säfte usw. gestalten. Er ist also der Erbauer und Bildner des physischen Leibes, dessen Bewohner und Architekt. Man kann daher auch den physischen Leib ein Abbild oder einen Ausdruck dieses Lebensleibes nennen. In Bezug auf Form und Größe sind beide beim Menschen annähernd, doch keineswegs ganz gleich. Bei den Tieren und noch mehr bei den Pflanzen unterscheidet sich aber der Ätherleib in Bezug auf die Gestalt und Ausdehnung erheblich von dem physischen Leibe.»[2] Um diesen wahrzunehmen, befinden wir uns bereits in einer ersten Stufe der übersinnlichen Wahrnehmung. Mittels unserer ätherischen Wahrnehmungsorgane nehmen wir den Ätherleib wahr, so wie wir mit den physischen Sinnen den physischen Leib wahrnehmen. Daher versuche ich zunächst, einige Gesten zu beschreiben bzw. diese an einzelnen Bildern der Kindesentwicklung sichtbar zu machen. Denn wir können an verschiedenen Entwicklungssituationen in der frühen Kindheit nicht nur die physische Entwicklung, sondern auch die Aneignung, Verinnerlichung oder die Gestaltung der Vitalitätskräfte beobachten oder ableiten und – wie Steiner es formulierte – «… diesen Ätherleib zu einem brauchbaren Patron [zu] machen.»[3]

Der Ätherleib läuft Gefahr, «steif» zu werden, so Rudolf Steiner, was keine günstige Voraussetzung für den Erhalt der Gesundheit des physischen Leibes ist. So müssen wir gerade in der frühen Kindheit alles dafür tun, dass er sich beweglich, geschmeidig und damit anpassungsfähig entwickelt. Alles hängt davon ab, welche Umgebung wir dem Kind in seiner ersten Lebenszeit anbieten, damit dies geschieht. Denn wir kennen es, wenn uns im Krankheits- oder Krisenfall die Lebenskräfte nicht oder nicht genügend zur Verfügung stehen oder «steif» sind und sich in solchen Situationen schwer wiederherstellen lassen. Die Regenerationsfähigkeit eines sich geschmeidig und beweglich gebildeten Ätherleibes ist seiner Natur nach die beste Voraussetzung für den gesunden Menschen und für das Durchdringen des gesamten Organismus. Der physische Leib ist «umkleidet» vom Ätherleib und lebt in einer «innigen» Verbindung mit ihm.[4] Wir können daher ahnen, wie sehr die frühe Bewegungsentwicklung vom Lebensbeginn an hierzu beiträgt, denn Selbstbewegtes bringt manifest Bewegliches hervor. Auf die Flexibilität und Anpassung kommt es in einer sinnvollen Pädagogik und Therapie an.

Die Lebenskräfte in der Kindesentwicklung

Wenn wir von der Embryologie aus auf die Entwicklung schauen, ist das Kind eigentlich nur aus seinem unsichtbaren Wesen heraus – imaginativ – zu verstehen. Stellen wir uns vor, dass die eigentlichen Entwicklungsimpulse von dem noch nicht wahrnehmbaren, unsichtbaren Wesen des Kindes ausgelöst werden. In seiner vorgeburtlichen Heimat entstand der Entschluss, dass das Wesen wieder eine Individualität werden will, indem es sich inkarniert. Die Kräfte werden hierzu aus der geistigen Welt «herangezogen» und das Kind steigt herab auf die Erde, um sich mit einem physischen Leib zu «durchdringen», der nicht ohne die Lebenskräfte zu denken ist. Denn es gibt nichts, was nicht durchsetzt ist von der ätherischen Welt.[5] Für das Kind als geistig-seelisches Wesen wird in der Schwangerschaft zunächst der physische Leib aufgebaut. Es hat ein Bedürfnis nach der Schwerkraft – nicht nach der Schwere. Und es steigt deshalb auf die Erde herab, weil es sich nur in einem physischen Leib selbstständig und selbsttätig zur Freiheit entwickeln kann, indem die Schwerkraft allmählich von seinem geistig-seelischem Wesen durchdrungen wird und damit in die Leichte kommt. Das physische Entwicklungsziel ist das eigenständige Aufrichten in der Bewegung. Dafür benötigen die Muskeln und die Knochen ein Gleichgewicht – sie müssen ihre Lage im Raum finden. Das geschieht durch die Bewegungen nach rechts und links, sodass der Mensch später stabil in sich selbst ruhen kann. Eine so erweiterte Positions- und Horizontwahrnehmung verändert das Verhältnis zum Raum. Kurzgefasst: Die Inkarnation erfolgt von Kopf bis Fuß, die Aufrichte vom Fuß zum Scheitel. Dabei sind Drehungen nach rechts und nach links sowie um die eigene Achse unerlässlich.

Wir haben also die Dimensionen:

oben – unten, unten – oben
rechts – links, links – rechts
innen – außen, außen – innen

Dieser Aufbau ist der eines nicht sichtbaren Leibes, in dem das Kind in der Ätherhülle der Umgebung seine eigenen Ätherkräfte zu einer Verdichtung bringt, der Ätherleib wird in Folge «geboren». Das geschieht, indem das Kind seinen eigenen Impulsen in der Bewegungsentwicklung nachgehen kann; eine hohe Anforderung an die Umgebung, nicht dauernd in das selbstständige Tun des Kindes einzugreifen. Zur gleichen Zeit wird der physische Leib immer mehr von den Lebenskräften durchdrungen, die Muskulatur baut sich auf, der physische Leib vitalisiert sich.

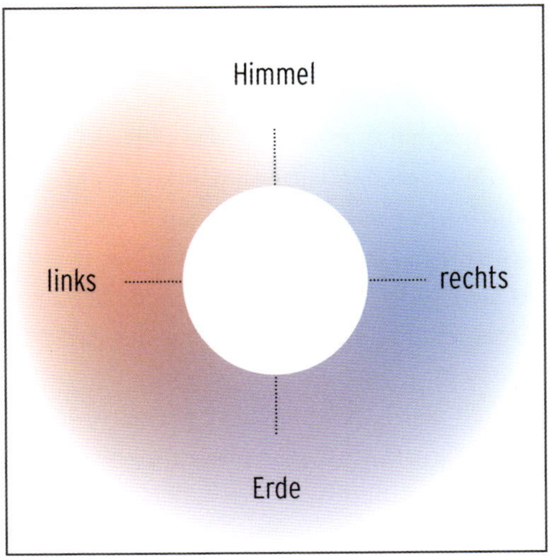

Abb. 1: Skizze Himmelskreuz

Wir denken oft, dass das kindliche Leben mit der Schwangerschaft beginnt. Durch die geisteswissenschaftlichen Forschungen Rudolf Steiners kommt ein Aspekt dazu, der dem Sinn unserer Entwicklung eine neue Dimension hinzufügt: Der Inkarnationsvorgang wird von dem Bedürfnis des noch unsichtbaren Wesens ausgelöst, sich in einen Leib begeben zu wollen. Für dieses Ziel werden die Kräfte, die die Inkarnation benötigt, in der

Konzeption zusammengezogen. Dieses Geschehen hat etwas mit dem höchsten Eigenwillen des werdenden Menschen zu tun, seinem geistig-seelischem Anteil. Dass solch ein Eigenwillen des Kindes existiert, erleben wir z. B. in Situationen, in denen sich Kinder selbst durch die hochtechnisierte Medizin in der künstlichen Zeugung wider Erwarten nicht einnisten. Wir können selbst mit dieser Medizin kaum gegen diesen Eigenwillen ankommen. Das Kind bleibt oder es verlässt die Mutterhülle wieder. Die Sehnsucht des Kindes, sich mit einem Leib zu verbinden, mobilisiert diese Kräfte, die dann die mütterliche Hülle bilden. Um diesen Prozess und das Kind zu verstehen und zu erkennen, müssen wir von einer Betrachtung der verborgenen Natur des Menschen ausgehen.[6]

In diesem Prozess findet eine Dynamik statt, die ich wahrnehmen, erkennen und sehen kann. Sie macht den Leib lebendig, vielfältig und regt das Wachstum an. So schließe ich von der Dynamik auf die Signaturen der Kräfte, die wir als Lebenskräfte erfassen wollen. Sie vereinen verschiedene Pole, wie beispielsweise in der Konzeption die Pole des Männlichen und des Weiblichen. Was für ein gewaltiger Akt, diese völligen Gegensätze zusammenzubringen. Lebenskraft schafft Leben! Mit der Schwangerschaft fängt ein dynamischer Prozess an, wobei sie in ihrem Beginn ein großes Abhängigkeitsverhältnis zu ihrer Umgebung hat, welches im Laufe der Zeit abnimmt. Denn die erfahrene Kompetenz des Umfeldes in der Versorgung wird verinnerlicht und damit zur eigenen Fähigkeit.

Wir wissen, dass sich in den ersten zwölf Wochen viele Kinder auch wieder vom Leben im Mutterleib verabschieden. Frühestens nach 24 Wochen kann das Kind mit ärztlicher Unterstützung überleben. Nach neun Monaten verlässt das Kind normalerweise den mütterlichen Leib. Während dieser Zeit verringert sich das große Abhängigkeitsverhältnis Schritt für Schritt und das Ungeborene entwickelt sich zur Geburtsreife hin. Die Aufgabe der Umgebung formulierte Steiner so: «Wie die Natur vor der Geburt die richtige Umgebung für den physischen Menschenleib herstellt, so hat der Erzieher [Pädagogen, Therapeuten usw., Anmerkung der Autorin] nach der Geburt für die richtige physische Umgebung zu sorgen.»[7]

Nach der Geburt erfährt primär der physische Leib Wachstum. Er ist in seiner Grundsubstanz vollkommen, ist jedoch weich und biegsam. Er bildet durch sein unermüdliches Üben Strukturen und Formen aus. Er wird durch seine gesamte Bewegungsentwicklung bis hin zur Aufrechte ausdifferenziert, die die Krönung der Schöpfung ist. Doch dieser physische Leib ist – insbesondere in seinem Wachstum – vollständig abhängig von den Vitalitäts-

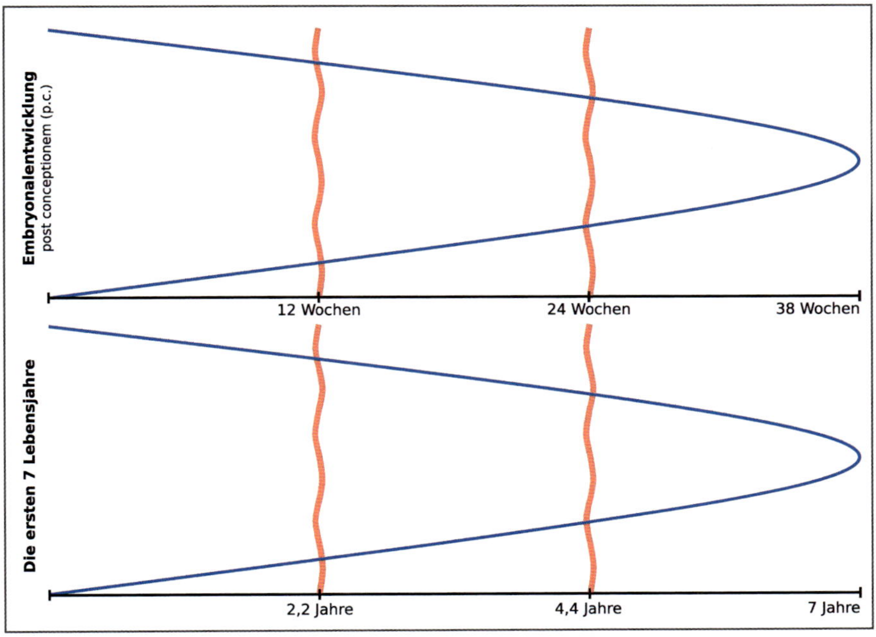

Abb. 2: Abnehmendes Abhängigkeitsverhältnis in der Schwangerschaft

kräften. Es findet nämlich, in Rudolf Steiners Worten, eine Art zweite Schwangerschaft statt.[8] So wie die physische Schwangerschaft abhängig ist von physischen Bedingungen, so ist die Schwangerschaft des Ätherleibes abhängig von der Hülle der Ätherkräfte in seiner Umgebung. Erst mit dem Abstoßen unserer festesten Struktur – der Zähne – hat sich die eigene ätherische Leiblichkeit im abnehmenden Schutz der Umgebung verlässlich gebildet. Dann werden die Wachstumskräfte nach und nach frei, metamorphosieren sich in Gedankenkräfte und stehen dem Lernen zur Verfügung.[9]

Entwicklungsbedürfnisse des Ätherleibes erkennen

Wie kann ich beim Beobachten des Kindes erkennen, was es braucht, damit dieser Prozess – diese siebenjährige «Schwangerschaft» des Ätherleibes – gut verläuft? Denn wie bei der physischen Schwangerschaft muss ich das Erkennen der unsichtbaren Schwangerschaftshülle des Ätherleibes schulen, damit ich seine Dynamik und Strukturen wahrnehmen kann. So wie der physische Leib der Mutter in der physischen Schwangerschaft eine Hülle für den entstehenden physischen Leib des Kindes ist, der sich in neun Monaten in abnehmender Abhängigkeit entwickelt, so wird in der «zweiten Schwangerschaft» eine ätherische Hülle für die Verdichtung und Verinnerlichung der eigenen Ätherleiblichkeit des Kindes gefordert. Parallel zu diesem Prozess entwickelt sich der physische Leib des Kindes weiter und beide Wachstumsbewegungen, die physische in der differenzierenden Ausgestaltung und die das allmähliche verdichten und selbstständig werden der Ätherkräfte bis zum Zahnwechsel, vernetzen sich lebenslänglich. An dieser Nahtstelle kommt es darauf an, was wir bei Kindern beobachten und welche Umgebung, Anregungen und Förderungen wir ihnen zur Verfügung stellen. Für sein gesundes Gedeihen im ersten Jahrsiebt ist die Ätherhülle mit der gewohnten Umgebung des Kindes (Eltern, Familie) natürlicherweise gegeben, kann aber, wenn wir sie wie die Funktion eines «Brutkastens» verstehen, auch durch andere Lebensformen zur Verfügung gestellt werden.

Betrachten wir das folgende Bild eines gerade geborenen Kindes an der Brust der Mutter: Das Kind und die Brust sind ineinander verschmolzen, es erinnert stark an die embryonale Situation. Das Neugeborene erlebt die Brust nicht als ein Objekt, sondern als zu ihm zugehörig, so wie für die Mutter das Kind zu ihr gehört. Und welches unglaubliche Wunder spielt sich an dieser Stelle ab? Das Saugen, die Saugbewegung: ein Zusammenziehen und Loslassen. Versuchen Sie, diese Bewegung zu imitieren. Machen Sie einmal diese Schnute! Und dann lassen Sie die Lippenspannung los. Ich behaupte, dass hier bereits die Aufrechte anfängt, und schon allein mit diesem Saugreflex und dem Schlucken der ganze Leib durchdrungen und so der Tonus aufgebaut wird. In der Realität lässt sich die gleichzeitige Bewegung der Augen beobachten: ein leichtes Aufmachen und Zuklappen. Das sind stille, geheimnisvolle und gleichzeitig wesentliche Hinweise auf die Signaturen des Ätherischen schon unmittelbar nach der Geburt. Es ist sofort die Geste des Öffnenden, des Zusammenziehens und Schließenden, des Los-

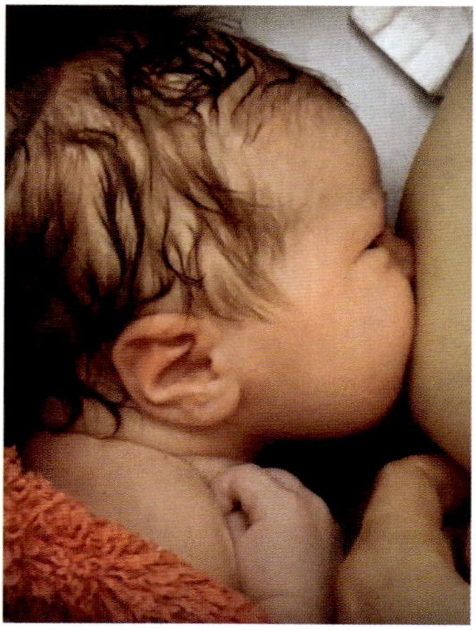

Abb. 3: Neugeborenes an der Brust

lassenden zu beobachten: charakteristische Gesten der Lebenskraft. Beachten wir die kleinen Hände und entdecken ebenfalls, wie sie sich ballen und wieder leicht öffnen, wie der ganze Leib bereits die Kraftgesten des Lebens, der Vitalität innehat und die Ätherkräfte sich ausformen. Das Kind kann sich ihrer schon bedienen, auch wenn dies zunächst reflexhaft geschieht. Es hat die Ätherwelt, die kosmische Lebenssphäre vor der Konzeption durchschritten und sich dann in einen physischen und ätherischen Leib in der Schwangerschaft eingenistet. Es zeigt uns die Signaturen und Gesten des Lebens und wenn wir ihre Bedeutung für seine gesamte Biografie kennen, sind wir verpflichtet, sie zu erhalten und zu pflegen. Mit diesen Kräften baut das Kind selbst seinen physischen Leib auf. Die ätherischen Kräfte der Umgebung – in der Schwangerschaft die Mutterhülle – sind ihm darin Resonanz. So kann das Kind nach der Geburt unmittelbar diese Kräfte nutzen – und das zu erkennen ist existenziell für die Medizin, Pädagogik und Therapie.

Wir wissen aus der Stillberatung, dass die Kinder heute durch das intuitive Stillen nicht mehr direkt angelegt, sondern auf den mütterlichen Bauch gelegt werden, sodass sie sich selbst langsam zur Brust hinbewegen. Sie nehmen also schon eine Richtung auf, haben schon ein Ziel. Das ist das Allerwichtigste: dass die Entwicklung des Kindes ein Ziel hat. Und das Ziel ist die Freiheit und die Aufrechte in der Begegnung und Überwindung der Schwerkraft des Leibes.

Das Ballen und Lösen, die Kontraktion und Expansion bei einem Neugeborenen sind auch in der Natur überall zu finden und wahrzunehmen. Betrachten Sie beispielsweise die zusammengeballten Kräfte eines Farns und wie er sich dann bis in seine Spitzen hinein entrollt und entwickelt. So sehen wir auch im Naturreich die Signaturen des Ätherischen als die Grundkräfte des Lebendigen und des Wachstums.

Wir können diese Dynamik an vielen Stellen beobachten: zwischen Menschen im Gespräch, beispielsweise ein Rückzug oder eine Expansion. Ich meine nicht die seelische Dynamik, sondern die Vitalität, die sich auch zwischen Menschen entweder aufbaut, abbaut oder beides im Wechsel zeigt. Wir kennen alle das Phänomen, wenn sich etwas zu sehr verhärtet oder zu schlaff wird, sodass kein lebendiger Rhythmus und Wiederholung entsteht. Die Kinder machen es uns wunderbar vor, denn in allem, was sie tun, setzen sie sich rhythmisch in ein Wechselverhältnis zur Umgebung. Kinder sind ja in ihrer ätherischen Leiblichkeit darauf angewiesen, dass sie dem Leben, dem Lebendigen, der Vitalität oder anders gesagt, den einfühlsamen Erwachsenen begegnen, die ihnen das Wechselspiel von Aktivität und Ruhe anbieten und damit Raum für Resonanz geben, in dem sich die zu bildende ätherische Leiblichkeit orientieren kann.

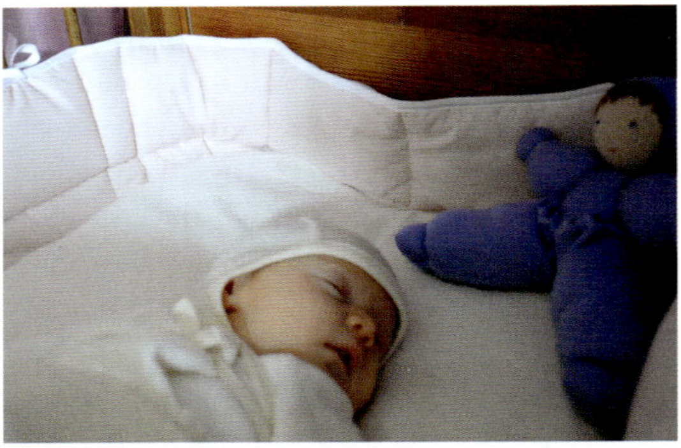

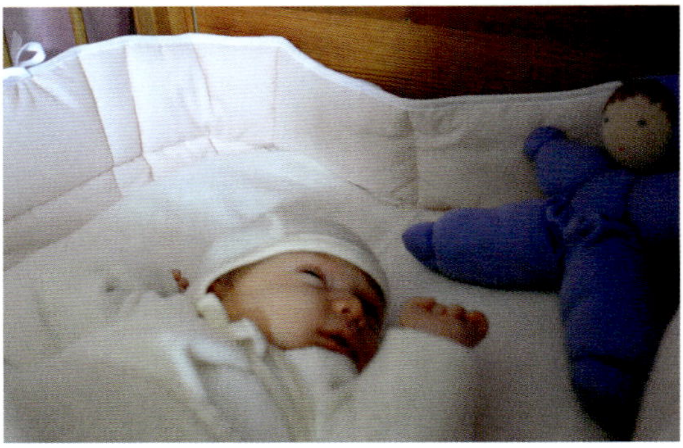

Abb. 4 und 5: Amelie wacht auf

Ich möchte an diesen beiden Bildern zeigen, wie auch hier die Aufrichte von Anfang an das Ziel ist, obwohl die drei Wochen alte Amelie noch ganz auf dem Rücken liegt. Sie sehen ein schlafendes Kind – es ist noch nicht wirklich präsent, sondern wie weit weg, wie hingegossen in die Umgebung. Dann öffnen sich etwas die Augen, das Kind reckt und räkelt sich. Die Mutter spricht es an: «Amelie, wachst du langsam auf», und in diesen frühen Momenten lässt sich noch eine Zeitverzögerung von der Ansprache der Mutter bis zur Reaktion des Kindes wahrnehmen. Man muss innerlich bis zehn zählen, bevor man erwartet, dass das Kind schon in Resonanz kommt. Denn Kinder benötigen Zeit, bis sie die Wahrnehmung verarbeiten und eine Reaktion darauf zeigen können. Amelie schließt die Augen wieder und die Mutter benennt das: «Oder willst du noch ein bisschen schlafen?» Die Mutter spiegelt das, was das Kind tut oder das Kind hört die Wörter der Mutter und verhält sich dazu. Es wird durch die Sprache zur Entwicklung angeregt. Diese Entwicklung geht vom Kopf bis zum Fuß. Zunächst sind es wieder die Augen, die auf- und zugehen, dann geht der Mund bis zum maximalen Weiten, dem Gähnen, auf. Das Ein- und Ausatmen ist ein Zusammenziehen und Lösen, ein Lebensprozess, der ätherisierend wirken kann. Solche kleinen Beobachtungen in ihrer Subtilität sind hochinteressant. Beispielsweise, was mit dem Kiefergelenk geschieht, wenn das Gähnen zugelassen und nicht gleich ein Schnuller oder die Brust gegeben wird, die solche Übungen unmöglich machen. Wir könnten dann sehen, wie erst im nächsten Schritt die Bewegung vom Schulterbereich ergriffen wird. Im nächsten Moment kommt der eine Arm nach oben und dann der andere. Das Kind fängt an, sich fast unbemerkt in die Linksrechtsposition zu bewegen. So kommt das Links und Rechts zum Oben und Unten hinzu. Hier ist zu beobachten, wie schon ganz am Anfang rechts und links und von oben nach unten eine Rolle in den Gesten der Leibergreifung spielen und dies das spätere Aufrichten veranlagen. Solche Beobachtungen lassen auf die Lebenskräfte des Kindes schließen, wie kräftig und autonom sie dem Kind schon zur Verfügung stehen. Wir fördern sie, indem wir diese Gesten beobachten und ihnen Zeit lassen zu schwingen, ihre Übungssequenz nicht zu unterbrechen und indem wir in Resonanz gehen und das Kind einfühlsam beobachten.

Eine weitere Geste für die Reife des Ätherleibes ist in den Willkürbewegungen zu sehen. Das Kind hat ein Ziel: Die Hände sollen beispielsweise von außen nach innen zum Mund kommen. Die Muskulatur und das Bindegewebe der Arme sind noch nicht so ausgebildet, dass es die Hände sicher zum Mund führen kann. Die Vitalitätskräfte stehen dieser Bewegung noch nicht selbstständig zur Verfügung. Das Kind muss üben, üben, üben – und es übt von sich aus, und zwar ausdauernd, wenn es nicht gestört wird. Die Erwachsenen halten das nicht leicht aus, wenn sie sehen, dass die kleinen Arme immer wieder «erfolglos» zurückschnellen. Wir erleben das als Nichtkönnen, doch müssen wir das ausdauerde Üben würdigen, um den Eigenreflex des Kindes nach Interaktion zu fördern.

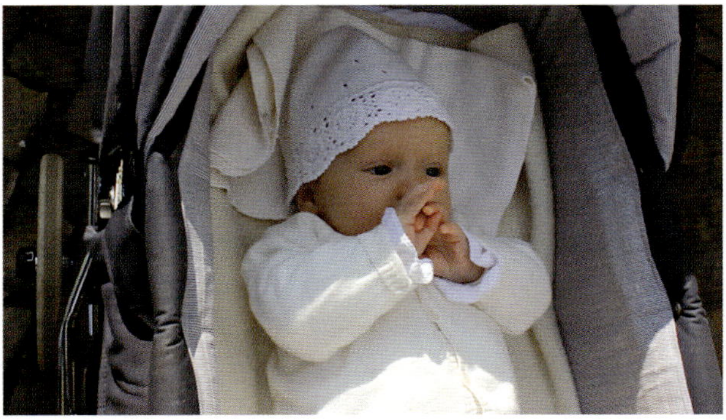

Abb.6: Zusammenführen der Hände mit vier Monaten

Den Aufbau der Vitalitätskräfte können wir erkennen, wenn wir die Veränderungen betrachten. Beobachten wir das Kind nur vier Wochen später, hat sich die Koordination schon wesentlich verfeinert, ist zielgerichteter und läuft in einem ruhigeren Rhythmus ab. Die Vitalitätskräfte sind mit dem physischen Leib mittlerweile mehr in Übereinstimmung. Ein Quantensprung an Entwicklung nehmen wir wahr, wenn wir diese Veränderungen betrachten:

Dazu gehört auch die Stimme, die Amelie während des Tuns aus sich hervorbringt. Sie führt die Hände selbst zum Mund, noch schnellen sie zurück. Wenn wir mit solch einem Prozess in Resonanz gehen, können wir spüren, wie wir Ätherisches mit unserem ätherischen Vermögen wahrnehmen. Beim Neugeborenen können wir empfinden, dass seine Bewegungen noch nicht rund und harmonisch sind. Auch Amelie übt selbst und baut damit ihren physischen Leib auf. Sie bedient sich dabei der Vitalitätskräfte des Ätherleibes und durch rhythmisches, ausdauerndes Üben steht dieser mehr und mehr ihrem physischen Leib zur Verfügung.

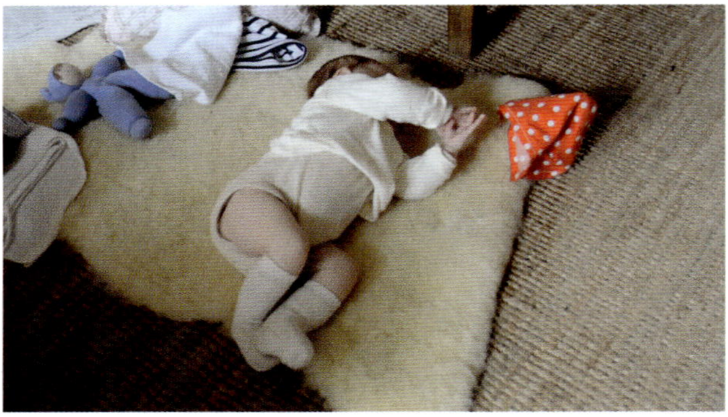

Abb. 7: «Spiel» mit dem roten Tuch

Weitere vier Wochen später sehen wir, wie viel Beweglichkeit und Dynamik sich entwickeln konnte. Hier ist Amelie in liegender Seitenposition. Wir können sehen, wie die Beine ins Spiel kommen, die sich am Anfang nur passiv mitbewegen, aber noch sehr zurückhaltend in der Eigenbewegung sind. Die Füße berühren sich gegenseitig, nehmen sich also wahr, was die Bewegung fördert. Die Hände berühren sich. Die Selbstreflexion hierbei wäre, ob ich beim Beobachten nervös werde, wenn sie das Tuch nicht erreicht. Wenn sie es noch nicht erreicht hat, dreht sie sich zurück auf den Rücken, erlebt einen Nachklang, ruht sich aus und hat dabei keine Langeweile! Sie braucht nichts. Und wenn sie dann das Tuch erreicht, hat sie keinerlei Interesse, es zu greifen. Wir denken, sie will es nehmen, weil wir zielorientiert denken. Doch das Tuch ist für das Kind die Umgebung, es ist der Anlass, dass das Kind in die Drehung geht. Wenn wir nun den «Schwangerschaftsbegriff» auf die Entwicklung des Kindes übertragen, sind wir die Umgebung. Das Tuch regt es an, sich zu bewegen.

Sie wird diese Übung noch 20 Minuten weitermachen, in der sie das Tuch nicht ergreift – also nicht braucht –, sondern sie benötigt etwas zum Anschauen, um in diese Koordinationsübung zu kommen. Sie übt den Aufbau ihrer eigenen Vitalitätskräfte, damit diese ihr langfristig zur Verfügung stehen und die Bewegungen koordinierter werden. Das ist ein weiterer wichtiger Schritt in Bezug auf die Aufrichte. Der vor dem Kind liegende Raum wird belebt und gestaltet aus dem inneren Impuls des werdenden Wesens.

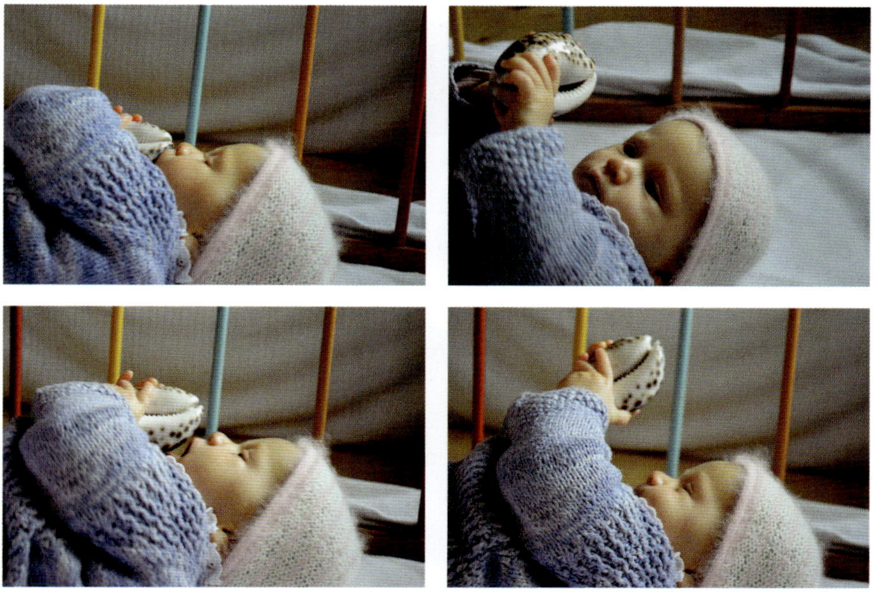

Abb. 8–11: Kind mit der Muschel

Ich möchte meine These verdeutlichen: Für die Aufrichte als Leitbild der Schöpfung bedarf es der Erfassung des Umraumes. Damit einher geht die Verdichtung des Bildekräfteleibes mit dem physischen Leib. Im Alter von sieben Monaten hat Amelie schon viel geübt, ihre Bewegungen sind sicher und flüssig, zum Mund und zurück und wieder nach vorne und hin zum Mund und zurück. Eine sicher geführte Bewegung mit einem Gegenstand, den sie sich selbst gesucht hat, der auch schwer ist, ist möglich. Sie muss also gegen die Schwere dieser Muschel arbeiten. Das kann sie jetzt koordinieren und dieser flüssige Bewegungsablauf, die Koordination der Hände bzgl. rechts, links und vorne, hinten zeigt, dass ihr die Vitalitätskräfte, die Lebenskräfte, die Strukturkräfte zur Verfügung stehen. Gleichzeitig wird die Ausbildung des physischen Leibes in Bezug auf Muskeln und das Bindegewebe geübt. Wenn wir die Harmonie in den Bewegungen wahrnehmen, ist sichtbar, wie durch Aneignung der «sichere Patron» in diesem Prozess der Hände, Arm und Schultern jetzt auf einer nächsten Entwicklungsstufe angekommen sind.

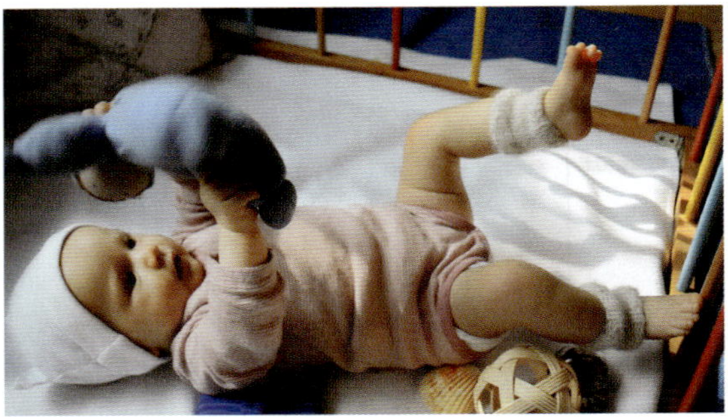

Abb. 12: Spiel mit der Puppe

Amelie liegt auf dem Rücken und hat die Kraft, einen Gegenstand vor sich zu halten. Die Füße arbeiten mit. Sie probiert in diesem Spiel Töne aus, hoch, tief, kurz und lang. Das Tönen begleitet das Spiel. Es geht nicht um die Puppe, sie spricht nicht mit der Puppe, sondern sie hat einen Gegenstand, den sie bewegt und damit den vorderen Raum belebt. Einerseits entwickelt sie ihren Innenraum, indem sie Töne in vielen Modulationen hervorbringt und andererseits ist sie weiter auf dem äußeren Weg zur Aufrichte. Sie hält die Puppe schon über dem Gesicht, also nicht mehr vor sich, sondern wirklich schon über sich.

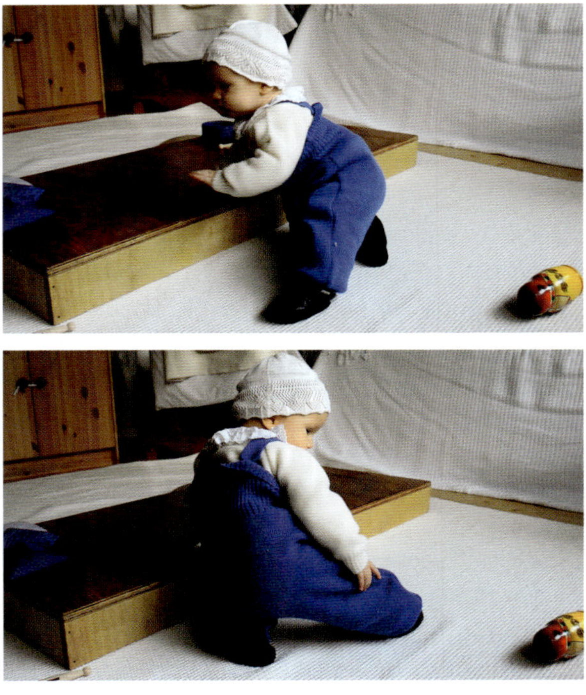

Abb. 13 und 14: Drehen am Podest

Auf den nächsten beiden Entwicklungsbildern ist Amelie neun Monate alt. Sie krabbelt auf ein Podest, um scheinbar einen Gegenstand zu bespielen, doch die Matroschka ist wieder Umgebung und nicht das Ziel. Das Ziel ist die Motorik. Sie krabbelt herunter vom Podest und anschließend wieder hinauf, ihre Bewegung ist die Übung. An diesem Podest dreht sie nun ausgiebig nach rechts und anschließend wieder nach links; immer wiederholend und mit der Hand, die sie an den Oberschenkel legt, begleitet sie den rhythmischen Ablauf. In jedem Menschen liegt das Streben nach Harmonie bezüglich der Erfassung seines Leibes. Bei Amelie ist es außerordentlich ausgeprägt: rechts, links, immer wiederholend, eine völlige Rhythmisierung zwischen rechts und links, soweit die Beine schon in Richtung der Aufrechten gelangen, eine gewagte Choreografie und trotzdem wird das Gleichgewicht gehalten.

Fällt sie in ihrer Bewegung aus dem Rhythmus, schafft sie unmittelbar einen Ausgleich, indem sie die Gegenbewegung sucht. Wenn das Kind in eine Extremlage kommt, versucht es immer selbst, den Ausgleich zu schaffen.

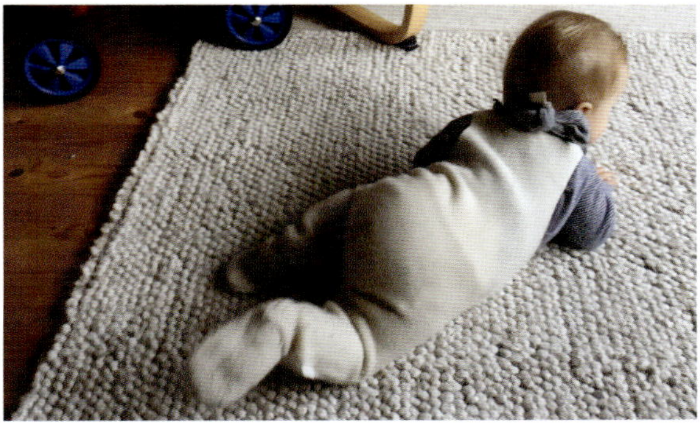

Abb. 15: Vorwärtsbewegung im Robben

Betrachten wir eine Szene, in der ein Kind krabbelt. Wir sehen, wie in der Vorwärtsbewegung diese unglaubliche Rhythmisierung durch den ganzen Körper präzise und sicher geht. Wenn sich der ganze kleine Körper so elegant und harmonisch durchgestaltet in dieser Bewegung zeigt – das Knie vorzieht, dann im Wechsel mit den Armen die Pausen macht, in der Seitenlage ist –, kann man feststellen, dass das eine Selbst-Schöpfung ist, die man sich nicht erdenken kann, sondern die sich aus den Gesetzen der Leiber und des Kindes selbst entwickelt. Die fast vollkommene Symmetrie ist ein Stadium, in dem jede Bewegung an einem bestimmten Punkt kommt: von einer unsicheren, noch unharmonischen, eher polaren, chaotischen Bewegung hin zu einer Dynamik, die durch Harmonie ihren Ausgleich findet. Die unterschiedlichen Stadien sagen etwas aus, wie konkret der Ätherleib schon abgelöst von den

Kräften der Umgebung zu einem eigenständigen geworden ist. Die gesunde Entwicklungsrichtung beginnt mit der Abhängigkeit zu Beginn einer jeden «Schwangerschaft» und führt Schritt für Schritt in die Selbstständigkeit.

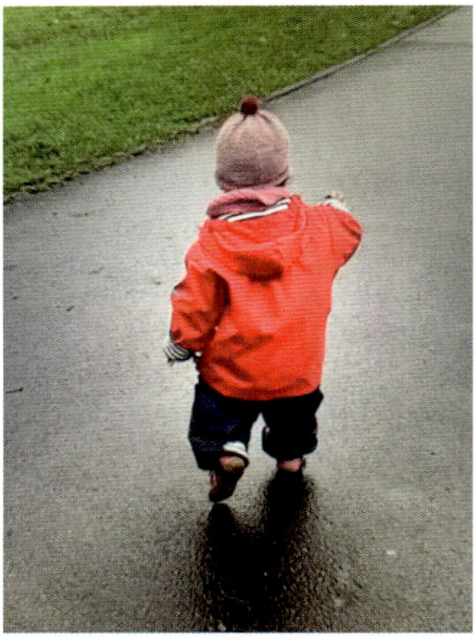

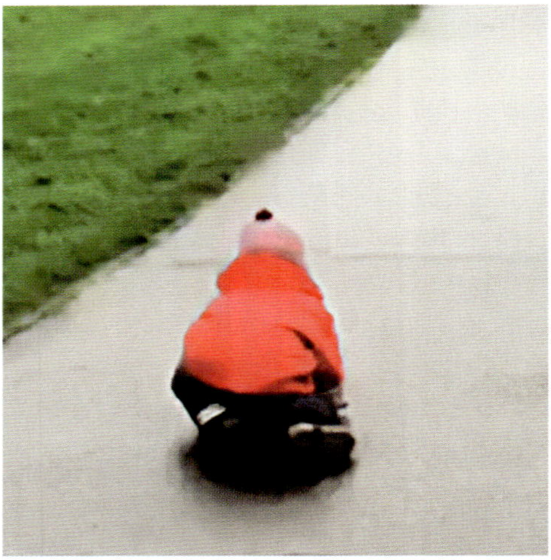

Abb. 16 und 17: Gehen und Fallen lernen

Schauen wir noch auf das Gehenlernen. Das Kind tönt in der Übung der Aufrechten. Das Tönen ist notwendig, es baut den Tonus auf. Stimme und Bewegung sind noch nicht voneinander gelöst. Beim Gehenlernen sucht das Kind das Gleichgewicht, indem es sich selbstständig wieder aufrichtet, wenn es gefallen ist. Hinfallen ist wie ein Ballen, Aufrichten wie ein Lösen. Im Laufen erobert Amelie den oberen Raum, mit dem Hinfallen ist sie beim Gegenpol, dem unteren Raum, und im Selbstaufrichten verbindet sie diese. Auch das ist ein Vorgang, der Signaturen des Ätherischen zeigt: Ballen im Fallen und sich im Aufstehen wieder strecken. Hinzufallen ist kein Unglück, sondern eine wunderbare Übung und das Kind benötigt hierbei oft keinen Kontakt mit den Erwachsenen. Das Kind übt aus eigener Kraft, das Gleichgewicht zu halten, hinzufallen, sich dabei nicht weh zu tun und sich wieder in die Aufrechte zu begeben. Je mehr es das übt, desto sicherer wird es, sodass es dann eines Tages stabil laufen kann, und zwar nachhaltig. Es geht ja nicht nur darum, dass das Kind am Anfang seines Lebens gut laufen lernt, sondern darum, das Laufen bzw. die Aufrechte und Stabilität bis möglichst spät in unserer Biografie zu erhalten.

Beim Rennen einer Dreijährigen wird sichtbar, wie alles, was vorher so mühsam geübt wird, leichter wird. Der Atem trägt die Bewegung. Die Arme

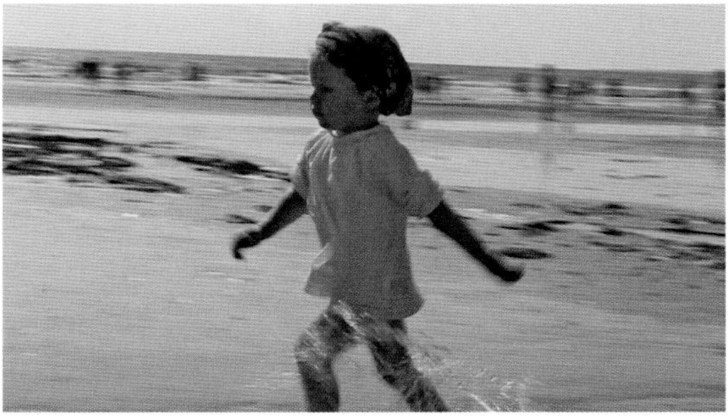

Abb. 18: Rennen

sind leicht und luftig geworden. Amelie kann inzwischen ihren Nervenpol bedienen; sie kann sich umschauen, orientieren und wieder loslaufen. Sie bleibt bei sich, obwohl sie gleichzeitig die Umgebung wahrnimmt. Auch kann sie die Unebenheiten des Sandes mit seinen Pfützen bewältigen und ausgleichen. Sie hat einfach Freude an der Bewegung, durch die sie sich entwickelt. Kinder besitzen in sich selbst den Entwicklungsraum mit dem Ziel der Aufrichtung, in ihrem Tempo und in Freiheit.

Autonomie und Selbstgestaltung sind Prinzipien des Menschen, die in seinem Wesen liegen und die treibenden Kräfte unserer individuellen Inkarnation. Es ist ein Entschluss, dass ein Kind auf die Erde will. Deswegen müssen wir Respekt gegenüber dem Kind entwickeln, das in immer neuen Variationen übt und innigliche Freude dabei hat. Die Verdichtung und Entwicklung des Lebensleibes durch die Tätigkeiten des physischen Leibes, die sich aus dem Wesen des werdenden Menschen erschließen, gehören zu den allerwichtigsten Grundlagen für die gesamte spätere Biografie und gesunde Entwicklung.

Abbildungsnachweis

Alle Abbildungen in diesem Beitrag von Claudia Grah-Wittich.

Anmerkungen

1 Steiner R: Die Erziehung des Kindes vom Gesichtspunkte der Geisteswissenschaft. In: Lucifer – Gnosis. GA 34. Dornach: Rudolf Steiner Verlag; 1987.

2 Steiner R: Die Erziehung des Kindes vom Gesichtspunkte der Geisteswissenschaft. In: Lucifer – Gnosis. GA 34. Dornach: Rudolf Steiner Verlag; 1987, S. 315.

3 Steiner R: Heileurythmie. GA 315. Basel: Rudolf Steiner Verlag; 2021, S. 74.

4 Steiner R: Menschliches Seelenleben und Geistesstreben im Zusammenhange mit Welt- und Erdenentwicklung. GA 212 6. Vortrag 26.5.1922. Dornach: Rudolf Steiner Verlag 1998.

5 Steiner R: Menschliches Seelenleben und Geistesstreben im Zusammenhange mit Welt- und Erdenentwicklung. GA 212 6. Vortrag 26.5.1922. Dornach: Rudolf Steiner Verlag 1998.

6 Steiner R: Die Erziehung des Kindes vom Gesichtspunkte der Geisteswissenschaft. In: Lucifer – Gnosis. GA 34. Dornach: Rudolf Steiner Verlag; 1987.

7 Steiner R: Die Erziehung des Kindes vom Gesichtspunkte der Geisteswissenschaft. In: Lucifer – Gnosis. GA 34. Dornach: Rudolf Steiner Verlag; 1987, S. 323.

8 Steiner R: Menschliches Seelenleben und Geistesstreben im Zusammenhange mit Welt- und Erdenentwicklung. GA 212 6. Vortrag 26.5.1922. Dornach: Rudolf Steiner Verlag 1998.

9 Steiner R, Wegman I: Grundlegendes für eine Erweiterung der Heilkunst nach geisteswissenschaftlichen Erkenntnissen. GA 27. Dornach: Rudolf Steiner Verlag; 1991, S. 12–13.

Reifung, Entwicklung und Erziehung des Lebenssinnes – seine universelle Bedeutung in der Begleitung des gesunden, kranken oder traumatisierten Kindes

Cristina und Christoph Meinecke

Der Sinnesentwicklung kommt eine zentrale Bedeutung in der kindlichen Entwicklung zu. Die Sinnesorgane – es handelt sich bei allen Sinnen um physische Organe, die wir dem Nerven-Sinnes-System zuordnen – reifen an ihrer Betätigung. Wie fein und differenziert ein Sinnesorgan im späteren Leben wahrnehmen kann, hängt von der Qualität (echt und facettenreich), der angemessenen Quantität (nicht zu viel und nicht zu wenig) und dem stimmigen Zusammenklang mit den anderen Sinnesorganen ab, mit denen es in der Kindheit heranreifen konnte.

Der Lebenssinn, auch Vitalsinn genannt, den wir uns im naturwissenschaftlichen Sinn am ehesten im Bereich des vegetativen Nervensystems angesiedelt vorstellen können, ermöglicht die Wahrnehmung der Lebensprozesse im Organismus. Er hat dadurch eine besondere Beziehung zu unserem Ätherleib, dem Lebenskräfteleib, der unseren physischen Leib belebt und alle Schöpfungsgedanken, die hinter den unzähligen einzelnen Lebensprozessen stehen, in sich birgt. Je feiner sich der Lebenssinn in der Kindheit entwickeln kann, umso achtsamer kann der Mensch im späteren Leben mit seinen eigenen Lebenskräften umgehen, aber auch mit den das Leben ermöglichenden Kräften in seiner Umgebung, in den Naturreichen und bei seinen Mitmenschen. Schließlich vermag ein gut entwickelter Lebenssinn auch die differenzierte Wahrnehmung lebendiger Gedankeninhalte zu ermöglichen.

Bewusst werden uns die Wahrnehmungen des Lebenssinnes zunächst dann, wenn etwas mit unseren Lebensprozessen nicht in Ordnung ist: bei Schmerz, Hunger, Erschöpfung, Atemnot, Herzrasen, Unwohlsein, Krankheit. Im Weiteren kann er uns, im Zusammenwirken mit anderen Sinnesorganen, wahrnehmen helfen, wie es einer Pflanze, einem Tier, einem Mitmenschen, ja sogar einer Landschaft geht. Allmählich lernen wir, wie es sich anfühlt, sich wohlzufühlen, was Wohlgefühl ist – und zwar durch die Abwesenheit von Unwohlsein, das eine unserer ersten Wahrnehmungen ist. Heute sind die Lebenskräfte an allen Ecken und Enden angegriffen. Große Erschöpfung macht sich breit. Eine große Sehnsucht nach Wellness, nach Wohlgefühl herrscht. Gleichzeitig scheint die Fähigkeit, sich richtig erholen zu können, immer mehr abzunehmen. So ist die Stärkung des Bewusstseins für die Wahrnehmungen des eigenen Lebenssinnes auch für uns Fachleute von erheblicher Bedeutung.

Was fördert und was hindert den Lebenssinn?

Das vernachlässigte, traumatisierte Kind erlebt eine seine Gesundheit erheblich beeinträchtigende Unachtsamkeit in dem für sein Wohl verantwortlichen Umfeld. Im Emmi-Pikler-Haus in Falkensee bei Berlin, einer vollstationären Einrichtung der Erziehungshilfe für Kinder im Vorschulalter, konnten wir lernen, welch große Bedeutung die Nachreifung des Lebenssinnes in dieser Altersgruppe auch für die Traumatherapie hat.

Was also pflegt, was fördert den Lebenssinn? Wie zeigt sich ein gestörter Lebenssinn, woran kann man ihn erkennen? Wie gehen wir mit Überforderungsgefühlen um? Wie können wir den Tag mit den Kindern so gestalten, dass Überforderung vermieden wird (bei Kindern und Erwachsenen)? Wie können wir Wohlgefühl ermöglichen, fördern? Was hingegen ist hinderlich, um zum Wohlgefühl zu finden?

Als förderliche Gesichtspunkte für Reifung und Nachreifung des Lebenssinnes in der pädagogischen Haltung und Arbeit wurden in einer interprofessionellen Arbeit benannt:

- Rhythmus
- Struktur
- Zeit
- Bewegungsräume geben
- Reibung (i. S. von liebevoller Grenzsetzung)
- Tasten und Halten
- Bedürfnisorientierung
- Brücken (i. S. von der Begleitung von Übergängen)
- Hülle
- Liebe
- Präsenz
- Empathie
- Vertrauen

- Leichtigkeit
- Freude
- Mut
- Hoffnung
- kollegiale Gemeinschaft

Als hinderliche Gesichtspunkte wurden genannt:

- Zusammenhangslosigkeit
- Verlust
- Unterbrechung
- Orientierungslosigkeit
- Unerwartetes
- Erschreckendes
- mangelnde Wärme

Signale des kindlichen Lebenssinnes, die auf Bedürfnisse und Unwohlsein des Kindes Hinweisen:

- Blässe
- fehlende Explorations-/Spielaktivität
- Bauch-, Kopfschmerzen
- häufige Wehwehchen
- Hunger, Durst
- Schlafprobleme
- Übelkeit, Appetitmangel, Essstörung
- Unruhe
- Impulsivität
- Quengeligkeit

Im Grunde genommen sind es Symptome von übermäßigem Stress im Kindesalter.

Übung und Reflexion zum Lebenssinn

Übung/Demonstration: Einer Arbeitsgruppen-Teilnehmerin wurden von der Dozentin die Hände gewaschen. Dazu wurden sie nacheinander in eine Schüssel warmen Wassers getaucht, die auf einem Handtuch auf dem Schoß der Probandin stand. Beide Hände wurden in gleicher Weise behandelt: ins warme Wasser getaucht, herausgehoben und mit einem frischen Tuch abgetrocknet. Die erste Hand wurde wie nebenher behandelt. Die Dozentin sprach dabei mit den anderen Teilnehmern, war von der Probandin abgewandt und schaute diese auch nicht an. Ganz anders bei der zweiten Hand. Hier wandte sich die Dozentin der Probandin zu, kündigte jeden Schritt an, schaute ihr in die Augen, dann auf die Hand, die sie achtsam mit innerer Beteiligung pflegte.

Reflexion: Die durch die Übung ausgelöste Erschütterung war bei der Probandin und den anderen zuschauenden Teilnehmenden gleichermaßen groß. Zunächst durfte die Probandin ihre Erlebnisse schildern: Die erste Hand fühlte sich nach der «Behandlung» kalt an, wie fremd, nicht zum eigenen Körper gehörend. Die zweite Hand war hingegen warm – auch objektiv-sinnlich spürbar – und fühlte sich ganz dem eigenen Körperbewusstsein zugehörig an. Es wurde deutlich, dass diese Übung eine gewisse seelische Stabilität der Probanden erfordert, was zuvor abgefragt wurde. Nun schilderten auch die zuschauenden Teilnehmenden ihre Erlebnisse: Erschrecken, Unwohlgefühl, Mitleiden, Erkaltung der eigenen Hand, innerliche Erstarrung, Muskelanspannung, Atemblockierung beim Miterleben der Behandlung der ersten Hand. Aufatmen, Erleichterung, Durchwärmung, Entspannung bei der zweiten.

Fachlicher Austausch: Es wurden seminaristisch weitere Inhalte erarbeitet, die für die gesunde und für eine *gesundende* Entwicklung des Kindes von Bedeutung sind (siehe Abb. 1). Der bekannte Schweizer Kinderarzt Remo Largo (1943–2020) vermochte mit seiner Formel des Fit-/Non-Fit-Konzeptes die Entwicklungslage des Kindes auf den einfachen Nenner zu bringen: Passt die Umgebung des Kindes zu seinen Bedürfnissen, dann entwickelt es sich gesund. Passt sie nicht, wie z. B. bei den vernachlässigten, misshandelten, traumatisierten Kindern, dann treten vielerlei Störungen und Probleme auf.[1] Es kommt also alles darauf an, dass die Erwachsenen die Umgebung des Kindes so gestalten, dass sich darin die kindlichen Bedürfnisse widerspiegeln und erfüllen.

Geborgenheit, Anerkennung und Lernen

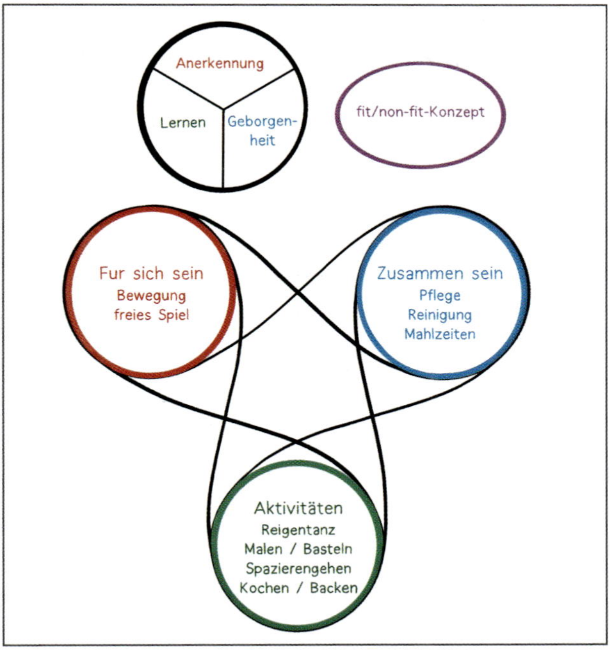

Abb. 1: Elemente einer gesunden und gesundenden Entwicklung

Im Emmi-Pikler-Haus erleben wir regelmäßig, dass Kinder, die bei der Neuaufnahme mit Kommentaren von Erziehern oder Sozialarbeitern wie «lässt sich kein Essen geben», «isst nicht», «spielt nicht», «will nicht schlafen», «kann nicht einschlafen» gebracht werden, bereits nach wenigen Tagen problemlos und gerne essen, altersgemäß Mittagsschlaf machen, gerne abends ins Bett gehen. Eines der überraschendsten Phänomene bei diesen traumatisierten, vernachlässigten Kindern, die ohne jegliche Regulation zu uns kommen, ist also, dass es bereits nach wenigen Tagen praktisch keine Essstörung oder Schlafstörungen mehr gibt.

Nicht so schnell, aber verlässlich innerhalb weniger Wochen, finden die meisten Kinder dann auch ins freie Spiel. Hierzu bedarf es eines gesicherteren Bindungserlebens, das erst aufgebaut werden muss.

Remo Largo nannte in einem Vortrag einmal drei wesentliche Grundbedürfnisse des Kindes, unter die sich alle anderen Bedürfnisse subsummieren lassen: Geborgenheit, Anerkennung und Lernen. *Geborgenheit* bezieht sich auf die gesamte erforderliche Versorgungsebene. Ihr Urbild ist der Gebärmutterleib, der für alles sorgt, was das heranwachsende Kind braucht: Hülle, Schutz, Ernährung, Wärmung, Eigenraum zum Wachsen usw. *Anerkennung* umfasst alles, was mit Respekt, Liebe, Zugewandtheit, Interesse, Bindung, Wahrnehmung der Wirksamkeit des Kindes und seiner Spiegelung durch den Erwachsenen, Erkennen von Individualität und dem Wesen des Kindes zu tun hat. Wenn dies beides erfüllt ist, kann das Kind frei und unbeschwert ins *Lernen* finden. Muss das Kind jedoch ständig in Sorge um seine Existenz und Beachtung sein, so befindet es sich in einer dauerhaften Anspannung des Stresssystems. Dies wirkt sich auf das mangelhafte Gedeihen aller Organsysteme, der Sinnesfunktionen und der Selbstregulationsfähigkeit aus – oft mit lebenslangen Auswirkungen. Freies Lernen und eine freie Wesensentfaltung sind dann nicht möglich.

Aus der Bindungspsychologie wissen wir, dass ein Kind in seinem Verhalten ständig hin- und herschwingt zwischen Rückversicherung bei der im Augenblick am sichersten empfundenen Bezugs-/Bindungsperson und der eigenen freien Exploration. Claudia Grah-Wittich entwickelte daraus das Bild einer Lemniskate zwischen «Zusammensein» und «Für sich sein»[2]. Cristina Meinecke zeigte anhand dieser Polarität, wie die alltägliche Betreuung des kleinen Kindes in diesem Sinne zwischen Pflegesituation und freiem Spiel schwingt. Sie erweiterte dieses Bild um den Bereich der geführten Aktivitäten im Sinne des vorschulischen Lernens, der in gesundem, individuell stets abzuspürendem Verhältnis in diesen Schwingungsprozess einbezogen werden kann (siehe Abb. 1). So entsteht eine Dreier-Lemniskate als Bild für die Tagesgestaltung in der institutionellen Betreuung des Kindes.

Im Kontext von Zwölf-Sinnes-Lehre und Vier-Heimaten-Modell

Die erarbeiteten Inhalte wurden nun seminaristisch in den Kontext der zwölf Sinne gestellt, ihre Beziehung zu dem Vier-Heimaten-Modell aufgezeigt und die besondere Bedeutung des Lebenssinnes für das Verständnis der Regulationsstörungen herausgearbeitet.

Auch in dem Modell der vier Heimaten können die Bedürfnisse des Menschen anschaulich werden. Die vier Heimaten bezeichnen dabei diejenigen vier Lebensfelder, die unser Leben bestimmen, in denen wir uns wohl (gut beheimatet) fühlen wollen und die zeitlebens der Pflege bedürfen: die leibliche, die räumliche, die soziale und die geistige Heimat.[3] Es gibt Bedürfnisse, die auf den Körper bezogen sind, Bedürfnisse die auf den äußeren Lebensraum bezogen sind, soziale bzw. Bindungsbedürfnisse und Bedürfnisse, die unser geistiges Wesen, unser geistiges Wachsen betreffen.

Zur leiblichen Lebenswelt, von Rudolf Steiner auch als «Eigenwelt» bezeichnet, führen uns vor allem die vier Sinne: Tast-, Lebens-, Eigenbewegungs- und Gleichgewichtssinn. Zur räumlichen Lebenswelt, der physischen Umwelt, führen vorwiegend die vier Sinne: Riechen, Schmecken, Sehen und Wärmesinn – zur sozialen Mitwelt vor allem der Hör-, Wort- oder Sprach-, Gedanken- und schließlich der Ich-Sinn, der auf die Wahrnehmung des anderen Ich, der Individualität des Mitmenschen gerichtet ist.[4] Für elf dieser zwölf Sinne sind mittlerweile die physischen Nervenkorrelate gefunden worden. Lediglich für den von Rudolf Steiner postulierten Ich-Sinn lässt sich noch kein solches Korrelat nachweisen. Für uns ist vor allem der Gesichtspunkt relevant, dass zu Beginn des Lebens ein wichtiger Schwerpunkt auf die Entwicklung der mehr leiblich gerichteten, sog. «unteren» Sinne gelegt ist und nur auf dieser Basis sich auch gesunde «obere» Sinne entwickeln können, die auf die sprachlichen, gedanklichen, persönlichen Mitteilungen unserer Mitmenschen gerichtet sind.[5, 6]

Wesentlich ist zudem, dass uns eine gute Ausreifung der leibbezogenen Sinne hilft, wesentliche seelische Qualitäten für das ganze Leben zu erlangen. Aus dem Gleichgewichtssinn erwächst das Erleben der Qualität der Ruhe, aus dem Eigenbewegungssinn die Qualität der Freiheit, aus dem Lebenssinn das Wohlgefühl, aus dem Tastsinn das Gottgefühl – so Rudolf Steiner.[7] Wir können es auch Gottvertrauen nennen. So ist es sehr berührend, dass der Tastsinn eigentlich unser Vertrauenssinn, der Lebenssinn unser Wohlfühl-, oder «Wellness»-Sinn, der Bewegungssinn unser Freiheitssinn, der Gleichgewichtssinn unser Ruhesinn ist (siehe Abb. 2).

Alle Stoffwechselprozesse, alle Lebensprozesse im Organismus unterliegen Regelsystemen. Der Lebenssinn wirkt in diesen Regelprozessen zum allergrößten Teil unbemerkt. Wie der Blutzuckerspiegel z. B. geregelt wird, bekommen wir im gesunden Fall nicht mit. Zum Bewusstsein kommen uns die Signale des Lebenssinnes erst, wenn unsere Aktivität gefordert wird, um einen Ausgleich herzustellen. So stellt sich Müdigkeit ein, wenn wir schlafbedürftig sind; Hunger, wenn der Blutzuckerspiegel sinkt oder die Magensäfte ansteigen; Schmerzen, wenn ein Körperbereich Schonung oder Zuwendung braucht usw. Regulationsstörungen, wie vor allem Ess-, Schrei- und Schlafstörungen in der Kindheit, weisen auf erhebliche Probleme im Bereich der

Regulationsprozesse und des Lebenssinnes hin. Es helfen u.a. drei wesentliche Dinge, die Selbstregulation im Bereich des Lebenssinnes gesund zu entwickeln, aber auch in jeder Lebenszeit nachreifen zu lassen. Diese Helfer sind: Rhythmus, Regel und Ritual (Merkspruch: «Die drei R des Lebenssinnes»)[8].

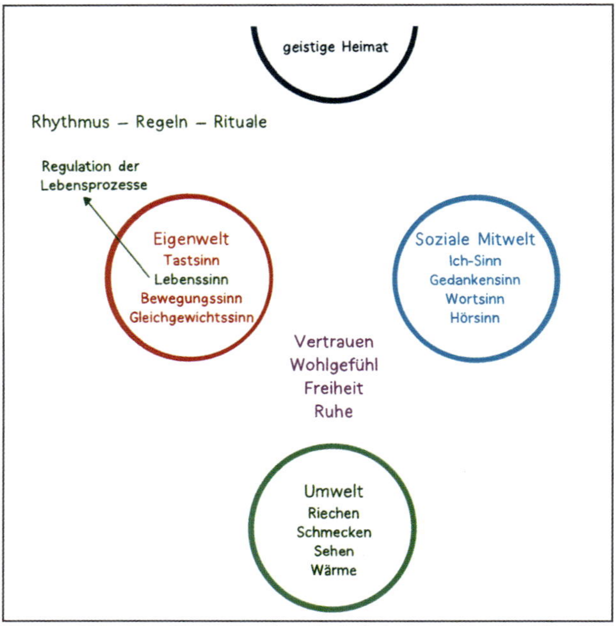

Abb. 2: Sinnesentwicklung als Basis für das ganze Leben

Alle Lebensprozesse verlaufen rhythmisch, tragen einen ca. 24-Stunden-Rhythmus in sich, der zwischen Aktivitäts- und Ruhephasen, zwischen hohen und niedrigen Hormonspiegeln usw. schwingt. Rhythmus stärkt daher ungemein die Gesundheit: regelmäßige Mahlzeiten, regelmäßige Essenszeiten, regelmäßige Schlafzeiten, Ruhephasen, Zeiten der Aktivität, des Spieles, der kulturellen und künstlerischen Betätigung, auf die Verlass ist, um die sich das Kind nicht sorgen muss. Sie sind Balsam für die kindliche Entwicklung und haben zugleich therapeutische Wirkung.

In dem Wort «regelmäßig» steckt die wunderbare Botschaft «gemäß der Regel». Es wird deutlich, dass Lebensprozesse regelhaft ablaufen. Es kann uns mit der allergrößten Ehrfurcht erfüllen zu bedenken, welche Vielzahl an genialen Schöpfungsgedanken in jeden Organismus hineingeheimnist ist, um Leben zu ermöglichen. Regeln und ihre Einhaltung sind also dazu da, Leben möglich werden zu lassen, nicht um Prinzipien durchzusetzen. Liebevolle Grenzsetzung dient dem Leben und vermittelt dem Kind unter Respekt und

Zugewandtheit seiner Person, wie das Leben ist und wie man lernen kann, es gut zu führen. Beispiel: Wenn ein Kind mittags nicht gegessen hat und es dann quengelig wird (der Lebenssinn meldet sich) und zwischendurch etwas zu essen fordert, so kann ihm liebevoll die Regel vermittelt werden, z. B. so: «Oh ja, ich merke, jetzt hast du Hunger» – wir spiegeln dem Kind seine Empfindungen und zeigen Empathie, wir schimpfen und belehren nicht. Nach einer kleinen Weile, das Kind leidet noch unter dem Unwohlgefühl: «Hm, ja, jetzt hast du Hunger (kurze Pause), du hast ja vorhin auch nicht so viel gegessen, nicht wahr?» – das Kind wird dies bekräftigen und sein Unwohlsein erneut zum Ausdruck bringen. Pädagoge/in: «Ja, jetzt hast du Hunger» (wieder eine kurze Pause), dann die erlösende positive Aussicht schaffen, indem man mit frohem Gesichtsausdruck sagt: «Nachher gibt es wieder Essen!» Auf diese Weise lässt sich die Regel vermitteln: «Essen gibt es zu Essenszeiten. Außerhalb der Essenszeiten wird nicht gegessen.» Das Hungergefühl als wesentliches Signal des Lebenssinnes können wir dem Kind nicht abnehmen. Wir können es aber liebevoll darin begleiten, ihn als wesentlichen Gesundheitssinn ausreifen zu lassen, der die Entwicklung von Selbstregulation und eines gesunden Lebensstiles ermöglicht.

Rituale sind die wundervollsten aller Helfer. Sie helfen Übergänge zu gestalten, den Tages-, Wochen-, Jahreslauf und die inneren Organ- und Lebensprozesse zu strukturieren. Sie wirken bis in die Ausschüttung steuernder Hormone hinein (z. B. Sekretion von Magensäften durch das Tischgebet, den Tischspruch, Ausschüttung des Schlafhormons durch das Abendgebet, Abendritual usw.). Schließlich vermitteln sie Lebensfreude, Kohärenzgefühl, Vertrauen in die höhere Ordnung und Zugehörigkeit. Ihre therapeutische Wirkung kann tagtäglich in der Arbeit mit dem traumatisierten, heilpädagogischen, entwicklungsverzögerten Kind erlebt werden.

Von entscheidender Bedeutung in der institutionellen Betreuung des traumatisierten Kindes ist die Synchronisierung des pädagogischen und pflegerischen Handelns der Erwachsenen. Die Verlässlichkeit und Wiedererkennbarkeit von Zuwendung und Abläufen in den oben beschriebenen Qualitäten helfen dem Kind, verlorene Sicherheit wiederzugewinnen, Vertrauen in den eigenen Körper, die Welt, die Mitmenschen wiederzufinden, sich trotz seiner schwierigen Vergangenheit gut in diesem Leben zu beheimaten und so seine Lebensaufgaben zu finden.

Abbildungsnachweis

Abb. 1 u. 2 von Ivana Suppan.

Anmerkungen

1 Largo R: Das passende Leben. Frankfurt a. M.: Fischer; 2020.

2 Grah-Wittich C: Den Weg ins Leben ebnen. In: Glöckler M, Grah-Wittich C (Hrsg.): Die Würde des kleinen Kindes. Band 2. Dornach: Verlag am Goetheanum; 2020.

3 Meinecke C, Meinecke C: Familienkultur – Wie gestalten wir ein gesundes Familienleben. Anthromedics – Fachportal für Anthroposophische Medizin. Verfügbar unter https://www.anthromedics.org/PRA-0991-DE (22.08.2022).

4 Steiner R: Zur Sinneslehre. Themen aus dem Gesamtwerk 3. Ausgewählt und herausgegeben von Christoph Lindenberg. Stuttgart: Verlag Freies Geistesleben; 1994.

5 Soesman A. Die zwölf Sinne – Tore der Seele. Stuttgart: Verlag Freies Geistesleben; 2019.

6 Scheuerle HJ: Übungsbuch Sinne – Zur Wahrnehmung der Gegenwart. Badenweiler: Selbstverlag; 2010.

7 Steiner R: Zur Sinneslehre. Themen aus dem Gesamtwerk 3. Ausgewählt und herausgegeben von Christoph Lindenberg. Stuttgart: Verlag Freies Geistesleben; 1994.

8 Scheuerle HJ: Übungsbuch Sinne – Zur Wahrnehmung der Gegenwart. Badenweiler: Selbstverlag; 2010.

Die Erde als Lebewesen – Kräfte in der Natur

Benno Otter

Grüezi mitenand!

Ich habe Ihnen (den Tagungsteilnehmenden, Anm. der Herausgeberin) gerade das Alphorn gespielt, ein Urschweizer Instrument. Die besten Alphörner hat man früher aus Holz vom Waldhang genommen, dort, wo immer viel Schnee gefallen ist. Da haben die Bäume durch den Schneedruck schon diese besondere, leicht gebogene Form angenommen. Ihr Stamm hat im Wachsen den Klang der ganzen Umgebung aufgenommen. Und wenn man dann solch ein Stück Holz spielt, kann auch wieder die ganze Landschaft, wo dieser Baum gewachsen ist, anfangen zu tönen. Ich bin Gärtner am Goetheanum und es ist eine sonderbare Situation für mich, auf der Bühne dieses Hauses zu Ihnen zu sprechen, anstatt im Gartenpark zu jäten, zu pflanzen, zu gärtnern. Doch ich möchte etwas beitragen zum Thema «Die Erde als Lebewesen – Kräfte in der Natur».

Ich berufe mich in diesem Beitrag hauptsächlich auf einen Vortrag und eine Seminarbesprechung von Rudolf Steiner. Der Vortrag trägt den Titel «Der Geist im Pflanzenreich»[1], die Seminarbesprechung mit den damaligen Pädagoginnen und Pädagogen der Stuttgarter Waldorfschule befasst sich mit «Pflanzen und menschlicher Seelenwelt»[2]. Ich habe mich längere Zeit mit diesen Texten beschäftigt und es ist inspirierend, wenn ich mich plötzlich während meiner Arbeit in der Natur an einen Gedanken aus diesen Texten erinnere: «Aha, so kann man den Zusammenhang zwischen Pflanze und Mensch auch sehen!» Im Laufe der Jahre habe ich immer wieder diese beiden Texte gelesen, sodass durch rhythmische Wiederholung so ein Schwung hineinkam, mir anhand der Erläuterungen und Hinweise Steiners selbst Vorstellungen zu machen – und dann raus in die Natur! Es ist mein Glück, draußen arbeiten zu können, dann kommt das Gelesene auch in Bewegung …

Die Erde als Lebewesen

Stellen wir uns die Erde als ein Lebewesen, als einen Organismus vor. Es ist spannend zu wissen, dass Rudolf Steiner sagte, die Pflanzenwelt bringt der Erde die Haut, sie wächst so, wie die Haare auf dem Kopf des Menschen wachsen. Das charakterisiert gerade den Wachstumsprozess: «Worin besteht denn eigentlich das Wachsen? […] Alles Wachsen ist ein Herausschieben des Lebendigen aus dem Inneren und ein Absterben und allmähliches Abschälen des Äusseren [sic]. Daher kann niemals aussen [sic] etwas anwachsen. Es muss sich immer das Substanzielle von innen nach aussen [sic] vorschieben und an der Oberfläche abschuppen. Das ist das allgemeine Gesetz des Wachstums, das heisst [sic] des Zusammenhanges des Wachstums mit der Materie.»[3]

Die Pflanzen und die Erde gehören zusammen, sie bilden eine enge Beziehung. Zum Phänomen der Wachstumsrichtung wies Steiner auch darauf hin, dass sich alle Pflanzen mit ihren Stängeln zur Erdmitte hin entwickeln. «[…] so zeigt jede Pflanze ihre Zugehörigkeit zur Erde dadurch, dass die Stengelrichtung der Pflanzen immer eine solche ist, die durch den Mittelpunkt der Erde geht. Alle Pflanzenstengel würden sich im Mittelpunkt der Erde schneiden, wenn wir sie bis zum Mittelpunkt der Erde verlängerten, dass heisst [sic], die Erde ist imstande, aus ihrem Mittelpunkt alle die Kraftstrahlen zu ziehen, welche die Pflanzen aus sich hervorgehen lassen.»[4]

Stellen wir uns vor, wir würden auf der Erde als auf einer Kugel herumwandern und die Pflanzenstängel wachsen tendenziell zum Erdmittelpunkt zu. Gehen Sie hinaus auf das Feld und schauen Sie sich beispielsweise den Roggen an, der zwei Meter hoch steht. Eine wunderbare Vertikale, die sich im Wurzelbereich fortsetzt. Doch wir schauen im Pflanzenreich auch die Horizontale, das Bilden der Blätter. Die Blätter bilden die Haut der Erde – das ist eine erste Grundstimmung von der Erde als Lebewesen.

Wachen, Träumen und Schlafen bei Mensch und Erde

Bauen wir noch einmal die Brücke zum Menschen: Wie zeigt sich der menschliche Wach- und Schlafzustand und wie das Wachen und Schlafen des Erdorganismus? Wenn das gut gelingt, ist dieser «atmende Wechsel» eine wunderschöne Lebenskräftequelle für Mensch und Erde gleichermaßen.

Geisteswissenschaftlich können wir auch einen Wach- und einen Schlafzustand des Erdenleibes finden: So gibt es grundsätzlich eine Sommer- und eine Winterzeit und während sich die eine Erdhälfte im Sommer befindet, so die andere Hälfte im Winter – ein zeitlich wechselnder Zustand. Und dieser Wechsel zwischen Winter- und Sommerzeit entsprechen dem Wachen und Schlafen des Menschen: Die Erde schläft in dem Teil, wo Sommer ist und wacht mit einem Teil ihres Wesens, wo Winter herrscht. Ist das verständlich? Lässt sich das nachvollziehen?

«Der Sommerzustand des Erdenorganismus besteht ja nun in einem ganz besonderen Verhältnis der Erde zur Sonne, nämlich darin, dass die Erde in eine solche Beziehung zur Wirkung der Sonne tritt – und das dürfen wir sagen, weil wir es mit einem lebendigen, geisterfüllten Organismus zu tun haben –, dass sie sich einer Wirkung hingibt, die geistig von der Sonne ausgeht. Für den Winterzustand verschließt sich der Erdenorganismus dieser Sonnenwirkung, zieht sich gleichsam in sich selber zusammen. Vergleichen wir nun einmal diesen Zustand mit dem menschlichen Schlafzustand.»[5]

Was Schlafen und Wachen für uns bedeutet, wissen wir ziemlich gut. Viele von Ihnen sind für unseren Kongress von weit her angereist. Da gehen Sie abends müde zu Bett und legen sich nieder. Vielleicht reflektiert man noch etwas über das Erlebte des Tages. Und dann kommt dieser Einschlafmoment, den ich irgendwie wahrnehmen und andererseits doch nicht wahrnehmen kann. Physischer und Ätherleib erhalten im Schlaf ihre Funktionen, während unser Astral- oder Seelenleib und unser Ich in die geistige Welt ausströmen. So verarbeiten wir alles das, was wir am Tag erlebt haben, auch durch das Träumen. Doch im Schlafzustand wird der Mensch auch bewusstlos. Am nächsten Morgen wachen wir auf, die seelisch-geistigen Glieder ziehen in den Leib ein – wir inkarnieren uns wieder. Jetzt steht uns auch unser Alltagsbewusstsein wieder zur Verfügung. Wir können an das Gestrige und Vergangene anschließen. Doch ohne diese regenerative Unterbrechung hätten es unsere Lebens- und Bewusstseinskräfte sehr schwer.

«Die Forscher, die auf diesem Gebiete beschlagen waren, haben wohl gewusst, warum sie das, was herausgeht, den Astralleib (Sternenleib, Anm. der Herausgeberin) nannten, weil nämlich dieses Innere aus dem Himmelsraum, mit dem es eine Einheit bildet, sich die Kräfte holt, die es braucht, um das zu ersetzen, was des Tages Mühe und Arbeit am physischen Leib abgenutzt hat. So geht der Mensch im Schlafe auf in die große Welt, so zieht er sich des Morgens wieder zurück in die Grenzen seiner Haut, in die kleine Menschenwelt, in den Mikrokosmos. Da fühlt er wieder, weil der Leib ihm Widerstand bietet, sein Ich, sein Selbstbewusstsein. Dieses Ausatmen und Wiedereinatmen der Seele ist das wunderbare Wechselspiel im menschlichen Leben.»[6]

Einen gleichartigen Prozess beschreibt Rudolf Steiner für die Erde: Wann schläft sie? Wann träumt sie? Wann ist die Erde wach? Zur Winterzeit, wenn die Erde in sich ruht und sich von der Sonnenwirkung zurückgezogen hat, ist sie ganz wach, ist sie in ihrem Wachzustand. Wenn sich dann der Frühling nähert, fängt die Erde langsam an zu träumen. Später zur Johannizeit und zum Sommer hin begibt sie sich von einem Übergang des Träumens zum Schlafen – bis sie im Hochsommer in einen Tiefschlaf verfällt. Im Herbst kommt noch einmal eine Traumphase und dann geht es wieder in den Winter, in die Wachheit hinein.

Denn was vollzieht die Erde unter dem Einfluss der Sonne? Wie der Mensch am Morgen aufwacht und aus der dunklen Nacht die Sinneswelt mit neuem Bewusstsein und Tun ergreift, so gehen alle die Kräfte, die aus der Erde hervorsprießen, in den tätigen, lebendigen Sommerzustand über – obwohl sich, geistig gesehen, die Zustände umgekehrt zum Menschen verhalten und die Erde sich in einem Schlafzustand befindet. Denn wie der Mensch mit dem Einschlafen mit seinem Astralleib und Ich in die große kosmische Welt hinaustritt, tritt die Erde mit dem Sommer mit all ihren Kräften in den Bereich der Sonnenwirksamkeit – «nur müssen wir uns die Erde und die Sonne als geisterfüllte Organismen denken.»[7]

Die Pflanzen als Sinnesorgane der Erde

Welche Rolle spielen nun die Pflanzen für das Wesen Erde? Hier weist Rudolf Steiner darauf hin, dass die Pflanzen wie eine Art Sinnesorgan der Erde sind. Und er sagte, dass wenn die Erde im Sommer einzuschlafen beginnt, sie auch in irgendeiner Form dasjenige verarbeiten muss, was vorher in der Wachzeit alles geschehen ist. Und in jedem Frühjahr erwachen die Pflanzen, damit der Erdorganismus Gedanken und Gefühle haben kann, wenn er sich der Sonnenwirksamkeit hingibt. «Nicht etwa sind die Pflanzen unmittelbar die Gedanken der Erde zu nennen, aber sie sind die Organe, durch welche die im Frühling aufwachende Organisation der Erde mit der Sonne zusammen ihre Gefühle und Gedanken entwickelt. Wie wir unsere Nerven vom Gehirn ausgehen sehen und Augen und Ohren mit den Nerven zusammen unser Empfindungs- und Vorstellungsleben entwickeln, so sieht der Geistesforscher in dem, was sich abspielt zwischen Erde und Sonne mit Hilfe der Pflanzen, das wunderbare Weben einer kosmischen Gedanken-, Gefühls- und Empfindungswelt. Denn für den Geistesforscher ist die Erde nicht nur mit der mineralischen Erdenluft, mit der rein physischen Erdenatmosphäre umgeben, sondern von einer Aura von Gedanken und Gefühlen. Für die Geistesforschung ist die Erde ein geistiges Wesen, und die Gedanken und Gefühle erwachen in jedem Frühling und gehen den Sommer hindurch durch die Seele unserer ganzen Erde. Die Pflanzenwelt aber, die ein Teil unseres ganzen Erdenorganismus ist, gibt die Organe ab, wodurch unsere Erde denken und fühlen kann.»[8]

Als Gärtner habe ich mich immer und immer wieder mit diesen Phasen der Natur beschäftigt. Und meine Erfahrung ist: Wenn man sich innerlich mit den Pflanzen verbindet, kann man die Empfindungen und Gefühle, die eine bestimmte Pflanze ausdrücken will, wahrnehmen. Dazu ein Beispiel von einer Pflanze, sie Sie alle kennen, den Krokus: Im Februar beginnt der Krokus die kleinen Blätter herauszutreiben. Oft liegt dann noch der Schnee auf den Wiesen und wir entdecken, wenn es etwas wärmer wird, diesen ersten Frühlingsgruß. Wir sehen dann zuerst feine, zarte Blätter, die eigentlich nur kleine Stängel sind. Die haben eine Mittelrippe und noch fast keine Blattfläche. Und dann wächst der Krokus mit seinem Blütentrieb direkt aus der Erde heraus, ohne zunächst einen Stängel und Blätter zu bilden, wie wir das von anderen Gewächsen kennen. Es sieht so aus, als wenn sich eine kleine Röhre aus der Erde nach oben schiebt und sich dann ein wenig öffnet und mit zunehmender Wärme und schönem Wetter immer mehr. Und wenn der Schnee dann geschmolzen ist, erblicken wir die Wiesen voll blühender Krokusse. Das Besondere ist auch, dass der Krokus dann durch Bienen befruchtet wird, wobei sich die Pollen am Stängel herunterbewegen und die eigentliche Befruchtung in der Erde, nicht oberhalb, stattfindet.

Jetzt können wir uns zu den oben genannten Aussagen Steiners fragen: Was will die Erde ausdrücken durch diesen Krokus? Was könnten das für Empfindungen und Gefühle der Erde sein? Hierzu gibt es ein sehr empfehlenswertes Buch des Botanikers und Pädagogen Ernst-Michael Kranich (1929–2007) «Pflanzen als Bilder der Seele»[9]. Er beschreibt, dass beim Krokus die meisten Teile der Pflanze gar nicht oberirdisch in Erscheinung treten und seine Knolle ein Dreivierteljahr ruhend in der Erde verweilt. Lange ist die Pflanze also nur unterirdisch da und dann streckt sie – noch in der Kälte eines neuen Jahres – diese kleine «Pflanzenröhre». Die Erde könnte durch diesen kleinen Krokus – so Kranich – ein Empfinden von Sehnsucht ausdrücken wollen. Wie würden Sie dieses Naturbild empfinden oder benennen? Ist es ein Sehnsuchtsgefühl? Wir fangen an, uns Bilder und Vorstellungen zu machen, dieses Phänomen nachzuempfinden – eine Möglichkeit, sich ganz wunderbar mit der Pflanzenwelt und der Erde als lebendiges Wesen zu verbinden!

Ätherleib, Astralleib und Ich der Erde – und ihre Beziehungen zum Menschen

Ich habe schon erwähnt, wie sich die Pflanzenstängel in ihrer Tendenz zum Erdmittelpunkt hin ausrichten. Rudolf Steiner weist auch darauf hin, dass das, was die Pflanzen während der Sommerzeit vermitteln, ebenso zur Erdenmitte – dem Erden-Ich – gerichtet ist. Wie beim Menschen alle Empfindungen, Vorstellungen und Gefühle zu seinem Ich hin gerichtet sind, so hat die Erde mit ihren Gedanken und Gefühlen durch das lebendige Pflanzenreich ein Ich vermittelt – wenn wir sie geisteswissenschaftlich betrachten. So kann ich mir gut vorstellen, dass diese Gefühle, Gedanken und Empfindungen des Erdenwesens aus ihrer Mitte, aus ihrem Zentrum aus herausströmen.

Den Äther- oder Lebensleib der Erde bilden die Pflanzen in ihrer Gesamtheit. Der Astralleib der Erde ist eben das, «was jeden Frühling erwacht als die Gedanken und Gefühle der Erde, die zurücktreten, wenn der Winter herannaht, sodass dann die Erde in sich selbst verschlossen in ihrem eigenen Ich ruht und sich nur bewahrt, was sie braucht, um durch das Gedächtnis hinüberzutragen das Vorhergehende zu dem Nachfolgenden, sich bewahrt in den Pflanzen-Samenkräften, was sie sich erobert hat. Wie der Mensch, wenn er einschläft, auch nicht seine Gedanken und Empfindungen verliert, sondern sie am nächsten Morgen wiederfindet, so findet die aus dem Schlafzustand im Frühling wiedererwachende Erde die Samenkräfte der Pflanzen, um aus ihrem lebendigen Gedächtnis das wiedererstehen zu lassen, was die Eroberung der früheren Zeit ist.»[10]

Da immer irgendwo auf der Welt Winter oder Sommer ist, umströmen die Erde in den verschiedenen Stadien ihres Wachens, Träumens und Schlafens auch ihre ätherischen, seelischen und geistigen Leiber (oder Gestaltungen, Formen). Vielleicht vergegenwärtigen Sie sich einmal ganz konkret, in welchem Zustand Sie sich gerade befinden und welcher sich in der Natur zeigt. Wenn Sie einen Spaziergang machen oder auf dem Weg nach Hause sind, gehen Sie einmal mit diesen ausgeführten Gedanken und Gefühlen durch die Natur. Dann werden sie merken, dass sie beginnen, langsamer zu laufen. Sie kommen innerlich zur Ruhe, einfach nur dadurch, dass sie bemerken, «die Erde schläft» (wenn es gerade Sommer ist). Sie kommen in Beziehung mit dem Erdenwesen! Sie gehen ganz konkret durch die Wiese, auf dem Wald- oder Gebirgsweg und kommen gleichzeitig in ein kosmisches Geschehen hinein.

Folgende kleine Übung können Sie direkt vor der eigenen Haustür machen: Nachdem Sie die Tür geöffnet haben, laufen Sie nicht direkt zum Auto oder zum Fahrrad oder ähnlichem. Bleiben Sie kurz stehen und nehmen Sie Kontakt mit unserer Erde auf. Bemerken Sie, in welchem Zustand sich unsere Erde gerade befindet. Wir wissen: Je nach Jahreszeit träumt diese Erde, schläft sie oder ist wach. So verbinden Sie sich direkt und ohne viel Zeitaufwand mit dem Erdenwesen.

Wir Gärtner am Goetheanum tun das auch. Derzeit blühen beispielsweise die Rosen und das Erste, was wir am Morgen tun ist, dass wir zu den Rosen gehen und sie betrachten und uns an ihrem Duft erfreuen. Tun Sie so etwas in der Art, wenn es Ihnen möglich ist. Verbinden Sie sich zuerst mit der Erde, wie gerade beschrieben und vergewissern Sie sich, dass z. B. die Rose mit der Erde verbunden ist – dass die Erde Gedanken und Gefühle durch diese Rose ausströmt. Es gibt Rosensträucher, da bewundern wir, wie vielfältig dieses Geäst ist und wie sich die Rose daran sozusagen überall verteilt, erscheint und ausströmt. Die Rosenblüte besitzt fünf Blütenblätter und in der Mitte viele Staubgefäße. Wir fragen uns: Was will die Erde durch diese Rose ausdrücken? Ich nenne jetzt nicht, was wir uns dazu überlegt haben, sondern ermuntere Sie, es selbst herauszufinden.

Was uns nährt und erfrischt

Wir kennen das, dass man nach einem Spaziergang oder einer Wanderung zwar körperlich müde ist, sich aber gleichzeitig auch erfrischt fühlt. Wenn wir im Frühling, Sommer oder Herbst durch die Landschaft oder in den Bergen wandern, weitet sich unser Blick und unsere Seele und wir rufen aus: «Das ist doch traumhaft schön hier!» Da ist das träumende der Erde schon in der Sprache drinnen, weil wir es auch so erleben. Im Goetheanum-Park haben wir gerade Tausende Pflanzen in die Erde gesetzt, während die Erde noch träumt. Die Samen reifen im Winter, während die Erde wach ist. Im Frühling und Sommer wachsen und fruchten sie und dann wird geerntet. Denken Sie an einen wunderbaren, frischen Kohlrabi zum Reinbeißen. Was essen Sie dann? Sie essen die Träume und die Schlafenszeit der Erde mit. Oder Sie beißen in eine schöne, reife, biodynamische Tomate. Beißen Sie mit dem Gefühl hinein: Ich esse all die Träume und den Schlaf und das Wachsein der Erde mit. Mit dieser Besinnung auf den großartigen Gehalt der Frucht oder des Gemüses ist jeder Bissen ein besonderer Genuss – und man wird mit jedem Bissen quasi geerdet! Und um es ganz einfach und zugleich ganz kompliziert zu sagen: «Die Pflanzenwelt ergänzt den Menschen, wie seine Seele ihn ergänzt.»[11]

Anmerkungen

1 Steiner R: Antworten der Geisteswissenschaft auf die großen Fragen des Daseins. GA 60. Vortrag vom 8.12.1910.. Dornach: Rudolf Steiner Verlag; 1983.

2 Steiner R: Erziehungskunst. Seminarbesprechungen und Lehrplanvorträge. GA 295. Seminarbesprechung vom 30.8.1919. Dornach: Rudolf Steiner Verlag; 1984.

3 Steiner R: Erziehungskunst. Seminarbesprechungen und Lehrplanvorträge. GA 295. Seminarbesprechung vom 30.8.1919. Dornach: Rudolf Steiner Verlag; 1984, S. 102-103.

4 Steiner R: Antworten der Geisteswissenschaft auf die großen Fragen des Daseins. GA 60. Vortrag vom 8.12.1910. Dornach: Rudolf Steiner Verlag; 1983, S. 165.

5 Steiner R: Antworten der Geisteswissenschaft auf die großen Fragen des Daseins. GA 60. Vortrag vom 8.12.1910. Dornach: Rudolf Steiner Verlag; 1983, S. 167-168.

6 Steiner R: Antworten der Geisteswissenschaft auf die großen Fragen des Daseins. GA 60. Vortrag vom 8.12.1910. Dornach: Rudolf Steiner Verlag; 1983, S. 167-168, S. 168-169.

7 Steiner R: Antworten der Geisteswissenschaft auf die großen Fragen des Daseins. GA 60. Vortrag vom 8.12.1910. Dornach: Rudolf Steiner Verlag; 1983, S. 171.

8 Steiner R: Antworten der Geisteswissenschaft auf die großen Fragen des Daseins. GA 60. Vortrag vom 8.12.1910. Dornach: Rudolf Steiner Verlag; 1983, S. 172.

9 Kranich EM: Pflanzen als Bilder der Seele. Stuttgart: Verlag Freies Geistesleben; 2020.

10 Steiner R: Antworten der Geisteswissenschaft auf die großen Fragen des Daseins. GA 60. Vortrag vom 8.12.1910. Dornach: Rudolf Steiner Verlag; 1983, S. 173.

11 Steiner R: Erziehungskunst. Seminarbesprechungen und Lehrplanvorträge. GA 295. Seminarbesprechung vom 30.8.1919. Dornach: Rudolf Steiner Verlag; 1984, S. 109.

Lebenskräfte erschließen in einer Welt der Erschöpfung

Karin Michael

Die Teilnehmenden an unserer Tagung «Lebenskräfte erschließen in einer Welt der Erschöpfung»[1] wurden zur Begrüßung von Alphornklängen umgeben. Dieses Tönen anstelle erwarteter Sprache war bereits Programm und Einführung in das Thema, in die Beschäftigung mit den Fragen: Was macht ein Klang, was macht eine Farbe, was macht eine Berührung, was macht ein Sinneseindruck ganz grundsätzlich mit uns?

Wir haben uns bereits mit der Frage beschäftigt, wie sich ein Kind im Leib beheimatet. Hinzufügen möchte ich, dass erstaunlicherweise auch gewisse Entbehrungen und die Erdenschwere dazu beitragen, dass sich das Kind in ihrer Überwindung in seinem Leib besser beheimaten kann. So brachte Rudolf Steiner in seinen Vorträgen «Die Brücke zwischen der Weltgeistigkeit und dem Physischen des Menschen»[2] die Schwere mit unserem Lebensmotiv in Zusammenhang. Es heißt bei ihm, dass unser Entschluss, wieder auf die Erde zu kommen, etwas mit Sehnsucht, mit Hunger nach Schwere zu tun hat.

Erschöpfung, Kraftaufbau und Sinnespflege

Zustände der Erschöpfung durchziehen nicht nur die medizinischen Berufe, sondern eigentlich alle Berufsgruppen und Arbeitsbereiche. (In der Medizin und Pflege schafft man es vor Erschöpfung teilweise gar nicht mehr, sich mit ihrer Ursache, Prävention und helfenden Maßnahmen auseinanderzusetzen.) Die Frage nach der individuellen Belastbarkeit, nach Erschöpfung und Burnout sind in aller Munde. In unserem Bereich der Kleinkindfürsorge hören wir bereits von Eltern-Burnout. So fängt manch einer mit Elternwerden gar nicht mehr an, sondern überlegt sich, ob das überhaupt noch etwas ist, was man in sein Leben integrieren und schaffen möchte. Wenn wir jedoch die Herausforderung, den Widerstand oder gar die Schwere als eigene Lebensintention suchen, wie kommt es, dass wir uns dem Gegenüber oft so überfordert, erschöpft und eigentlich schon vorab nicht imstande für eine (helfende) Begegnung fühlen? Viele Ursachen sind uns heute bekannt: Wir leben in einer Welt mit Reizen und Reizüberflutung, mit permanenten Nerven-Sinnes-Stimulationen. Und nur einen Teil davon nehmen wir überhaupt wahr. Es gibt Menschen, die können es beispielsweise in unserem großen Tagungssaal des Goetheanums kaum mehr aushalten durch die elektromagnetische Strahlung, die sich in so einem geschlossenen Raum ansammelt. Nicht nur durch die vorhandenen Smartphones, sondern auch sonst durch die Technik, die man heute für eine internationale Veranstaltung braucht. Wie belastet das unser Nervenkostüm, unsere Eigenrhythmen – wie z. B. Schlaf-Wach-Rhythmus, Herz-Kreislauf-Rhythmus, Stressregulation – und unsere Lebendigkeit? Andere Gründe für Erschöpfung liegen in der Ernährung und darin, wie *nahrhaft* sie heute noch ist – oder eben nicht. Nehmen wir wirklich *Lebens-*Mittel im besten Sinne des Wortes zu uns?

Eine weitere spannende Frage zu Kraft und Kraftlosigkeit ist die, woran wir unsere Muskeln ausbilden – mit welcher Bewegung, Intensität, Regelmäßigkeit? Noch vor 100 Jahren waren mit ca. 70 % so viele Menschen im Arbeitsleben in Bewegung wie heute in sitzender Tätigkeit. Wer bewegt sich heute noch ausreichend und vor allen Dingen im sinnvollen Zusammenhang? Wer arbeitet so, dass das, was er mit seinen Händen und Beinen und seinem ganzen Organismus tut, im sinnvollen Bezug steht zu dem, was das Handwerk, der Garten oder die Landwirtschaft dann als Erzeugnis, als Ergebnis hervorbringen? Wo befinde ich mich in unmittelbarer Resonanz und Kohärenz zwischen dem, was ich tue und dem, was sich ergibt und was mir den Sinn meines Daseins auch immer wieder bestätigt? Dieses Erleben führt zu eigener Serotonin- und Dopaminausschüttung, was die heute enorm gestiegene Einnahme von entsprechenden Aufputsch- oder Arzneimitteln ersparen würde. Die innere Produktion wird durch die positive Bestätigung ausgelöst, wenn ich etwas geschaffen oder vollbracht habe und sinnlich erlebe. Oft schenkt uns der Körper hier obendrein eine Oxytocin-Ausschüttung (es ist das «Liebeshormon»!), wenn mir noch jemand sagt, wie gut, lecker oder hilfreich das geworden ist, was ich hier erschaffen habe. Diese physiologische Resonanz unseres Organismus auf sinnvolle Tätigkeit und Lob müssen wir heute immer mehr arzneilich im Menschen ersetzen, da das, was wir tun, oft so dissoziiert, so zusammenhanglos ist, dass es keine positive körperliche Reaktion in uns erzeugt, kein Selbstwertgefühl bildet, kein Glücksgefühl hervorruft und nicht zum Antidepressivum wird. Während also früher etwa zwei Drittel der Menschen in Mitteleuropa Muskelkraft und oft auch Sinnhaftigkeits- und Selbstwirksamkeitserleben aus der Art ihrer Arbeit schöpften, leiden umgekehrt etwa 70 % von uns heute an Gefühlen von Sinnlosigkeit und an Bewegungsmangel, sodass sie versuchen, wenigstens die muskuläre Kraft im Fitnesscenter aufzubauen. Auf diese Idee wäre damals niemand gekommen, wenn man abends von einem anstrengenden Arbeitstag nach Hause kam. Da hat man sich über echte körperliche Ruhemomente gefreut, die wir heute eher unseren Sinnen wünschen würden.

Was braucht es daher heute wirklich? Ist im Hinblick auf die Resonanz unseres Organismus auf sinnvolle Tätigkeit ein Fitnesscenter eine gute Strategie? Nicht wirklich, wenn wir berücksichtigen, dass die positive Resonanz nur dann entsteht, wenn ich etwas real bewege und ein Werk entsteht, welches darüber hinaus von anderen als meine Schöpfung anerkannt und gelobt werden kann. Nur so kommt es zu den genannten physiologischen Reaktionen: der Ausschüttung von Glücks- und Beziehungshormonen und der Regulation des Organismus.

Und was brauchen unsere Sinne zum Gesunden und Gesunderhalten? Das klang auf unserer Tagung schon mit den ersten Alphorntönen an. Töne müssen so erzeugt werden, dass das, was uns mit ihnen entgegenkommt, etwas in Resonanz bringt, das belebt und nicht etwa stört, irritiert, zerstört, Schlaf raubt oder entkräftet. Die Pflege der Sinne zu erleben und weiter auszuarbeiten ist das Ziel unserer Lebenskräfte-Tagung.[3]

Lebenskräfte, Lebensprozesse und Wahrnehmungsverarbeitung

Es folgen einige Grundlagen zu den Lebens- oder Ätherkräften und ich setze zunächst bei Rudolf Steiner an. Insbesondere in der Medizin sollten wir uns immer wieder ins Bewusstsein holen, dass unsere Lebenskräfte eigentlich zwei Seiten haben.

«Es ist von der allergrößten Bedeutung zu wissen, dass die gewöhnlichen Denkkräfte des Menschen die verfeinerten Gestaltungs- und Wachstumskräfte sind. Im Gestalten und Wachsen des menschlichen Organismus offenbart sich ein Geistiges. Denn dieses Geistige erscheint dann im Lebensverlaufe als die geistige Denkkraft. Und diese Denkkraft ist nur ein Teil der im Ätherischen webenden menschlichen Gestaltungs- und Wachstumskraft. Der andere Teil bleibt seiner im menschlichen Lebensbeginne innegehabten Aufgabe getreu. Nur weil der Mensch, wenn seine Gestaltung und sein Wachstum vorgerückt, das ist, bis zu einem gewissen Grade abgeschlossen sind, sich noch weiter entwickelt, kann das Ätherisch-Geistige, das im Organismus webt und lebt, im weiteren Leben als Denkkraft auftreten.»[4]

Steiner beschreibt also eine Doppelnatur des Ätherleibes: der Lebens- und

Wachstumskräfte einerseits und der Denkkräfte andererseits. Einerseits ist er imstande, als reine leibbildende Kräfte zu wirken – aufbauend und belebend. Durch diese Seite stehen wir in «Saft und Kraft». Wir erleben dies beispielsweise eindrücklich, wenn wir einen wohlgenährten, stillenden Säugling anschauen. Mit der Muttermilch fließt das reine, strömende Leben zwischen Mutter und Kind. Es ist erstaunlich, wie ein Kind dann mit acht oder neun Monaten diese enorme Energie und Beweglichkeit entfaltet hat. Wenn man so voller Energie ist, was erhält uns diese und was ist mit der Gegenseite, mit dem Denken und dem Bewusstsein? Hier ist unser Nerven-Sinnes-System immer mehr und stärkeren Reizen ausgesetzt. Reizüberflutung kann bereits im Kindergarten ein Problem werden, doch spätestens im Schulalter beobachten wir, dass diese Gegenseite des Ätherleibes übermäßig stark mit Aufmerksamkeit, Eindrücken, Mitdenken und Lernreizen beschäftigt und zu einer (zu) sensiblen Wahrnehmung herausgefordert ist – sodass auf der anderen Seite schon früh immer weniger von der aufbauenden und kraftvollen Seite übrigbleibt. An Intelligenz mangelt es den Kindern in aller Regel nicht. Doch wie bringen sie diese in einen Lebenszusammenhang und in ein Gleichgewicht mit ihren Aufbaukräften? Die Frage nach dem «wie» ist hier essenziell: Wie gerät man in eine stimmige Kohärenz mit sich, seinem Leib und seinen Kräften? Wie macht man das?

Rudolf Steiner sprach auch von sieben Lebensprozessen.[5] Wie durchziehen diese Prozesse unseren Organismus? Wie tun sie das in jedem Sinnesvorgang? Wenn wir beispielsweise den ganzen Tag nur auf Lichteindrücke oder Farben achten würden: Wie viel davon hätten wir abends so verinnerlicht, dass wir das reproduzieren und wiedergeben könnten? Wie erleben wir also unsere Sinnesprozesse, sodass wir sie wirklich ergreifen, erhalten und sogar reproduzieren können? Wie berühren uns Sinneseindrücke so, dass sie in uns etwas Schönes und Lebendiges auslösen?

Diese sieben Lebensprozesse, die man auf verschiedene Gebiete anwenden kann – beispielsweise auf Prozesse im Sozialen, auf das Verdauen von Lernstoff, auf eine künstlerische Werkentstehung – beziehe ich hier auf Wahrnehmungsprozesse:

An den meisten Licht- und Farbeindrücken gehen wir einfach vorbei – sie bilden einen Eindruck und verblassen wieder. Es ist wie ein *Atmungsprozess*. Und das meiste von unseren Wahrnehmungen atmen wir sozusagen wieder aus. Hier und da gibt es einen bestimmten Farbton oder einen Lichtschimmer, vielleicht auf einer Tagung das orange-pfirsichblütenfarbene Fenster im Saal des Goetheanum, welches mich besonders anzieht. Dann entsteht eine sympathische Zuwendung, ein *Wärmeprozess*. Als Nächstes kommt noch ein Willensimpuls hinzu. Ich wende mich dem farbigen Fenster zu, vollziehe eine Aktivität, der sogenannte *Ernährungsprozess* findet statt. Ich «beiße» bei diesem Sinneseindruck gewissermaßen an. Nun muss ich mich entscheiden, denn wenn ich konzentriert der Vortragenden zuhören will und mich zugleich aktiv mit der Farbe dieses Fensters beschäftige, entsteht in mir ein Wahrnehmungskonflikt. Das heißt, ich brauche in meinem Sinnesleben auch eine Fähigkeit zur *Sonderung oder Entscheidung*. Manche Menschen schließen sogar die Augen, um sich auf einen Sinn zu konzentrieren. Um mir das z. B. bei einem Vortrag Gehörte dann noch wirklich zu eigen zu machen, benötige ich die Möglichkeit, das zu bewahren und zu erhalten, also in einer bestimmten Weise zu verinnerlichen. Das tätigt der nächste Lebensprozess der *Erhaltung*. Dann intensiviere ich den Eindruck innerlich, um ihn einmal wiedergeben zu können und vollziehe einen inneren *Wachstums- oder Anreicherungsprozess*. Vielleicht beleuchte ich das Gehörte mit Erinnerungen oder kontextualisiere es, sodass ich imstande bin, es zu behalten und am Abend daheim zu erzählen. Innerliches Wachstum wird durch den siebten Lebensprozess der *Reproduktion* erst richtig originell und unser Eigenes.

Die Planetenzuordnung zu den Lebensprozessen

Saturn – Atmung
Jupiter – Wärme (Zuwendung)
Mars – Ernährung (Anbeißen)
Sonne – Entscheidung, Absonderung (in der Mitte!)
Merkur – Erhaltung
Venus – Wachstum (Anreicherung)
Mond – Reproduktion (Hervorbringung)

Ich stelle (auch wenn bei Rudolf Steiner die Venus manchmal zuerst genannt wird) den Merkur an die Position nach der Sonne im Sinne des Erhaltens und des Heilens mit seiner Fähigkeit, sich so um die Sonne zu bewegen, dass er nicht in sie hineinfällt, weil er genug Fliehkraft erzeugt, die dafür sorgt, dass er/man erhalten bleibt.

Diese einführenden Grundlagen wollen helfen, auf das Leben und das Lebendige sehr differenziert zu schauen, um es zu ergründen. Details der Wahrnehmung, die sich vielleicht in Millisekunden abspielen, übersehen wir und ahnen oft nicht, wie sie wirken. Doch gerade, wenn wir Kinder verstehen wollen, die mit ihrer Wahrnehmungsverarbeitung oder -fokussierung Schwierigkeiten haben, ist es gut zu wissen, was sie eigentlich durchmachen, wenn sie der Welt begegnen. Was steht beispielsweise der Atmung, diesem Urbild von Rhythmus, heute alles entgegen, wenn man immerzu atem- und pausenlos überreizt ist? Wie ist es, wenn keine Pause und kein echter Übergang zwischen Ein- und Ausatmen, zwischen Wachheit und Tiefschlaf geschieht?

In welchen Zustand bringt uns stundenlange Bildschirmarbeit? Ist man dann wach oder schlafend oder irgendwo dazwischen? Gestalten wir noch wirkliche Übergänge? Wie verhält es sich am Bildschirm mit den Bewegungsprozessen? Wie ist in Folge unser Schlafrhythmus?

Der Rhythmusverlust in der Coronazeit war bei Kindern und Jugendlichen dramatisch, bei Jugendlichen ganz besonders.[6] Mein Mann und ich konnten das im Homeoffice bei den eigenen Töchtern gut beobachten. Mal hatten sie um 8:00 Uhr eine Online-Schulstunde, mal um 10:00 Uhr und mal gar nicht. Und wie schläft man dann als Jugendliche oder Jugendlicher? Immer so lang wie möglich, täglich variierend. So kam diese Generation wie in eine permanente Jetlag-Situation. Jeder, der Zeitverschiebungen von ein bis fünf Stunden erlitten hat, weiß, dass einen das irgendwann ätherisch, also in den Lebenskräften und in den Grundrhythmen des Organismus wirklich mürbe macht. Es ist nicht verwunderlich, warum wir so viele völlig entkräftete Menschen haben.

Wie zeigt sich das Phänomen der Wärmung und Sympathie in unserer Weltbeziehung? Wie sind wir involviert im «Inter-esse», im «Dazwischen-Sein», dass wir mit unseren Sinnen in ein tiefes inneres Nachvollziehen, in eine echte Zuwendung und in eine Adaptation kommen? Wie gelingt es uns überhaupt, etwas innerlich ganz nachzuvollziehen? Bei digitalen und virtuellen Wahrnehmungen bleiben wir tendenziell immer in einer Kälte, Distanz und Dissoziation dadurch, dass der Sinnesprozess ein Scheinprozess ist, eine Abstraktion, beispielsweise eine Zerlegung in Pixel oder in Klangfragmente. Es geschieht eigentlich etwas Befremdendes, weil wir es nicht innerlich nachvollziehen können. Die gesunde Adaptation und der Wärmeprozess haben es hier schwer. Wir verbinden uns nicht wirklich.

Und wie steht es um die Qualität dessen, was wir aufnehmen? Ist die Wahrnehmung mit Leben durchzogen? Wie viele vitale, kohärente, im Zusammenhang stehende Eindrücke haben wir und wie viele Brüche sind darin?

In welchem Verhältnis zum Leben steht ein virtuelles Bild mit einem

Gebirge vor uns oder ein virtueller Klang im Vergleich zu einem live und auf einem Instrument gespielten, wie wir ihn zum Tagungsbeginn vom Alphorn hören durften, bei dem der ganze Leib und der ganze Raum mitvibrieren? Der Live-Ton wird durch mehrere Sinne aufgenommen und steht in einem realen Verhältnis zum Geschehen. Künstlich erzeugte Töne sind oft nicht weniger klar, teilweise sogar digital bearbeitet und verstärkt, um sie besser hörbar zu machen. Aber sie sind auf jeden Fall verändert. Und was geschieht dabei mit unserem Organismus, mit der Resonanz? Ist die Musik belebend und unmittelbar oder abtötend und abstrakt?

Eine große sinnliche Erfahrung bietet das Essen. Doch was, wenn wir chemisch modifizierte, leere, tote Substanzen oder vielleicht sogar Gifte aus unserer Umgebung aufnehmen? Wie steht es um die lebendige Qualität und die Kraft?[7] Eine zentrale Frage ist: Wodurch kann ich mir einen Sinneseindruck wirklich zu eigen machen und wie einen anderen Eindruck auch wirklich ausschließen, absondern? Wie stehe ich gesund in Beziehung zu Welt und Mitmenschen? Wie entwickeln wir bei zunehmend hoher Sensibilität die Fähigkeit, unsere Sinne so zu pflegen und zu stärken, dass wir beispielsweise Grenzüberschreitungen oder technische Reizüberwältigungen adäquat abwehren oder ausbalancieren können?

Lebensprozess der Entscheidung – Freude am Widerstand

Für die genannten Herausforderungen müssen wir insbesondere den Lebensprozess der Entscheidung ausbilden, die Fähigkeit, uns entscheiden zu können, statt sinnlich überwältigt zu werden oder ohne Grenzen zu sein.

Es wird entscheidend sein zu lernen, wie wir uns und speziell die Kinder besser schützen. Was setzen wir diesem Verlust an natürlicher Unmittelbarkeit und Nachvollzug gerade in der Zeit ihrer Wahrnehmungsentwicklung entgegen? Allzu viele Dinge rauschen beständig an uns vorbei und reizen uns doch. Zusammenhänge sind kaum zu erleben, wenn beispielsweise an einem Ort sozusagen mit einem Finger etwas geschieht – auf der Tastatur oder mit einer Wischbewegung auf dem Smartphone – und das andernorts in der Folge zu einer völlig unverbundenen Wahrnehmung führt. Ein Verlust an sinnlicher Bezogenheit und Beziehung und damit eine wachsende Unsicherheit sind die logische Konsequenz. Statt Wachstum und Bereicherung im Wahrnehmungs- und Verinnerlichungsvorgang sind wir dann geneigt, immer mehr isolierte kleinste Details aufzunehmen. Definitionen, Festlegungen und Vorurteile geben eine scheinbare Sicherheit in diesen Bruchstücken. Es kommt dadurch jedoch nicht zu einer umfassenden lebendigen Wahrnehmung sinnvoller Zusammenhänge. Und schließlich lassen wir uns vor lauter Irritation nicht mehr ganz auf Sinneserlebnisse oder -eindrücke ein. Ihre unvoreingenommene Aufnahme, Lernen und neue Erkenntnisse werden damit verhindert. Nicht zuletzt vergeht Kindern dann die Lust an Schöpfung, Wiederholung und neuer Hervorbringung. Stattdessen bildet sich eine Überlastung mit toten Details und damit eine *Er-Schöpfung* – eine Erschöpfung und Leere an lebendigen Erinnerungen und künstlerischen Ideen. Welches Kind bekommt denn Lust und Freude, das, was es so zerlegt wahrgenommen hat, hinterher aufzumalen, in ein lebendiges zusammenhängendes Bild zu bringen oder wieder zu erzählen? Wo also geht in unserer Wahrnehmung die unerschöpfliche künstlerische Kraft verloren? Was steht ihr heute alles entgegen? Zusammenhänge zu entdecken, belebt und begeistert uns und der Verlust daran führt zu dem, was wir zunehmend erleben: Erschöpfung, Untergangsstimmung, Geist- und Seelenlosigkeit.

Wenn wir uns vergegenwärtigt halten, dass wir mit diesem Hunger nach Schwere auf die Erde kommen, dann soll er gestillt werden und Kindheit so sein, dass eine richtige Freude an den Widerständen und an den vielfältigen realen Erfahrungen entstehen kann. Kinder brauchen ungestörte Erlebnisse, die so sind, dass sie sich vertieft und von allen Seiten mit nur einem beschäftigen können. Welches Kind darf denn heute noch eine Stunde lang einen Flokati-Teppich mit dem Pinzettengriff auseinandernehmen, ohne dauernd durch irgendetwas unterbrochen oder gestört zu werden? Das Elternsein wird leichter, wenn wir begreifen, dass wir keine Bildschirme benötigen, um selbst eine ungestörte Stunde ohne Kinder zu verbringen, sondern dass wir sie nur von Anfang an ungestört spielen lassen müssen. Das sind die Bedingungen, wie man Konzentration und Vertiefung lernt. Im ungestörten Spiel sind sie beschäftigt, zufrieden und können am besten ihren eigenen Entwicklungsweg gehen. Dann wird das Elternsein vielleicht auch weniger als Überforderung erlebt und es entsteht ein Einklang, eine neue Kohärenz mit den Kindern.

Es ist wunderbar entlastend, entwicklungsgemäß und erfüllend, wenn man sich in so einen neuen Einklang mit den lieben Kinderseelen bringt:

- Wenn sie sich freier entfalten dürfen – wie auch immer sie das tun, z. B., indem sie ihren Flokati-Teppich zerpflücken oder sogar mal etwas Gröberes als Sinneserfahrung tun dürfen.

- Dass sie später einmal etwas Gefährlicheres ausprobieren dürfen, wie alleine durch einen Bach stiefeln und sich vielleicht sogar einen Blutegel einfangen können, ohne dass wir sofort dazwischengehen und im Stress sein müssen.
- Ich plädiere dafür, dass wir zulassen, dass die Kinder ihre Widerstände erleben und ihre Erfahrungen machen dürfen. Es wäre gut, dass sie mit der «Schwere» so zurechtkommen, dass sie daran ihre Fähigkeiten spüren: Das ist mein Werk, das ist mein Bach, durch den ich ganz alleine durchgekommen bin, das ist mein Balken, über den ich alleine balanciert bin, auch wenn er ganz schön hoch war etc. Und wie gut, dass Mama es nicht gesehen hat …

Ich schließe diesen Beitrag mit meiner Lieblingsbeschreibung ab, was Anthroposophie ist – neben der Tatsache, dass sie Liebe zum Menschen ist –: Anthroposophie ist üben, üben, üben! Daher freue ich mich, wenn wir gemeinsam Anthroposophie leben, erkennen und entwickeln und auch diese Stimmung erzeugen, die Christian Morgenstern in seinem Gedicht über das Leben und den Widerstand so schön gefasst hat.

Was wärst du, Wind,
wenn du nicht Bäume hättest
zu durchbrausen;
was wärst du, Geist,
wenn du nicht Leiber hättest,
drin zu hausen!
All Leben will Widerstand.
All Licht will Trübe.
All Wehen will Stamm und Wand,
dass es sich dran übe.

Christian Morgenstern[8]

Anmerkungen

1 Internationaler Kongress Schwangerschaft, Geburt und frühe Kindheit vom 29. Mai bis 1. Juni 2024 im Goetheanum, Dornach, Schweiz.

2 Steiner R: Die Brücke zwischen der Weltgeistigkeit und dem Physischen des Menschen. GA 202. Dornach: Rudolf Steiner Verlag; 1993.

3 Siehe auch Michael K: Erschöpfung behandeln und vorbeugen. Ein Übungsprogramm für Lehrkräfte. Verfügbar unter https://www.tessin-zentrum.de/themen/gesundheit-paedagogik/erschoepfung-behandeln-und-vorbeugen (abgerufen am 23.8.2024).

4 Steiner R, Wegman I: Grundlegendes für eine Erweiterung der Heilkunst nach geisteswissenschaftlichen Erkenntnissen. GA 27. Basel: Rudolf Steiner Verlag; 2014, S. 12–13.

5 Steiner R: Das Rätsel des Menschen. Die geistigen Hintergründe der menschlichen Geschichte. GA 170, Vortrag vom 12.08.1916. Dornach: Rudolf Steiner Verlag; 1992.

6 Meinecke C, Michael K: Kinder und Corona. Grundlagen zur Aktion «Hier darfst du sein» der Arbeitsgruppe Schwangerschaft, Geburt, frühe Kindheit der Medizinischen und Pädagogischen Sektion am Goetheanum. Anthromedics – Fachportal für Anthroposophische Medizin. Verfügbar unter https://www.anthromedics.org/PRA-0979-DE (09.04.2021).

7 Kühne P (Hrsg.): Ernährung. Grundlagen und integrative Konzepte einer anthroposophischen Ernährungsmedizin. Berlin: Salumed Verlag; 2022.

8 Morgenstern C: Gesammelte Werke. Wiesbaden: VMA-Verlag; 1996, S. 517.

Unsere Autorinnen und Autoren

Claudia Grah-Wittich, M.A.: geboren 1957, verheiratet, drei erwachsene Kinder. Studium Philosophie und Kunstgeschichte M.A., Diplom-Sozialarbeiterin. Fachreferentin für frühe Kindheit. Aufbau einer anthroposophischen Frühförderstelle im pädagogisch-therapeutischen Zentrum am «der – Hof» in Frankfurt a.M. (Deutschland). Tätig in der Elternberatung und Frühförderung. Mitverantwortlich für die Weiterbildung «Eltern beraten» und «Kinder neu sehen lernen». Dozentin an verschiedenen Weiterbildungsstätten, regelmäßige Vortrags-, Beratungs- und Seminartätigkeit im In- und Ausland. Mitarbeit in der Arbeitsgruppe «Schwangerschaft, Geburt und frühe Kindheit» der Medizinischen Sektion am Goetheanum. Diverse Buchveröffentlichungen.

Johanna Hünig, M.Sc.: Hebamme M.Sc. und Heilpraktikerin. Neben langjähriger Tätigkeit in der außerklinischen Geburtshilfe in Deutschland ermöglichte ihr die Arbeit in Peru, Kolumbien, der Demokratischen Republik Kongo und im Südsudan, aber auch mit geflüchteten Frauen in Deutschland vielfältige Einblicke in verschiedene kulturelle Prägungen des Frauseins, des Gebärens und der Hebammenarbeit. Seit 2024 unterrichtet sie im Hebammen-Bachelorstudiengang an der Zürcher Hochschule für angewandte Wissenschaften (Schweiz) und hat zeitgleich die Aufgabe der internationalen Koordination anthroposophisch erweiterter Hebammenarbeit übernommen.

Natalie Hurst, M.Sc.: Fachkinderkrankenschwester und M.Sc. in Early Life Care, spezialisiert auf Bindungs- und Entwicklungsförderung sowie die Verarbeitung und Integration prä- und perinataler Erlebnisse. Tätig auf der neonatologischen Intensivstation des Universitätsklinikums Tübingen und in eigener Praxis als Cranio-Sakral-Therapeutin. Ihre therapeutische Expertise umfasst außerdem die rhythmischen Einreibungen nach Wegman/Hauschka (IFAN), sowie die integrative bindungsorientierte Traumatherapie (IBT®). Sie ist Mitglied der Arbeitsgruppe «Schwangerschaft, Geburt und frühe Kindheit» und des deutschen Netzwerks für Advanced Practice Nursing. Sie ist Lehrende an der FH Salzburg im Bereich Gesundheitswissenschaften.

Angelika Maaser: geboren 1963, studierte in Berlin Medizin und ist Fachärztin für Frauenheilkunde und Geburtshilfe mit Zusatzqualifikationen in den Bereichen Naturheilverfahren/Homöopathie und Anthroposophische Medizin. 2015 absolvierte sie den Abschluss als Psychotherapeutin (Tiefenpsychologie). Seit vielen Jahren ist sie nicht nur als niedergelassene Ärztin tätig, sondern auch in der Ausbildung junger Ärzt:innen. Darüber hinaus hält sie Vorträge über Frauennaturheilkunde und leistet regelmäßig humanitäre Einsätze in Katastrophengebieten. Mitglied im geschäftsführenden Vorstand der Gesellschaft Anthroposophischer Ärztinnen und Ärzte in Deutschland.

Dr. med. Christoph Meinecke: geboren am 12.9.1960, verheiratet, fünf Kinder, sieben Enkel. Facharzt für Kinder- und Jugendmedizin, Kinder- und Jugendlichen-Psychotherapie, Anthroposophische Medizin. Als Kinderarzt in freier Praxis und als verantwortlicher Pädiater für die Neugeborenenversorgung im Gemeinschaftskrankenhaus Havelhöhe in Berlin tätig. Initiator des Programmes «Frühprävention in Havelhöhe». Mitbegründung und ehemalige Leitung des Familienforums Havelhöhe; Mitarbeit an Entwicklung und Durchführung des Elterntrainings Havelhöhe und der Präventionskurse multimodales familienzentriertes Stressmanagement®. Mitglied in Geschäftsführung und Vorstand des Emmi-Pikler-Haus e. V. und in der Arbeitsgruppe «Schwangerschaft, Geburt und frühe Kindheit» der Medizinischen Sektion am Goetheanum.

Cristina Meinecke: geboren am 6.4.1966 in São Romão, Portugal, verheiratet, fünf Kinder, sieben Enkel. Camphill-Heilpädagogin, Elternberaterin, derzeit als Heimleitung und im Gruppendienst des Emmi-Pikler-Hauses in Falkensee bei Berlin tätig. Mitentwicklung des Konzeptes «Frühprävention in Havelhöhe», das werdenden Eltern vor, bei und nach der Geburt ihrer Kinder Unterstützung und Orientierung gibt. Mitbegründerin und ehemaliges Mitglied im Leitungsteam des Familienforums Havelhöhe. Aufbau und jahrelange Leitung von Eltern-Kind-Gruppen nach Emmi Pikler am Familienforum Havelhöhe. Mitglied in Geschäftsführung und Vorstand des Emmi-Pikler-Haus e. V.

Dr. med. Karin Michael: geboren 1970 in Deutschland, absolvierte ein Fachseminar für Altenpflege, bevor sie an der Universität Witten/Herdecke Humanmedizin und begleitend Anthroposophische Medizin studierte. Weiterbildung zur Kinder- und Jugendärztin. Von 2008 bis 2023 war sie als Oberärztin der Kinderambulanz im Gemeinschaftskrankenhaus Herdecke tätig, von 2014–2021 auch als Schulärztin der Rudolf-Steiner-Schule in Bochum. 2021 gründete sie mit Prof. Dr. Zdrazil an der Freien Hochschule Stuttgart das «von Tessin-Zentrum für Gesundheit und Pädagogik». Karin Michael ist verheiratet und Mutter zweier Töchter. Seit September 2023 gehört sie zum Leitungsteam der Medizinischen Sektion am Goetheanum in Dornach (Schweiz).

Benno Otter: Geboren 1959 in den Niederlanden. Ausbildung zum biologisch-dynamischen Gärtner, danach Praxisjahre in Irland in einem Heim für behinderte Erwachsene. Dort war er verantwortlich für den Gemüseanbau. Seit 1982 ist er als Gärtner in der Gärtnerei am Goetheanum in Dornach (Schweiz) tätig. Von 1985 bis 2024 Leitung der Gärtnerei am Goetheanum. Er gibt Kurse für Lehrer und Schüler an einer Gartenbauschule und ist Klassenbegleiter der Fachausbildung für biologisch-dynamische Landwirtschaft.

Dr. med. Silke Schwarz: studierte Sonderpädagogik für die Förderbereiche geistige und sozial-emotionale Entwicklung an der Universität zu Köln. Weiterhin studierte sie Kunsttherapie und Medizin an der Universität zu Köln. Promotion in der Neonatologie. Zertifizierte Weiterbildungen in Heilpädagogischer Inklusion, Naturheilkunde, Pädagogischer Beratung & Supervision für Kindheits- und Jugendfragen sowie Anthroposophischer Medizin. Anthroposophische Kindergarten- und Schulärztin, Leitung der Medizinisch-Pädagogischen Beratungsstelle KINDgerecht, Wissenschaftlerin der Universität Witten/Herdecke (Deutschland), Leitung des Fachbereichs Medizin & Pädagogik.

Dr. med. Georg Soldner: geboren 1958 in München, studierte Medizin und bildete sich anschließend zum Facharzt für Kinder- und Jugendmedizin weiter. Seit 1994 arbeitet er in einer Praxisgemeinschaft in München mit dem Schwerpunkt Behandlung chronisch kranker Kinder. Bereits seit 1993 ist er Teil des Vorstands der Akademie Anthroposophische Medizin der Gesellschaft anthroposophischer Ärzte in Deutschland (GAÄD) deren Leitung er von 2013 bis 2023 innehatte. Von 2016 bis 2023 stellvertretender Leiter der Medizinischen Sektion an der Freien Hochschule für Geisteswissenschaft am Goetheanum, Dornach (Schweiz). Seit vielen Jahren hält er regelmäßig Vorträge und veröffentlicht Fachbeiträge.

Ina von Mackensen: Mutter von vier Kindern. Waldorferzieherin in der Kleinkindgruppe im Waldorfkindergarten Prenzlauer Berg. Dozentin im Waldorfkindergartenseminar Berlin und Hamburg, Gastdozentin Freie Fachschule für Sozialpädagogik Berlin, Fachberaterin der Vereinigung der Waldorfkindergärten. Mitarbeit im Leitungsteam des Waldorfkindergartenseminars Berlin. Mitglied des Arbeitskreis Kleinkind der Vereinigung der Waldorfkindergärten und der Arbeitsgruppe «Schwangerschaft, Geburt und frühe Kindheit» der Medizinischen Sektion am Goetheanum. Ausbildung zur Multiplikatorin des Berliner Bildungsprogramms sowie zur Mentorin «Das Baby verstehen». Fachberaterausbildung der Vereinigung der Waldorfkindergärten.

Prof. Dr. med. Sven Matthias Wellmann: Chefarzt und Klinikleiter Neonatologie und Co-Leiter des Universitären Perinatalzentrums Regensburg, Krankenhaus der Barmherzigen Brüder Regensburg. Er studierte Biologie und Medizin in Tübingen und Berlin und wurde zum Kinder- und Jugendarzt mit Spezialisierung in Neonatologie an den Universitätsklinika in Berlin, Basel und Zürich ausgebildet. Sein Forschungsschwerpunkt sind die ersten 1.000 Tage im Leben, vom Beginn der Schwangerschaft bis zum Ende des zweiten Lebensjahres unter besonderer Berücksichtigung der neurologischen Gesundheit. Er ist Gründer und Direktor der European School of Neonatology und setzt sich als Vorstandsmitglied in internationalen Fachgesellschaften für die Gesundheit von Neugeborenen und ihren Familien weltweit ein.